国家出版基金项目
NATIONAL PUBLICATION FOUNDATION

“十三五”国家重点出版物出版规划项目

结构性心脏病经外科途径介入治疗

Surgical Interventions for Structural Heart Disease

国家出版基金项目
NATIONAL PUBLICATION FOUNDATION

"十三五"国家重点出版物出版规划项目

结构性心脏病经外科途径介入治疗

Surgical Interventions for Structural Heart Disease

主 编 胡盛寿 潘湘斌

北京大学医学出版社

JIEGOUXING XINZANGBING JING WAIKE TUJING JIERU ZHILIAO

图书在版编目（CIP）数据

结构性心脏病经外科途径介入治疗 / 胡盛寿，潘湘斌主编. —北京：北京大学医学出版社，2019.6
ISBN 978-7-5659-2111-7

Ⅰ.①结… Ⅱ.①胡… ②潘… Ⅲ.①心脏病－介入疗法 Ⅳ.① R541.05

中国版本图书馆 CIP 数据核字（2019）第 257213 号

结构性心脏病经外科途径介入治疗

主　　编：胡盛寿　潘湘斌
出版发行：北京大学医学出版社（电话：010-82802495）
地　　址：（100191）北京市海淀区学院路 38 号　北京大学医学部院内
电　　话：发行部 010-82802230；图书邮购 010-82802495
网　　址：http://www.pumpress.com.cn
E-mail：booksale@bjmu.edu.cn
印　　刷：北京信彩瑞禾印刷厂
经　　销：新华书店
责任编辑：高　瑾　　**责任校对**：靳新强　　**责任印制**：李　啸
开　　本：889 mm×1194 mm　1/16　　**印张**：12　　**字数**：342 千字
版　　次：2019 年 6 月第 1 版　2019 年 6 月第 1 次印刷
书　　号：ISBN 978-7-5659-2111-7
定　　价：105.00 元

二维码资源扫描说明

在观看二维码视频资源之前，请您刮开下面二维码，使用微信扫码激活。

本册图书激活二维码

温馨提示：每个激活二维码只能绑定一个微信号。

更多优质服务请微信扫码关注“北京大学医学出版社心血管图书官方微信号”。

关注北医社心血管
图书官方微信号

胡盛寿简介

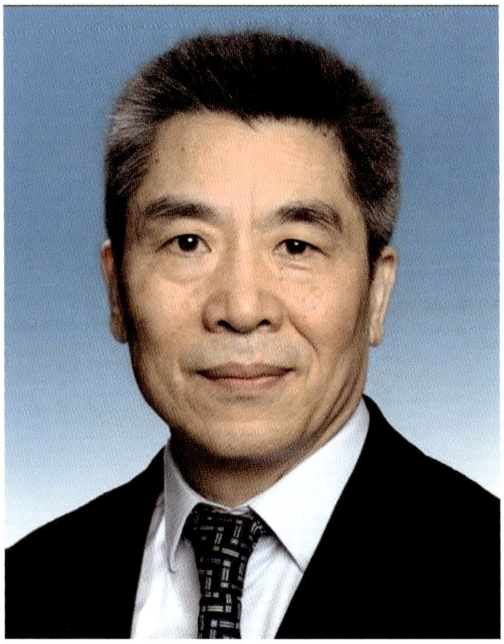

胡盛寿，心血管外科学专家，中国工程院院士。现任国家心血管病中心主任，中国医学科学院阜外医院院长，心血管疾病国家重点实验室主任，国家心血管疾病临床医学研究中心主任，国家“973项目”首席科学家，“国家杰出青年科学基金”获得者，教育部“创新团队”学科带头人，法国医学科学院外籍院士，英国牛津大学客座教授，中国生物医学工程学会现任理事长，两届中华医学会胸心血管外科分会主任委员（2006—2012）、亚洲胸心血管外科医师学会轮值主席（2010）。主要学术贡献有：

一、建立了冠状动脉旁路移植（冠脉搭桥）微创系列技术“三部曲”：1996年在国内最早开展以“避免体外循环，减少心肌缺血再灌注损伤”为目的的正中切口、非体外循环、心脏跳动下的冠脉搭桥术；1997年在国内率先建立了以“避免完全劈开胸骨、缩小手术切口”为目的的胸腔镜辅助下小切口冠脉搭桥术；1999年与心脏介入科医生合作完成国际上首例胸腔镜辅助下小切口冠脉搭桥与冠脉介入支架植入相结合的术式，开创了我国“复合技术（Hybrid）”治疗冠心病的新领域。引领并推动了中国冠脉搭桥微创技术的发展和普及，使冠脉搭桥手术成功率达到世界一流水平。

二、创建了我国首个心血管再生医学实验室，开展从细胞再生到心脏移植、人工心脏的系列研究；在国际上首次建立致心律失常型右心室心肌病的精准分型。领导的心脏移植团队将阜外医院打造成了世界上最大的心脏移植中心之一；主持研制了具有自主知识产权的FWI-FWIII轴流泵，并与国内苏州同心公司合作将全植入磁悬浮人工心脏成功应用于临床。

三、创立主动脉-肺动脉“双根部调转手术（DRT）”，解决了复杂先心病外科治疗领域的一个难点问题，连续3年在美国胸外科协会年会（87～89届）就该术式进行报告；2009年应邀将该术式发表在*Oper Tech Thorac Cardiovasc Surg*，作为首个中国人创立的心脏手术列入美国心脏外科医师继续教育课程。

潘湘斌简介

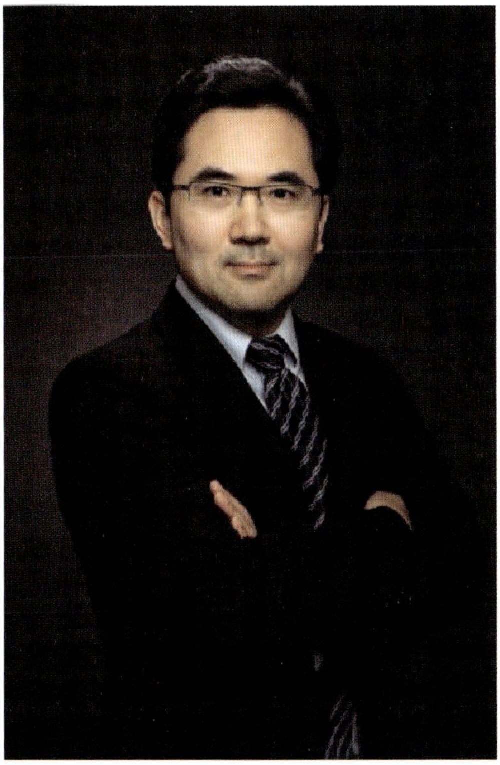

潘湘斌，男，心血管专科医生，国家心血管病中心、中国医学科学院阜外医院院长助理、心脏外科病房主任，云南省阜外心血管病医院执行院长，博士研究生导师，国家卫生健康委员会医疗质量控制专家，全国优秀科技工作者，美国胸外科医生协会（STS）、心血管造影与介入协会（SCAI）及美国心脏病学院（ACC）外籍资深专家。在长期从事心脏外科手术治疗的基础上，系统学习经皮介入技术，同时掌握心脏内科及心脏外科的主要治疗技术，是能够同时完成心血管疾病经皮介入、复合技术及常规外科手术的新型复合型人才。

潘湘斌教授作为结构性心脏病介入治疗领域的国际知名专家，不但每年完成的手术量首屈一指，而且在新技术治疗心血管疾病方面做了大量的工作，完成了“超声引导经皮介入技术”“二尖瓣微创介入腱索修复术”“完全可吸收封堵器植入术”等多项新技术，其中十五项技术被查新为国际首次报道。其主持研发的“超声引导经皮介入技术”处于国际领先地位，不但解决了放射线及造影剂带来的医源性损伤，而且降低了对医疗资源的依赖，甚至可以通过门诊手术治疗常见心血管疾病。经过多年的努力，该技术不断攻克更多的疾病，已经发展成为一套完整的方法学，国家卫生健康委员会质量控制中心于2017年为该技术颁布了临床应用指南。

得益于国家心血管病中心巨大的平台优势，潘湘斌教授带领的复合技术团队成为创新拔尖团队，临床治疗能力处于国际先进水平，其本人多次为国际学术会议表演示范手术并亲赴法国、加拿大、俄罗斯、土耳其、泰国等二十多个国家和地区现场手术、传授中国技术，不但在国内培养了一批新技术人才，而且培训了一批来自亚洲、欧洲及美洲的新型介入医生。近年来共主持国家“十三五”重点研发计划课题、国家自然科学基金等国家及省部级课题十余项，拥有二十余项国内外专利，部分专利已经完成科技成果转化，在中国及欧洲取得医疗器械上市许可证，创造了巨大的社会及经济价值。分别获教育部科技进步一等奖、北京市科技进步一等奖、中华医学科技进步奖、宋庆龄儿科学奖、北京市科技新星、北京市创新拔尖团队负责人、全国优秀科技工作者、国家“创新人才推进计划”创新领军人才、全国“创新创业”好青年、“白求恩”式好医生等奖励及称号。

编者名单

主　编　胡盛寿　潘湘斌

编　委（按姓名汉语拼音排序）

安　琪（四川大学华西医院）
陈祖君（中国医学科学院阜外医院）
范太兵（阜外华中心血管病医院）
龚丁旭（中国医学科学院阜外医院）
江　勇（中国医学科学院阜外医院）
李红昕（山东省立医院）
李慕子（中国医学科学院阜外医院）
李　晓（四川大学华西医院）
刘　垚（中国医学科学院阜外医院）
鲁雯馨（中国医学科学院阜外医院）
欧阳文斌（中国医学科学院阜外医院）
潘湘斌（中国医学科学院阜外医院）
逄坤静（中国医学科学院阜外医院）
王　城（中国医学科学院阜外医院）
王首正（中国医学科学院阜外医院）
王　巍（中国医学科学院阜外医院）
谢少波（广州医科大学附属第一医院）
谢涌泉（中国医学科学院阜外医院）
张凤文（中国医学科学院阜外医院）
张　喆（中国医学科学院阜外医院）
赵广智（中国医学科学院阜外医院）
赵天力（中南大学湘雅二医院）

序

结构性心脏病是近年来心血管疾病领域提出的一个新概念，泛指一大类先天性或获得性的以心脏和大血管结构异常为主要表现的心血管疾病，如先天性心脏病、心脏瓣膜疾病和心肌病等。结构性心脏病治疗经历了漫长的探索过程，众多有识之士为这一领域的发展做出了卓越贡献，尤其是在复合技术治疗方面取得了突飞猛进的进展，成为了当今心血管疾病领域的一大亮点，其未来发展引人瞩目。

国家心血管疾病中心中国医学科学院阜外医院在国内率先创建了结构性心脏病诊疗中心，融合了阜外医院心血管内科、外科、放射科、超声科、麻醉科的专业人员和技术优势，在经外科途径介入治疗方面做了大量工作，承担了大量国内相关新型器械的临床试验和新技术的应用与推广，其他心脏中心也相继开展多项经外科途径介入技术治疗结构性心脏病。该技术创伤小，无需体外循环，恢复时间短，且不受患者体重、外周血管直径、导管走行途径限制，不用放射线，不用造影剂，手术方式多样，兼有外科手术和介入技术的优势，扩展了介入治疗的适用范围。同时接受外科手术及介入技术训练的医生具有更丰富的知识结构，能够摒弃学科偏见，快速有效地为患者制定个体化的治疗方案，降低了患者的治疗风险。该技术更为婴幼儿、孕妇、骨髓移植、肾移植患者等对放射线和造影剂有应用禁忌，而且不适合传统外科手术的患者提供了治疗机会，具有广阔的临床应用前景。

《结构性心脏病经外科途径介入治疗》不仅详细介绍了经外科途径介入治疗中的围术期麻醉管理，超声心动图引导方法，各类结构性心脏病治疗技巧和术后监护等方面的内容，而且配有丰富的手术视频教学资料，是开展这项技术不可多得的参考资料。

结构性心脏病介入治疗引领了心血管疾病治疗的未来，我们应加强对这一新兴学科领域发展的重视并积极投身于此，期望复合技术训练的医生模式有益于打破学科间的界限，发扬“博采众家之长”的理念，融合创新，在这一领域不断进取，取得新的成果！

胡盛寿

2019 年 6 月

前　言

结构性心脏病是常见心血管疾病，严重威胁患者生命，而且涵盖从新生儿到高龄患者的广大人群，是当今心血管疾病领域研究的前沿和热点。经过近年的快速发展，介入治疗已成为结构性心脏病患者治疗的主要手段。该领域正取得重大进展，多项技术逐渐走向成熟。

经外科途径介入技术以“博采众家之长”的理念，融合介入和外科手术的优势，不用体外循环、不用放射线治疗结构性心脏病，目前能够安全有效地开展非体外循环微创介入治疗房间隔缺损、室间隔缺损、动脉导管未闭、肺动脉瓣狭窄、主动脉瓣狭窄、主动脉瓣关闭不全、二尖瓣关闭不全等疾病，以及超声引导下经皮介入治疗房间隔缺损、室间隔缺损、动脉导管未闭、肺动脉瓣狭窄、主动脉瓣狭窄、二尖瓣狭窄等疾病，手术效果良好。

经外科途径介入技术不但创伤小，恢复快，使患者免于开胸、体外循环之苦，而且不受患者体重限制，无需放射线和造影剂，没有过敏、肾功能损害等风险，大大扩展了介入治疗的适用范围，使一些危重复杂的心血管疾病得到微创而高效的治疗。这项技术也最大程度避免了医护人员的辐射损害。长期从事介入治疗的医护人员，每年累计辐射时间长达上千分钟，且必须身着沉重的铅衣为患者治疗，文献报道长时间的介入工作会显著增加肿瘤、骨科疾病、白内障等疾病的发生率。经外科途径介入技术能让医护人员免于辐射、铅衣带来的健康负担，大大降低医护人员的工作强度。

得益于技术的进步和手术技术的娴熟，经外科途径介入技术不仅应用于先天性心脏病的治疗，还进一步拓展应用到瓣膜疾病和继发于其他心脏疾病的结构矫治（如左心耳封堵）等。随着医疗材料的更新、经验的积累，经外科途径介入技术在未来必定会有更大的发展。近几年，来自国内各地及海外多个国家和地区的专家学者前来学习这项技术。同时掌握外科手术和介入技术的医生具有丰富的知识结构，打破学科间的界限，能够快速有效地为患者制订个体化的医疗方案。为了进一步推广这项技术，让更多的患者享受到医学进步带来的福利，我们将这项技术的要点和经验进行总结，在书中详细介绍了手术的适应证、术中如何操作、如何选择器械、超声心动图引导方式等经验，请大家批评指正。希望大家摒弃学科偏见，共同改进和发展这项技术，使广大患者享受更微创、更安全的治疗；也使广大医护人员能够更安全地工作，保护好自己，才能帮助更多的患者！

2019 年 6 月

目　录

1 概　　论

（潘湘斌）

结构性心脏病是指任何与心脏、大血管结构异常有关的疾病，其治疗理念涵盖通过矫正或改变心脏结构来治疗心脏病的技术。其常见病种主要包括①先天性心脏病（室间隔缺损、房间隔缺损、动脉导管未闭等）；②心脏瓣膜疾病（二尖瓣、三尖瓣、主动脉瓣、肺动脉瓣等病变）；③心肌病（肥厚型心肌病、扩张型心肌病等）；④并发于其他疾病的心脏结构异常（心肌梗死后室间隔穿孔、室壁瘤等）。

结构性心脏病严重威胁患者生命，而且涵盖从新生儿到高龄患者的广大人群，其中先天性心脏病是常见出生缺陷，如不及时治疗，不但严重影响患者生活质量，而且会出现肺动脉高压等致命并发症；另一方面，随着我国人均预期寿命的不断延长，退行性瓣膜疾病越来越严重地影响老年患者的生存。尽管传统的外科手术和心血管介入治疗广泛应用于临床，但两种方式存在各自的优势和缺陷。前者创伤大、需要体外循环，恢复时间长；后者创伤小，但受患者体重限制、需要使用放射线，大部分患者需使用造影剂。随着对疾病认识的不断深入及治疗技术的快速发展，两种传统治疗方式的缺损愈来愈限制技术的发展及应用。

近 10 年来，在心血管疾病治疗领域兴起了开胸后经心脏、大血管以及切开外周血管进行介入诊断和治疗的新方法，该方法经外科途径进行心血管疾病介入诊疗，没有穿刺造成动静脉瘘的风险，不受外周血管细小及植入器械过大的限制，应用的导管及鞘管可以更短，植入的器械种类可以更多、型号更广，可以有效地减少经皮介入治疗导致的重要脏器损伤，大大扩展了介入治疗的适用范围，使一些危重复杂的心血管疾病得到微创而高效的治疗，成为今后心血管疾病治疗的趋势和发展方向。

第一阶段经外科途径介入治疗采用的是简单叠加模式，外科医生通过外科途径显露心脏或血管后，内科医生插入导管进行介入治疗，主要解决年龄小、体重低等患者人群的介入治疗问题。例如经胸室间隔缺损封堵术，传统介入治疗需要穿刺股动脉及股静脉，将导丝从动脉侧穿过室间隔缺损后，用抓捕器从静脉侧抓住导丝并从股静脉拉出体外，建立轨道，然后才能沿轨道送入输送系统，进行封堵，这个过程不但非常复杂，容易损伤瓣膜，尤其对于体重小的患者难以完成这些操作，并发症发生率高。采用胸骨下段小切口的方法就可以解决这些问题，医生通过 2 cm 左右的切口显露右心室游离壁后，在荷包内插入导管导丝，从右心室面通过室间隔缺损完成封堵治疗，完全与外周血管无关，不受年龄和体重限制，而且植入途径更短，安全可靠，非常适合婴幼儿患者。在发展过程中，得益于经外科途径的操作距离短，患者麻醉后可以使用更清晰的经食管超声，此类技术逐渐摈弃放射线而改为用经食管超声引导介入治疗，使该技术进一步解决了传统介入技术需要使用放射线及造影剂的问题。

随着经外科途径介入的不断发展，其第二个阶段的重点在于解决外科手术面对重症患者时遇到的风险及缺点。例如婴幼儿重度主动脉瓣狭窄、肺动脉瓣闭锁等先天性心脏病，传统外科手术需要在体外循环下进行直视手术，患者往往合并严重的心功能不全，不能耐受体外循环手术，介入治疗更是存在扩张时心脏停跳的巨大风险，应用寥寥。经外科途径介入技术为这类患者带来了福音，经胸部小切口显露心脏后，经升主动脉植入导丝导管，逆向扩张狭窄的主动脉瓣；经右心室流出道荷包送入穿刺针，穿刺闭锁的肺动脉瓣，再植入球囊进行扩张。另一方面对于老年患者，经外科途径介入技术也发挥着独特的作用，例如重度主动脉瓣关闭不全的高龄患者，往往左心室大、心功能差，不能耐受体外循环手术，经外科途径介入技术可以采用肋间切口显露心尖，经心尖插入输送系统到达病变的主动脉瓣，然后植入带瓣膜支架，完成治疗。这一途径在二尖瓣关闭不全患者中也得到广泛应用，目前 Mitrialstitch 可以经心尖植入人工腱索，ValveClamp 可以植入夹子完成缘对缘手术，均可以有效治疗二尖瓣脱垂。值得一提的是，得益于技术的进步和手术技术的娴熟，超声引导在这类技术中得到广泛应用并发挥了重要作用。

通过上述两个阶段发展起来的超声引导技术让我们看到了发展的新曙光，能不能用超声来替代放射线进行经皮介入治疗呢？为此我们尝试在经食管超声引导下经皮封堵房间隔缺损，虽然艰难获得了成果，但是在喧嚣之后，却是曲高和寡，为什么这么好的技术没能普及呢？其原因在于技术难度太大，超声经常找不到导管，所以手术失败率高、并发症多，很多医生不得不退回应用放射线引导，而且应用经食管超声必须进行气管插管，与放射线引导方式相比，反而增加了患者的痛苦和负担。

为了推动技术的革新使经外科途径介入治疗进入第三阶段，国家心血管病中心组建了包含多学科的复合技术团队，在充分磨合并获得丰富的临床经验后，以复合技术“博采众家之长”的理念利用经胸超声引导来推动无放射线经皮介入技术（percutaneous and non-fluroscopic procedure，PAN procedure）的发展。目前已经能够安全、有效地在经胸超声引导下经皮介入治疗房间隔缺损、室间隔缺损、动脉导管未闭、主动脉瓣狭窄、二尖瓣狭窄、肺动脉瓣狭窄、主动脉弓缩窄及心房颤动等常见心脏病，目前共有八项技术查新为世界首次报道。数千例的临床实践证明该技术安全有效，该技术从最早只能治疗房间隔缺损发展到能够治疗多种疾病，完成了从单一技术到方法学的进步，更重要的是这是一种可持续的创新，我们不断地应用超声引导经皮的理念去攻克更多的疾病。在推广过程中，超声引导经皮介入技术也显示出操作难度大、学习曲线长的特点，主要是由于超声与放射线工作原理完全不一样——放射线是投影式的工作方式，放射线穿透三维的人体及器械后，立体的影像被叠加显示为二维图像，导管、导丝的位置及形态容易被探测并解读；而超声是对三维物体进行切面探测，并显示为二维图像，每次只能检查 1 个切面，三维超声虽然能显示空间结构，但仍是由二维平面叠加重建而成，往往不能清楚地显示导管和导丝的整体形态及位置，因而术者难以准确操纵导管和导丝到达病变位置。为了推动技术普及，国内学者根据数千例临床实践的经验，为不同的疾病发明设计了专用的器械，这些器械不但适合心脏结构，而且是专为超声引导设计的，可大大降低学习曲线，让青年医师更快、更安全地开展这些技术。

经外科途径介入技术的发展离不开团队协作和人才培养。成熟的复合技术团队是开展经外科途径介入治疗的关键因素，第一代复合技术团队采用的是 1+1=2 的简单组合，心脏内外科医生平时各自在心脏内科或心脏外科完成自己的日常工作，当有患者需要进行经外科途径介入治疗时，来自不同学科的医生聚在一起完成对患者的讨论及治疗，治疗结束后，大家又各自回到自己的部门工作。显而易见这是一种临时组建的团队，存在非常大的弊端，各个学科的医生成长及培训背景不一样，所以经常难以达成统一意见，尤其在术中遇到意外情况时，团队难以迅速达成一致。第二代复合技术团队仍由不同学科的医生组成，但是他们长期在一起工作，而不是临时组成团队，不同学科的医生在长期工作中互相学习，实现学科理念、技术的融合，其团队效率及配合程度优于第一代复合技术团队。第三代复合技术团队更进一步培养同时掌握内外科主要治疗技术的新一代复合型医生，左右手配合的默契程度肯定优于两个人配合的默契程度，所以同时接受外科手术及介入技术训练的医生具有更丰富的知识结构，能够摈弃学科偏见，快速有效地为患者制定个体化的治疗方案，为经外科途径介入技术的进一步发展提供了坚实的保障。

经过多年的发展，经外科途径介入技术已经发展成为一套完整的方法学，能够为从婴幼儿到老年人的全寿命人群提供可靠的治疗，国家医疗质量控制中心于2014年就成立了经外科途径心血管疾病介入诊疗质控中心，为该技术的规范化发展及普及应用提供指导，目前已经颁布两本专家共识，有力地促进我国经外科途径介入技术步入世界先进水平，经胸封堵、超声引导下的经皮介入等多项中国原创技术已经被推广到海外多个国家和地区。经外科途径介入技术博采众家之长的巨大优势赋予了该技术良好的临床应用前景，让我们一起帮助更多的人！

2 经外科途径介入治疗结构性心脏病的麻醉管理

（张　喆）

结构性心脏病的经外科途径介入治疗可以在符合感染控制要求的普通手术室或内外科嵌合手术室内完成。根据不同疾病类型和治疗方案，介入术中需要对患者实施监护性麻醉（monitored anesthesia care，MAC）或全身麻醉，使其对治疗中出现的不适和疼痛不敏感，以便于介入治疗的顺利进行。对于接受经胸微创介入治疗的患者，通常还需要实施机械控制通气，以维持肺通气功能。接受经外科途径介入治疗的结构性心脏病患者包括成人和儿童，麻醉医生应同时掌握成人和儿童的麻醉技术，才能为患者提供安全的麻醉管理。由于介入治疗有时会转为传统的开胸体外循环手术，因此结构性心脏病的经外科途径介入治疗围术期，应由熟悉结构性心脏病病理生理学知识和经外科途径介入治疗操作流程的心脏专科麻醉医生实施麻醉管理。除帮助患者缓解不适和疼痛外，麻醉医生的主要职责还包括对患者的生命体征进行监测和维护。理想的麻醉管理包括：经外科途径介入治疗期间患者安全且舒适，各项生命体征平稳，治疗措施得以顺利进行，治疗结束后患者以最佳的状态被送往病房或术后监护室[1]。

第一节　麻醉前准备

尽管与传统心脏外科手术相比，经外科途径介入治疗结构性心脏病的技术优势明显，但它仍然是一种有潜在风险的有创治疗方式[1]。为了保障麻醉的顺利实施并最大程度降低患者围术期的风险，麻醉医生应当在实施麻醉之前完善各项准备工作。

（一）麻醉前访视

麻醉医生术前对患者进行访视是必不可少的。其主要目的包括：与患者及其家属建立能够相互信任的关系，评价患者在接受麻醉和介入治疗前的整体状况，与外科或介入医生一起商讨并确定可行的麻醉方案，患者及其家属签署麻醉知情同意书和其他麻醉相关医疗文件。

（1）使患者做好恰当的心理准备是麻醉前访视的重要内容。若患者为成人，麻醉医生可直接与之交流，告知患者麻醉流程和围麻醉期注意事项，以缓解其术前紧张和焦虑的情绪；若患者为儿童，除与患者本人进行恰当的交流外，还应与其家属充分沟通，以得到家属的信任与配合。无论患者是在监护性麻醉下接受介入治疗，还是在全身麻醉下接受介入治疗，麻醉前的心理准备均非常重要。

（2）在麻醉前访视时系统评估患者的整体状况。首先，麻醉医生应当全面且有针对性地了解患者的病史，可重点询问患者的既往手术史、麻醉史、过敏史，以及伴发疾病（例如高血压、冠心病、心律失常，以及泌尿、消化、血液、神经、内分泌等系统疾病）的治疗情况。然后，查阅相关辅助检查结果（包括心电图、X线胸片、超声心动图、电子计算机断层显像、磁共振成像、核医学检查、冠状动脉造影等）、实验室检查结果（包括血气分析、血常规检查、血生化检查、凝血功能检查、传染性疾病检测等）和患者近期的药物使用情况。之后，进行体格检查。除观察患者的活动和营养状况外，应重点进行下列检查：心肺听诊、测量双侧上肢和下肢血压、评估有无困难气道等。对于儿童患者，还应判断发育和智力情况。最后，通过病史、辅助检查和体格检查结果综合评估患者的脏器功能和围麻醉风险。如果存在增加介入治疗或麻醉相关并发症发生风险的因素（例如上呼吸道感染，患者体温高于38℃且血白细胞计数升高），应当先行处理或请相关专科医生会诊，并推迟介入治疗。

（3）麻醉医生应在术前与外科或介入医生进行充分沟通，深入了解经外科途径介入治疗的具体方案、难易程度，以及外科或介入医生对麻醉管理的特殊要求，再由麻醉医生结合患者术前综合评估的结果，依照患者的年龄和需求，制订出“个体化”的麻醉方案。

（4）对于存在术前严重贫血或有术中大量失血风险的患者，应当向医院输血或血液制品管理部门提前申请准备红细胞、冰冻血浆或浓缩血小板，以便根据介入治疗中的失血情况和临床输血指征快速取用。

（5）拟定麻醉方案之后，麻醉医生应依据相关法律规定和卫生行政部门要求，安排患者及其家属签署麻醉知情同意书和其他麻醉相关医疗文件。麻醉医生应首先向患者及其家属详细介绍麻醉注意事项、潜在风险和可能出现的并发症等，在患者和家属充分理解麻醉流程并同意麻醉医生为其实施麻醉后，再签署麻醉知情同意书。

（二）禁食和禁饮

麻醉药可使机体保护性呛咳及吞咽反射减弱或消失、食管括约肌松弛，因此胃内容物易反流至口咽部。如果反流至口咽部的胃内容物被误吸入呼吸道内，可引起呼吸道梗阻或吸入性肺炎，导致患者通气和换气功能障碍，严重时有可能造成患者死亡。因此，麻醉医生、外科或介入医生，以及患者和家属应当高度重视麻醉前的禁食和禁饮要求。

（1）根据相关临床指南[2-3]，接受择期经外科途径介入治疗结构性心脏病的患者，必须提前禁食和禁饮，才能实施深度镇静或全身麻醉。另外，如果出现介入治疗术中转为外科开胸体外循环手术的情况，麻醉方案和麻醉深度会发生改变，因此建议拟在浅镇静下行介入治疗的患者，麻醉前也常规禁食和禁饮，以避免术中由于麻醉方案和深度变化而增加患者的反流和误吸风险。

（2）在考虑降低反流和误吸风险的同时，也应避免患者由于禁食和禁饮时间过长而出现脱水、低血糖、烦躁不安、血流动力学不稳定等情况。麻醉医生一般应根据食物的种类和患者的年龄，来确定麻醉前禁止经口摄入液体或固体食物的时间。食物的种类通常可分为清饮料、母乳、牛奶或配方奶、固体食物等，上述食物的禁食和禁饮时间依次延长。与成人患者相比，儿童患者代谢旺盛、体液丢失较快，易发生脱水和低血糖，因此年龄越小，禁食和禁饮的时间应越短。另外，如果麻醉不能在预定的时间开始，患者可通过静脉通路补充适量的水、糖和电解质，以避免发生内环境紊乱。

（3）对于麻醉前是否应当使用药物来减少呕吐或误吸的风险，目前尚存在争议。相关临床指南[2-3]中，不推荐常规使用抗胆碱能药物来降低误吸风险。但是对于反流或误吸风险增高的患者，麻醉前可以使用促胃肠动力药物、胃酸分泌抑制药物、抗酸药物或止吐药物来降低反流或误吸的风险。

（4）对于患有影响胃内容物排空疾病的患者，需要结合患者的具体情况和本地医疗机构的经验，在保障患者麻醉安全的前提下，合理安排禁食和禁饮。对于急诊介入治疗的患者，应按饱胃患者进行麻醉处理。

（三）麻醉前用药

麻醉前用药的主要目的是缓解患者紧张和焦虑的情绪，抑制唾液腺和呼吸道黏液腺的分泌。在某些疾病（例如心脏瓣膜狭窄）中，麻醉前用药可以减少肾上腺素分泌过多带来的不利影响，以提高围麻醉期患者的安全性。

1. 麻醉前用药主要包括镇静药、麻醉性镇痛药和抗胆碱药，给药途径包括皮下注射、肌内注射和静脉输注等。其中镇静药咪达唑仑、麻醉性镇痛药吗啡、抗胆碱药阿托品和盐酸戊乙奎醚等在临床较为常用[4]。

2. 麻醉前用药不设定常规方案，应根据介入治疗前患者的具体情况和拟实施的麻醉方案来确定麻醉前是否用药、用药剂量和给药途径。

3. 对于婴幼儿、高龄者、孕妇或者存在严重伴发疾病的患者，介入治疗前应当权衡利弊，谨慎使用麻醉前用药。如果存在用药禁忌，则不给予麻醉前用药。

（四）麻醉相关监测（见图 2-1）的准备

麻醉医生应当根据经外科途径介入治疗的技术特点、拟实施的麻醉方案，以及患者的疾病情况来准备麻醉相关监测设备，以保障结构性心脏病患者的围麻醉期安全和介入治疗的顺利进行。虽然未实时全面监测患者的生命体征，是发生围麻醉期并发症的重要原因之一，但是我们应当知道，价格昂贵的麻醉监测本身并不能直接减少并发症的发生，高水平的麻醉管理和严谨细致的工作态度才是保证介入治疗期间患者安全的核心要素。

（1）麻醉监测为通过医学仪器设备对患者生命体征及生理参数进行物理或化学检验，并以数字或图像形式呈现出来，可实时显示麻醉期间患者生命体征的状态，协助麻醉医生做出正确判断和及时处理，以保证治疗期间患者的生命安全。麻醉医生应当选择适宜的麻醉监测设备，并在麻醉和介入治疗期间正确评估患者的生命体征，力求做到在确保医疗安全的基础上降低医疗费用。麻醉监测的方式分为无创和有创两种，临床上使用有创监测时要考虑其必要性和可能出现的并发症，在收益和风险间权衡利弊。

（2）心电图、动脉血压和脉搏氧饱和度是所有经外科途径介入治疗结构性心脏病术中必须实

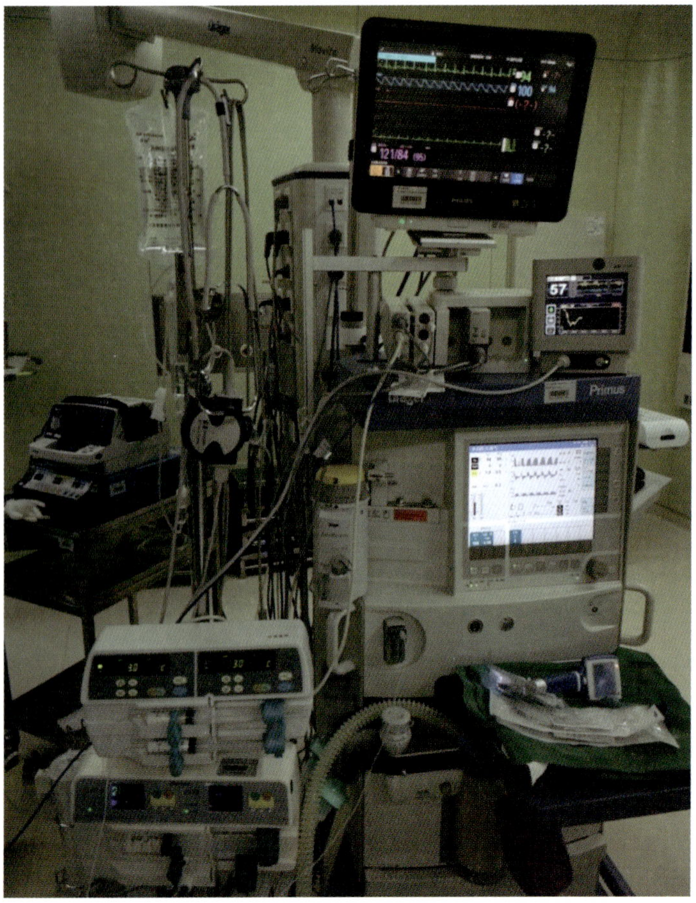

图 2-1　麻醉监测实景

施的基本监测。心电图可以反映介入治疗中血电解质、麻醉药物、血管活性药物和介入治疗装置等对患者心脏功能的影响，对发现心律失常和心肌缺血有很大帮助。动脉血压是判断器官和组织血供情况的基本监测，能够反映心血管功能状态。动脉血压可通过间接无创测量或直接有创测量获得。部分接受超声引导下经皮介入治疗的结构性心脏病患者，术中可使用无创血压监测。而对于大多数接受非体外循环经胸微创介入治疗的间隔缺损或瓣膜疾病患者，直接动脉内测压通常是首选的血压监测方式。脉搏氧饱和度是连续且无创的，它是介入治疗中判断患者组织氧供情况的基本监测方式。麻醉吸氧期间，无特定伴发疾病患者的脉搏氧饱和度应高于95%。在脉搏氧饱和度波形异常或患有特定伴发疾病（例如：高铁血红蛋白血症）的情况下，术中应当进行血气分析检查，以准确评估患者的氧合状态。

（3）对于机械通气或者保留自主呼吸的全身麻醉患者，呼出气二氧化碳监测是连续且无创的，它可以数字形式表示呼气末的二氧化碳分压（或浓度），是麻醉中重要的肺通气监测方法。它还可以提供肺血流情况的相关信息，间接反映患者血流动力学的变化。引起呼气末二氧化碳分压（或浓度）突然下降的常见原因包括：呼吸管路漏气或阻塞、肺通气或换气功能异常、心排血量降低等。而患者体温升高时，可出现呼气末二氧化碳分压（或浓度）升高。

（4）儿童的体温调节机制尚不健全，介入治疗中较成人患者更易出现体温异常降低或升高。体温过低可导致内环境紊乱、心律失常、凝血功能异常等，而体温过高也会损伤患者的脏器功能，特别是处于快速发育期的中枢神经系统功能。因此，对于持续时间较长的经外科途径介入治疗，尤其是对于体重较低的幼儿，应当实施体温监测。术中温度监测可以选择测量鼻咽温度、直肠温度或膀胱温度。可根据温度监测显示出的体温变化趋势，及时调整手术室内温度，同时也推荐使用可调温度的水毯或风毯，以避免患者术中体温出现异常变化。如果有条件或有必要，还可以通过调节静脉输注液体的温度和吸入气体的温度，来维持术中患者体温处于正常范围。另外，对于存在恶性高热危险因素的患者，麻醉期间必须实施体温监测。

（5）经外科途径介入治疗结构性心脏病的麻醉中，建议准备脑电双频谱指数（bispectral index，BIS）监测。BIS监测是脑电图的一种衍生监测，可反映患者的镇静水平和麻醉深度。与通过临床体征来判断麻醉深度相比，麻醉期间使用BIS监测有助于减少术中麻醉药用量和术后苏醒时间，但并不增加患者术中知晓的发生率[5]。需要注意，对于实施监护性麻醉或保留自主呼吸全身麻醉的患者，BIS监测并不能有效预测介入治疗中疼痛刺激引起的肢体活动。

（6）经外科途径介入治疗结构性心脏病围麻醉期的相关监测还包括：超声心动图、中心静脉压、尿量、出血量、血糖、血电解质和活化凝血时间（activated clotting time，ACT）等。其中，超声心动图是结构性心脏病诊断和随访中必不可少的辅助检查，也是经外科途径介入治疗中协助引导和疗效评估的常规监测方式。

（五）麻醉相关物品和药物的准备

麻醉医生应根据拟定的具体麻醉方案准备麻醉物品和麻醉药物。另外，由于经外科途径介入治疗结构性心脏病术中有可能出现危及患者生命的严重并发症，因此麻醉医生还必须提前准备急救设备和急救药品。

（1）常用的麻醉物品可储备在手术室内，以便根据临床需要随时取用，例如麻醉面罩、呼吸回路、口咽通气道、喉罩、气管导管、吸痰管、穿刺针、中心静脉导管、压力换能器、温度探头、BIS电极片等。麻醉药物的准备应根据本地医疗机构的药品储备和麻醉医生的用药习惯进行，包括镇静药、麻醉性镇痛药和肌肉松弛药等准备。常用的麻醉药物有咪达唑仑、依托咪酯、丙泊酚、氯胺酮、右美托咪定、地佐辛、七氟醚、地氟醚、芬太尼、舒芬太尼、瑞芬太尼、罗库溴铵、维库溴铵、顺式阿曲库铵等。

（2）急救设备主要包括除颤器和喉镜，用于心肺复苏中的高级生命支持。急救药物包括正性肌力药、血管扩张药、血管收缩药、抗心律失常药等，常用的药物有多巴胺、肾上腺素、多巴酚丁胺、毛花苷C（西地兰）、氯化钙或葡萄糖酸钙、尼卡地平、酚妥拉明、硝酸甘油、硝普钠、去甲肾上腺素、去氧肾上腺素、甲氧明、垂体后叶素、利多卡因、艾司洛尔、阿替洛尔、胺碘酮、维拉帕米、阿托品、异丙肾上腺素、硫酸镁、碳酸氢钠、电解质溶液、高渗葡萄糖、呋塞米、甘露醇等。

第二节　围术期麻醉管理

经外科途径介入治疗结构性心脏病围术期麻醉管理的基本要求包括：患者在围术期保持安静，无明显痛苦和体动，生命体征和内环境稳定。由于患者的配合程度不一、介入治疗持续的时间长短不等、患者对疼痛或不适的耐受程度不同、治疗中需要多学科（包括外科、麻醉、介入、超声等）医生协作，因此麻醉医生应根据患者的年龄、疾病的严重程度、介入治疗的复杂程度、患者对于疼痛的敏感性，以及外科、介入和超声医生的临床操作要求，“个体化”选择麻醉方式（表 2-1）和使用麻醉药物（表 2-2）。

常见的麻醉方式包括监护性麻醉和全身麻醉。监护性麻醉不同于传统的“局麻+镇静”，它是建立在麻醉评估基础上的围术期麻醉管理方式。在

表 2-1　中国医学科学院阜外医院常选用的麻醉方式（仅供参考）

经外科途径介入治疗	患者年龄	监护性麻醉	全身麻醉（自主呼吸）	全身麻醉（机械通气）
经胸微创介入治疗左向右分流型先天性心脏病	成人			√
	儿童			√
经胸微创介入治疗心脏瓣膜疾病	成人			√
	儿童			√
超声引导经皮介入治疗左向右分流型先天性心脏病	成人	√		
	儿童	√	√	
超声引导经皮介入治疗心脏瓣膜疾病	成人		√	√
	儿童		√	√

表 2-2　中国医学科学院阜外医院常选用的麻醉药物（仅供参考）

药物名称	麻醉诱导（静脉）	麻醉维持（静脉）
咪达唑仑	0.1～0.15 mg/kg	0.05～0.1 mg/（kg•h）
丙泊酚	1～2 mg/kg	2～5 mg/（kg•h）
氯胺酮	0.5～2 mg/kg	1～2 mg/（kg•h）
右美托咪定	0.5～1 μg/kg	0.2～1.4 μg/（kg•h）
七氟烷	3%～4%	1%～2%
芬太尼	0.5～8 μg/kg	0.5～5 μg/（kg•h）
舒芬太尼	0.1～1 μg/kg	0.1～0.5 μg/（kg•h）
顺式阿曲库铵	0.1～0.3 mg/kg	0.1～0.3 mg/（kg•h）

监护性麻醉期间，麻醉医生除了要对患者实施镇静和镇痛外，还要对患者的呼吸、循环和内环境进行监测和维护。实施监护性麻醉时，患者可保留自主呼吸，必要时还能够对外科、麻醉、介入或超声医生的指令做出回应。而实施全身麻醉时，患者的意识完全丧失，根据患者自身情况和临床操作要求，全身麻醉期间可以保留自主呼吸或者机械控制通气。由于机械控制通气会引起血流动力学改变，且术后患者麻醉恢复时间一般较长，所以在允许的情况下，通常优先选择保留自主呼吸的全身麻醉。而机械控制通气的全身麻醉主要用于接受经胸微创介入治疗的结构性心脏病患者。

确定麻醉方式之后，麻醉医生可在对患者进行充分评估的基础上，依照不同的麻醉方式来选择麻醉药物。麻醉药物具体种类和剂量的选择应当基于本地医疗机构的用药规范和麻醉医生自身的临床经验。

一、经胸微创介入治疗结构性心脏病的术中麻醉管理

目前，可以通过经胸微创介入治疗的结构性心脏病有左向右分流型先天性心脏病和心脏瓣膜疾病。其中左向右分流型先天性心脏病主要包括房间隔缺损、室间隔缺损[1]和动脉导管未闭等，心脏瓣膜疾病主要包括肺动脉瓣狭窄、二尖瓣关闭不全、主动脉瓣狭窄或关闭不全等。由于需要经胸切口和经食管超声引导，因此经胸微创介入治疗首选机械控制通气下的全身麻醉。

（1）患者入室后应首先完善基本监测，包括心电图、无创动脉血压和脉搏氧饱和度。无创动脉血压监测和外周静脉通路应使用不同的肢体。成人患者或可以配合的儿童患者，一般在建立外周静脉通路后，静脉诱导。不能配合的儿童患者，一般采用吸入诱导。诱导后，先进行气管插管，部分患者可以选择放置喉罩进行机械控制通气。然后根据不同介入治疗方案，除了有创动脉血压连续监测，应提前建立中心静脉通路（一般为右侧颈内静脉），以便于起搏器导线的植入和急救药物的使用。

（2）麻醉诱导和维持阶段可供选择的药物有咪达唑仑、丙泊酚、氯胺酮、右美托咪定、七氟烷、芬太尼、舒芬太尼等。麻醉全程中患者控制通气，大部分患者低浓度吸氧即可。麻醉管理的具体方案与传统开胸体外循环心脏手术相类似。另外，部分瓣膜介入术患者还有可能同期行先天性心脏病封堵，这种情况下治疗持续时间可能较长，需要注意维持患者的内环境稳定。

（3）部分患者采用“快通道”麻醉，麻醉医生应根据介入治疗的进度选择停药时机，在手术室内拔除气管导管或喉罩，如无并发症，患者苏醒后可以直接返回病房。其他重症患者，可以带气管插管或喉罩返回重症监护治疗病房。

二、超声引导经皮介入治疗结构性心脏病的术中麻醉管理

目前，部分左向右分流型先天性心脏病和心脏瓣膜疾病也可以在单纯超声引导下行经皮介入治疗。其中左向右分流型先天性心脏病主要包括房间隔缺损、室间隔缺损和动脉导管未闭等，心脏瓣膜疾病主要包括肺动脉瓣狭窄、二尖瓣狭窄、主动脉瓣狭窄等。除主动脉瓣狭窄球囊扩张外，大多数经皮介入治疗可以在经胸超声心动图引导下完成，常用的麻醉方式为监护性麻醉或保留自主呼吸的全身麻醉。主动脉瓣狭窄球囊扩张则首选机械通气全身麻醉。

（1）患者入室之后应首先完善基本监测，包括心电图、动脉血压和脉搏氧饱和度，并建立可靠的外周静脉通路，用于输注药物和液体治疗。可在同一肢体上建立外周静脉通路和脉搏氧饱和度监测，但无创动脉血压监测应使用无外周静脉通路和脉搏氧饱和度监测的肢体，以避免血压袖带充气对患者静脉通路使用或氧饱和度监测产生干扰。

（2）麻醉诱导和维持阶段可供选择的药物有咪达唑仑、丙泊酚、氯胺酮、右美托咪定、七氟

烷、芬太尼、舒芬太尼等。麻醉全程中患者自主呼吸，应使用面罩或鼻导管吸氧。对于监护性麻醉的患者，根据患者对疼痛刺激的反应判断镇静深度即可。对于保留自主呼吸的全身麻醉患者，可以使用BIS监测。对于介入治疗中，不能耐受疼痛而出现肢体活动的儿童患者，使用右美托咪定、氯胺酮或吸入麻醉药后可获得满意的效果，一般无需使用阿片类镇痛药。麻醉医生应根据介入治疗的进度选择停药时机，如无并发症，患者苏醒后可以直接返回病房。

（3）房间隔缺损的基本血流动力学特点是心房水平左向右分流。介入治疗通过股静脉或颈静脉将封堵装置送至缺损处并固定，来达到封闭缺损的目的。成功封堵房间隔缺损后，在血流动力学指标满意的情况下，应注意控制输液速度和输液量。如果输液过快过多，易造成左心室前负荷过重，出现急性心功能不全。

（4）室间隔缺损的基本血流动力学特点是心室水平左向右分流。介入治疗通过股动脉或颈静脉将封堵装置送至缺损处并固定，来达到封闭缺损的目的。单纯超声引导介入治疗室间隔缺损的技术要求高，治疗操作时间长，在保留自主呼吸的全身麻醉中，可以选择放置喉罩，以便于监测呼出气二氧化碳和使用挥发性麻醉药（如七氟烷）。经皮介入治疗室间隔缺损的操作中，导丝或导管刺激心内膜的情况时有发生，麻醉医生应密切关注患者的心律变化。

（5）动脉导管未闭的基本血流动力学特点是动脉水平左向右分流。介入治疗通过股动脉或股静脉将封堵装置送入动脉导管，来阻断主动脉与肺动脉之间异常的血流。介入治疗中应分别测量上肢和下肢动脉血压，以便及时发现封堵装置阻塞主动脉的情况。血压测量部位可以选择右侧上肢和左侧下肢（因外科或介入医生通常在右侧下肢血管进行操作），无创或有创测量均可。封堵装置释放前，有时需要对患者实施控制性降压，可以使用硝普钠以0.6 μg/（kg·min）的起始速度持续静脉输注，再根据患者的血压随时调整输注速度。控制性降压期间应密切注意心电图和脉搏氧饱和度的变化，它们能反映血压下降时心肌和外周组织的血供变化。

（6）使用球囊加压扩张狭窄的肺动脉瓣或二尖瓣时，会暂时阻断右心室至肺动脉或左心房至左心室的血流。此时，患者的血压和心率可能会出现较大波动，并且有可能出现脉搏氧饱和度的一过性下降。所以，建议对患者进行有创动脉血压实时监测，并提前准备好血管活性药物。一旦患者的血压和心率出现明显异常，并且在球囊释压以后无恢复的趋势，应立即使用药物维持患者的血压和心率。另外，建议在球囊加压扩张前给予患者高浓度氧气吸入，以保证机体有充足的氧储备。

（7）使用球囊加压扩张狭窄的主动脉瓣之前，一般需要使用临时起搏器进行快速起搏，患者循环的波动往往会比较剧烈，并可能会影响呼吸。所以，建议单纯超声引导经皮主动脉瓣球囊扩张术中使用阿片类镇痛药和肌松药进行全身麻醉，并通过气管内插管或喉罩进行机械通气。除了有创动脉血压连续监测，应提前建立中心静脉通路（一般为右侧颈内静脉），以便于起搏器导线的植入和急救药物的使用。

三、感染控制和抗凝

实施经外科途径介入治疗结构性心脏病的麻醉管理时，围麻醉期感染控制和术中抗凝也属于麻醉医生的职责范围。麻醉医生应熟悉手术室内感染控制的具体措施，也应掌握术中抗凝的方案。

（1）感染控制的质量可影响患者的预后，一旦发生院内感染，不但增加患者的医疗费用，甚至会危及患者的生命。介入治疗期间感染控制的主要方法是防止细菌侵入患者体内和预防性应用抗生素。防止细菌侵入患者体内的具体措施分别与患者、医生和手术室环境相关，应依据本地医疗机构的规定执行。抗生素的选择和预防性使用也应依据当地医疗机构的规定执行，中国医学科学院阜外医院预防性使用抗生素的方案仅供参考（表2-3）。

（2）介入治疗期间通常使用肝素来抗凝。在外科或介入医生血管穿刺成功后，应通过静脉给予肝素80～100 U/kg（动脉导管未闭封堵术除外）。

由于个体差异较大，应在给予肝素 5 min 后，通过检测活化凝血时间（ACT）来判断肝素的抗凝效果。介入治疗中 ACT 建议维持在 200 s 以上，当 ACT 不足 200 s 时，应当追加适量肝素。介入治疗结束后，可通过静脉输注鱼精蛋白来快速拮抗肝素的作用。需要注意，某些患者有可能出现鱼精蛋白反应，麻醉医生应熟悉鱼精蛋白反应的处理措施。

四、经外科途径介入治疗结构性心脏病术后的疼痛管理

经外科途径介入治疗结构性心脏病术后早期，麻醉医生应当根据患者对于不适或疼痛的耐受情况，给予恰当的镇静和镇痛治疗。其目的是缓解患者的不适或疼痛，并防止由于患者肢体过度活动造成穿刺部位出血或封堵装置脱落。

（1）成人患者经外科途径介入治疗结构性心脏病术后通常无需镇痛治疗，但必要时可给予镇静治疗。

（2）对于不能配合的幼儿患者，经外科途径介入治疗结构性心脏病术后可给予镇静和镇痛治疗。可持续静脉输注下列药物（剂量仅供参考）：右美托咪定 0.2～0.4 μg/（kg·h），舒芬太尼 0.02～0.04 μg/（kg·h）。

（3）在实施镇静和镇痛治疗期间，应对患者的心率、动脉血压和脉搏氧饱和度进行监测。

五、麻醉管理中的特殊情况和麻醉并发症的处理

麻醉医生应当有能力应对经外科途径介入治疗结构性心脏病麻醉管理中的各种特殊情况，并有能力处理麻醉相关并发症。

（1）心血管疾病的经外科途径介入治疗有时会转为传统的开胸手术。当这种情况出现时，麻醉医生应在不同的麻醉方式之间“平稳”转换，可根据需要迅速建立有创动脉血压监测和深静脉通路，并根据变化后的麻醉方式调整麻醉药物和剂量，以保障患者生命体征平稳和治疗的顺利进行。

（2）少数体型肥胖或存在伴发疾病（例如肺气肿、胸廓畸形）的病例中，由于经胸超声心动图探查效果不佳，超声医生有可能会在经皮介入治疗中临时决定实施经食管超声心动图引导。当这种情况出现时，对于“监护性麻醉”或保留自主呼吸的全身麻醉患者，麻醉医生可参照相关指南和专家共识，并结合自身经验进行麻醉管理。如果预计经食管超声心动图检查时间较长，也可提前实施气管内插管机械通气。

（3）恶性高热是最严重的麻醉并发症之一。对于有发生恶性高热潜在风险的患者，介入治疗中应尽量避免使用挥发性麻醉药和去极化肌松药，并密切监测体温和呼出气二氧化碳。一旦考虑患者出现恶性高热，应立即启动经本地医疗机构认可的急救流程。

六、介入术中并发症的应对和处理

麻醉医生不仅要对麻醉本身的风险进行预防和处理，还应积极参与经外科途径介入治疗结构性心脏病相关并发症的处理。尽管介入治疗的并发症大多数是自限性的，但是建议每例经外科途径介入治疗结构性心脏病术中都有心脏外科医生处于待命状态，以便于及时处理严重的并发症。麻醉医生还应当了解与护理相关的并发症，如肢体压伤、神经损伤、角膜损伤等。

表 2-3 中国医学科学院阜外医院预防性使用抗生素方案（仅供参考）

体质	抗生素	成人	儿童	给药时机
标准	头孢呋辛	1.5 g	30 mg/kg	术前 30～60 min
过敏	克林霉素	0.6 g	10 mg/kg	术前 30～60 min

（1）心律失常：导丝或导管直接刺激心内膜可引起房性或室性心律失常。单个的房性或室性期前收缩（早搏）无需处理，介入治疗可继续进行。但如果出现多源性室性早搏、室性心动过速、三度房室传导阻滞等，则必须立即提醒外科或介入医生停止操作。解除机械刺激的同时，应密切观察心律、血压和呼吸情况，并吸入高浓度氧气，以保障机体氧供。一旦出现心室颤动或心搏骤停，应立即实施心肺复苏。需要注意，如果在先天性心脏病介入封堵治疗结束后出现严重的室性心律失常，应立即行超声心动图检查，以排除封堵装置脱落。

（2）心脏瓣膜反流：瓣膜狭窄球囊扩张治疗后出现的微量反流，无需特殊处理。因导丝或导管通过心脏瓣膜引起的急性反流，导丝或导管撤出后可自行消失。如果先天性心脏病封堵装置打开后影响瓣膜功能、出现瓣膜反流，则应更换其他型号的封堵装置。无法解决时应放弃介入治疗，转为微创外科治疗或传统的开胸手术。

（3）低血压：首先明确引起低血压的原因，再针对不同的病因进行处理。如果低血压因心律失常引起，通过纠正心律失常可使血压恢复正常。对于婴幼儿患者，如果禁食和禁饮时间过长，在介入治疗开始前就会表现为低血压，可通过静脉补液进行纠正。如果介入治疗持续时间过长，导管末端和穿刺点缓慢的血液外渗也可能会造成婴幼儿患者血容量不足，引起低血压。如果出现严重贫血，可进行成分输血。极少数情况下，介入操作可能会导致血管破裂或心脏穿孔，继而出现严重的低血压，此时应立即对症处理并联系外科医生。

（4）心功能不全：对于术前心功能处于代偿边缘状态的患者，介入治疗中精神过度紧张、心律失常、输液过快过多、球囊充盈阻塞血流，均有可能诱发急性心功能不全。治疗措施包括去除诱因、镇静、强心、利尿和扩血管。

（5）缺氧发作：肺动脉瓣狭窄的患者可能会伴有不同程度的右心室流出道狭窄，在导丝或导管通过右心室流出道时，如果诱发痉挛，会出现缺氧发作。主要表现为呼出气二氧化碳、氧饱和度和动脉血压快速下降，如不及时治疗可危及患者生命。对有缺氧发作病史的患者，麻醉管理中应避免心率过快或血压过低，以预防缺氧发作。一旦出现缺氧发作，应吸入高浓度氧气，维持麻醉深度，心率过快者应降低心率，血压过低者应提高血压，心功能不全者给予强心治疗。

（6）咽部和食管损伤：与介入治疗时使用经食管超声心动图相关。经食管超声探头插入困难时，如果多次反复试插，或者用力过猛，有可能造成咽部损伤。经食管超声探头频繁移动产生的机械刺激以及长时间使用后探头温度升高，有可能造成食管损伤。

（7）血栓形成：极少数情况下，经外科途径介入治疗结构性心脏病术中或术后可能会出现血管内血栓形成，通常与术前患者自身存在高危因素、术后穿刺点压迫力度过大或时间过长有关，也可能与术中抗凝不当相关。如果发现血管内血栓形成，可以实施抗凝或溶栓治疗，情况严重时应联系外科医生处理。

参考文献

［1］国家卫生和计划生育委员会经外科途径心血管疾病介入诊疗专家工作组．常见心血管疾病经外科途径进行介入诊疗的专家共识．中国循环杂志，2017，32（2）：105-119.

［2］American society of anesthesiologists task force on preoperative fasting and the use of pharmacologic agents to reduce the risk of pulmonary aspiration. Practice guidelines for preoperative fasting and the use of pharmacologic agents to reduce the risk of pulmonary aspiration：application to healthy patients undergoing elective procedures.Anesthesiology，2017，126（3）：376-393.

［3］左云霞，刘斌，杜怀清，等．成人与小儿手术麻醉前禁食和减少肺误吸风险药物应用指南（2017）. www.doc88.com/p-1522501584594.html.

［4］郭曲练，姚尚龙．临床麻醉学．4版．北京：人民卫生出版社，2016.

［5］Punjasawadwong Y，Phongchiewboon A，Bunchungmongkol N.Bispectral index for improving anaesthetic delivery and postoperative recovery. Cochrane Database Syst Rev，2014，2014（6）：CD003843.

3 超声心动图在结构性心脏病经外科途径介入治疗中的应用

（逄坤静　江　勇　李慕子）

单纯超声引导结构性心脏病介入治疗与传统放射线引导时的适应证和禁忌证相同。优势是超声切面下监视介入全过程，对于心内结构显示更为清晰直观，可以更好地避免损伤周围组织结构。超声引导的方法和传统放射线介入中超声的监测方法完全不同。完全依靠超声引导，要求“超声指引、导丝跟随”方式，即超声选择了最佳位置的切面后，介入医师操作导丝找寻到超声指定位置，然后在超声的直视下完成整个介入封堵过程。因此说超声是介入的“眼睛”并不完全准确，超声是介入的“引导员兼监测器”更为合适。目前中国医学科学院阜外医院成熟开展的超声引导介入项目主要包括：①经胸超声引导经皮房间隔缺损 / 室间隔缺损 / 动脉导管未闭封堵术。②经食管超声引导经皮房间隔缺损 / 室间隔缺损 / 动脉导管未闭封堵术。③经食管超声引导经胸小切口房间隔缺损 / 室间隔缺损 / 动脉导管未闭封堵术。④经胸超声引导经皮肺动脉瓣 / 主动脉瓣球囊扩张术。⑤经食管超声引导经皮肺动脉瓣 / 主动脉瓣球囊扩张术。⑥经胸（经食管）超声引导二尖瓣球囊扩张术。

第一节　单纯超声引导房间隔缺损封堵术

房间隔缺损（ASD）介入封堵是所有先天性心脏病（先心病）介入治疗中操作难度系数相对低的一项技术。经胸超声心动图（TTE）可明确绝大部分病例的入选标准，极个别超声声窗条件过差患者需要经食管超声心动图（TEE）检查明确适应证。目前中国医学科学院阜外医院开展的路径包括：①经胸超声引导经皮房间隔缺损封堵术。②经食管超声引导经皮房间隔缺损封堵术。③经食管超声引导经胸小切口房间隔缺损封堵术。其中经胸超声引导经皮房间隔缺损封堵术实现了完全无创伤无射线下房间隔缺损封堵治疗，因此成为最受患者喜爱的治疗方式。此方法的前提条件是患者平卧位时超声可清晰显示房间隔缺损的结构，从而完成引导介入手术。否则，如果超声图像无法满意显示房间隔缺损及其周围结构，只能改为 TEE 引导来完成。在 TTE 进行病例筛选时便可明确是否适合 TTE 引导，并确定手术方式。

一、病例筛选

（一）超声入选标准

缺损直径≥5 mm，伴右心容量负荷增加的中央孔 ASD，缺损边缘至冠状静脉窦（CS），上、下腔静脉及肺静脉的距离≥5 mm，至房室瓣≥7 mm。选择经皮介入封堵患者需明确是否合并连接至冠状静脉窦的永存左上腔静脉（PLSVC）。合并 PLSVC 时，不能选择经股静脉路径，也不能选择经颈静脉路径，只能改为经胸小切口路径。

（二）超声排除标准

原发孔型 ASD 及静脉窦型 ASD；心内膜炎及出血性疾患；封堵器安置处血栓；导管入路处有静脉血栓；严重肺动脉高压致心内右向左分流；肺动脉高压程度与缺损大小不匹配；伴发其他需要外科手术矫治的畸形或瓣膜疾病；左心房或左心耳血栓；部分或完全性肺静脉畸形引流。

（三）病例选择常用切面（图 3-1）

①胸骨旁四腔心及剑突下四腔心切面评估缺损大小，距二尖瓣及房顶的距离，测量房间隔总长，探头后倾显示冠状静脉窦，评价距 CS 的距离；②大动脉短轴切面评估缺损大小、主动脉侧残端及主动脉对侧残端的长度；③剑突下双房心切面评估缺损大小，距上腔静脉距离，距下腔静脉距离。术前对二尖瓣反流、三尖瓣反流、主动脉瓣反流及心包积液情况及肺动脉压力进行评估。

（四）三维超声

三维超声可以评估房间隔缺损的形态及大小，尤其经食管三维超声能准确显示房间隔缺损及与周边结构的关系，为封堵器的选择提供参考。

（五）术前检查留图切面

四腔心切面（胸骨旁心尖四腔心切面及剑突下四腔心切面），胸骨旁大动脉短轴切面，剑突下双房心切面。

（六）报告模板

右心房室扩大，房间隔（中部、下部）回声中断____mm，缺损距二尖瓣____mm，距房顶____mm，距上腔静脉____mm，距下腔静脉____mm，主动脉侧残端____mm，主动脉对侧残端____mm，距冠状静脉窦____mm，房间隔总长____mm。（对薄弱区重点描述，下腔侧薄弱或下腔侧几乎无残端；如多发缺损，分别描述部位、大小及距离；如为房间隔瘤，描述房间隔薄弱区的范围____mm×____mm 及破口）。室间隔与左心室后壁同向运动（或反向运动）。三尖瓣环扩大，关闭欠佳，余瓣膜形态及启闭未见异常。心包腔未见异常（或少量液性暗区____mm）。下腔静脉内径____mm，吸气塌陷率大于 50%。

多普勒：心房水平左向右分流。三尖瓣反流量，估测肺动脉收缩压____mmHg。

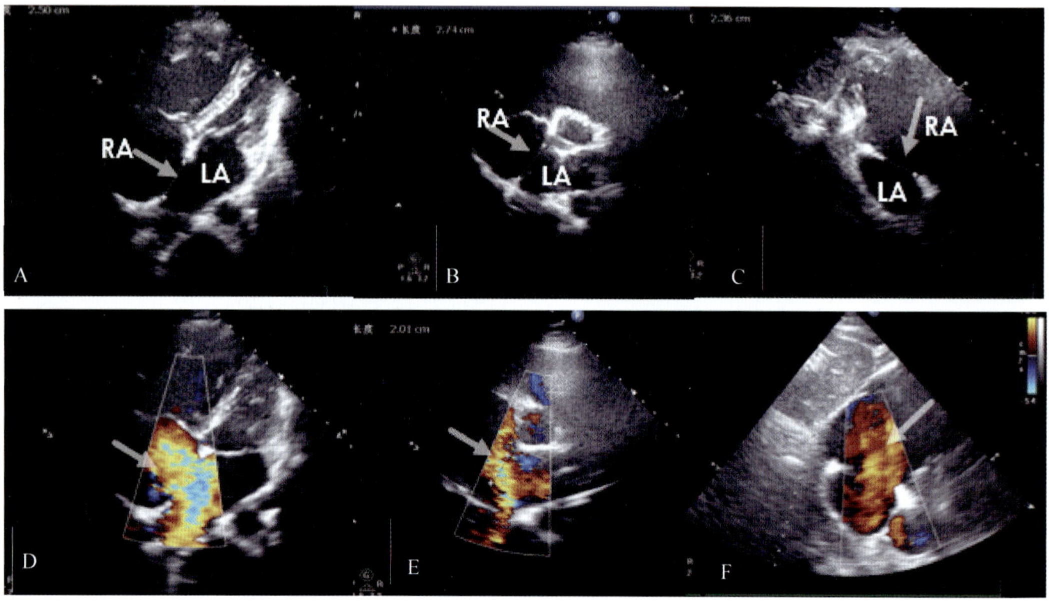

图 3-1　ASD 筛选切面

A-C 依次为四腔心切面、大动脉短轴切面和剑突下双房心切面；D-F 依次为相对应彩色多普勒图像 。LA：左心房，RA：右心房，箭头所指为 ASD

二、术中 TTE 引导

1. 监测导管入路

剑突下切面显示下腔静脉及入右心房处，观察导丝走行路径；四腔心切面引导鞘管通过缺损处（图 3-2A，B）；图像欠佳或不能确定者，可以通过导管注入含微泡的血液，右心对比成像显示导管头端的位置。

2. 封堵伞定位

心尖四腔心切面、大动脉短轴切面及剑突下双房心切面引导监测鞘管路径，封堵伞的释放过程、封堵伞的形态及与周边结构的关系、稳定性及密闭性，封堵伞对主动脉窦的影响（图 3-3）。观察监测对二尖瓣、三尖瓣、冠状静脉窦、肺静脉有无影响。彩色多普勒检查二尖瓣有无新的反流、有无残余分流。有无心包积液。

三、术中经食管超声心动图（TEE）评估及监测

0° 切面：术前测量缺损距二、三尖瓣距离，术后观察封堵伞与房室瓣有无触碰。

45°～60° 短轴切面显示主动脉侧残端及对侧心房顶部残端，术后观察封堵伞是否环抱而非挤压主动脉，主动脉是否变形，新出现反流。

120° 切面观察术前缺损距上下腔静脉的长度，术后残端组织是否被封堵伞夹住（图 3-4，图 3-5）。

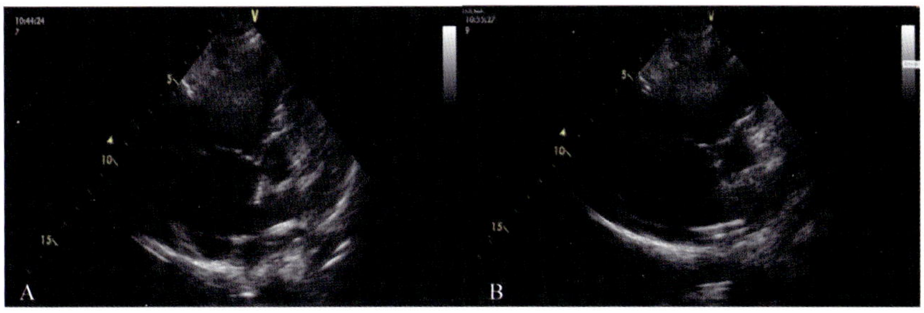

图 3-2　**A.** 导丝自右心房穿过房间隔缺损至左心房；**B.** 鞘管自右心房穿过房间隔缺损至左心房

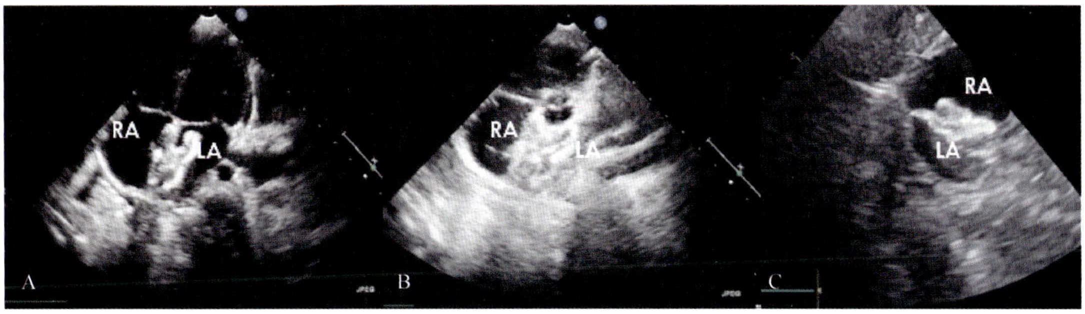

图 3-3　**A-C.** 依次为四腔心切面、大动脉短轴切面和剑突下双房心切面显示封堵伞。LA：左心房；RA：右心房

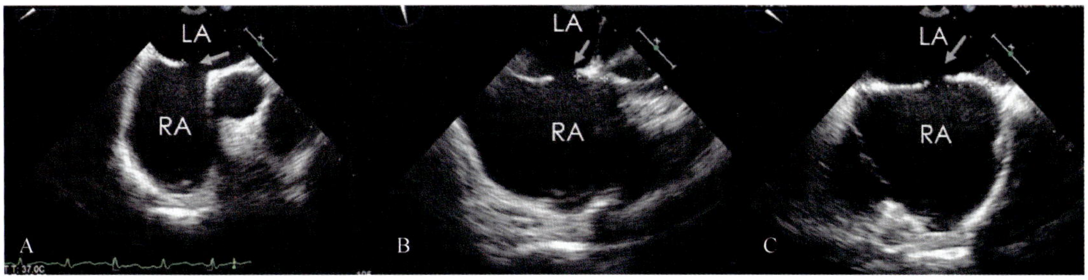

图 3-4　TEE 分别从 30°、104°、140° 显示 ASD（箭头）

LA：左心房；RA：右心房

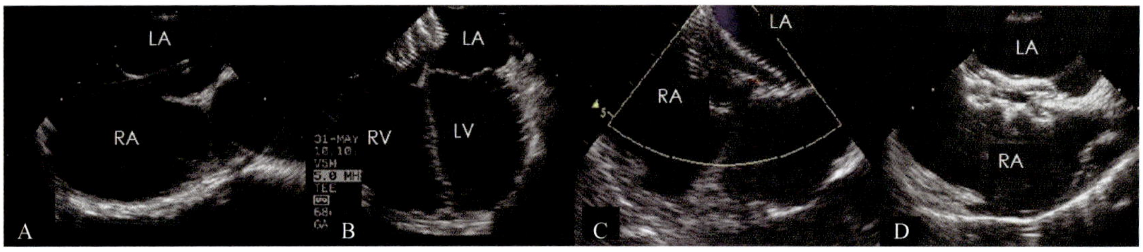

图 3-5　TEE 大动脉短轴、四腔心、双房心切面显示鞘管及封堵伞形态。

LA：左心房；RA：右心房；LV：左心室

四、随访

术后 1、3、6、12 个月复查封堵伞的位置、形态，注意有无并发症：心脏进行性扩大，心功能减低，心包积液，二尖瓣、主动脉瓣、三尖瓣反流情况。

第二节　单纯超声引导室间隔缺损封堵术

一、TTE 超声引导下经股动脉路径室间隔缺损（VSD）封堵治疗

（一）病例筛选

1. 适应证

（1）有血流动力学异常的单纯膜周部 VSD，直径＞3 mm，小于 10 mm。

（2）VSD 上缘距主动脉右冠瓣≥2 mm，无主动脉瓣右冠瓣脱入 VSD 及主动脉瓣反流。

（3）年龄≥2 岁，体重≥10 kg。

2. 禁忌证

（1）感染性心内膜炎。

（2）严重肺动脉高压出现右向左分流。

（3）合并需要外科手术处理的其他心脏畸形。

（4）对位不良型 VSD。

（5）巨大 VSD，直径＞10 mm。

（6）膜周部型 VSD，部分干下部 VSD。

（7）主动脉骑跨于 VSD 之上。

（8）主动脉瓣脱垂，主动脉瓣轻度以上反流。

3. 术前筛选病例注意事项

等边伞盘距离主动脉瓣 2 mm 及以上，偏心伞只要求达到 1 mm 即可。

观察和测量 VSD 形态，左心室侧入口和右心室侧出口大小，右心室侧是否有多个破口，主动脉瓣是否脱垂及反流。

4. 常用切面及手法

（1）大动脉短轴切面：确定 VSD 的大小及类型，流出道有无异常肌束及狭窄。

（2）左心室长轴切面：测量缺损边缘距主动脉瓣距离，是否适合介入封堵，主动脉瓣有无脱垂；分流情况（图 3-6）。

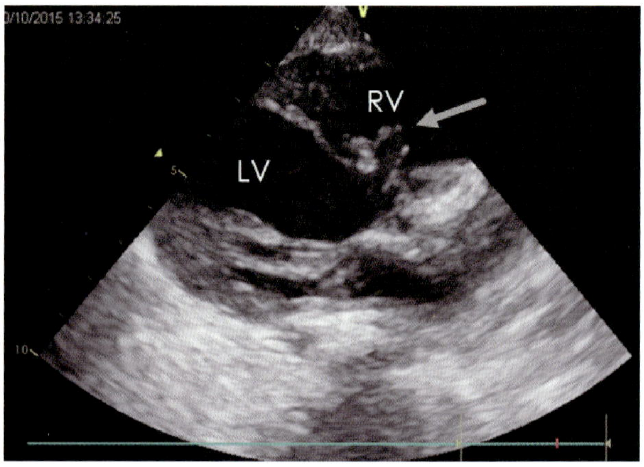

图 3-6　胸骨旁左心室长轴切面显示 VSD，及其与主动脉瓣距离。

LV：左心室；RV：右心室

（3）五腔心切面及四腔心切面：观测主动脉瓣有无反流。

5. 报告内容

重点描述 VSD 的位置、形态，左心室面内径，右心室面内径，是否有多个破口，与三尖瓣的粘连情况，肺动脉压力。

（二）术中 TTE 引导

1. 经股动脉路径引导手术流程

降主动脉-弓部-升主动脉-主动脉瓣-左心室流出道-通过 VSD- 右心室（图 3-7 至图 3-9）。

2. 测量工作距离

测量胸骨左缘第 2 肋间至右侧股动脉穿刺点的距离。从股动脉穿刺处到降主动脉为超声引导的盲区，当导管导丝的输送距离达到工作距离时，在胸骨上窝主动脉弓长轴切面密切注意导丝导管头端是否在降主动脉出现。

3. 关键切面

（1）胸骨上窝主动脉弓长轴切面：观察导丝在降主动脉逆行走行，到达弓部及升主动脉。

（2）胸骨旁左心室长轴切面：继续追踪导丝通过主动脉瓣，进入左心室流出道后，头端改变方向，使导管通过 VSD。

（3）胸骨旁左心室长轴切面联合心尖五腔心切面：实时监测鞘管通过 VSD，先释放右侧伞盘，再释放左侧伞盘，观测稳定性，有无残余分流，主动脉瓣情况。

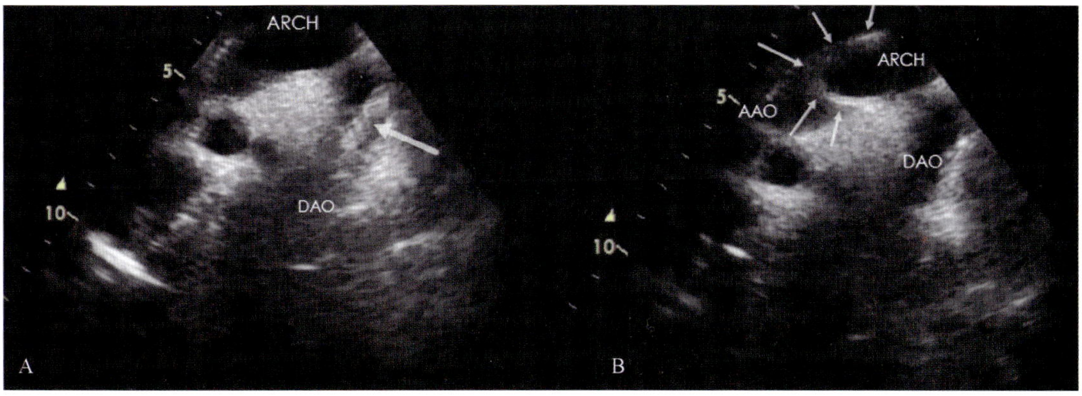

图 3-7　胸骨上窝切面

A. 显示降主动脉（DAO）导管回声；B. 显示导管在升主动脉（AAO）打弯。ARCH：主动脉弓

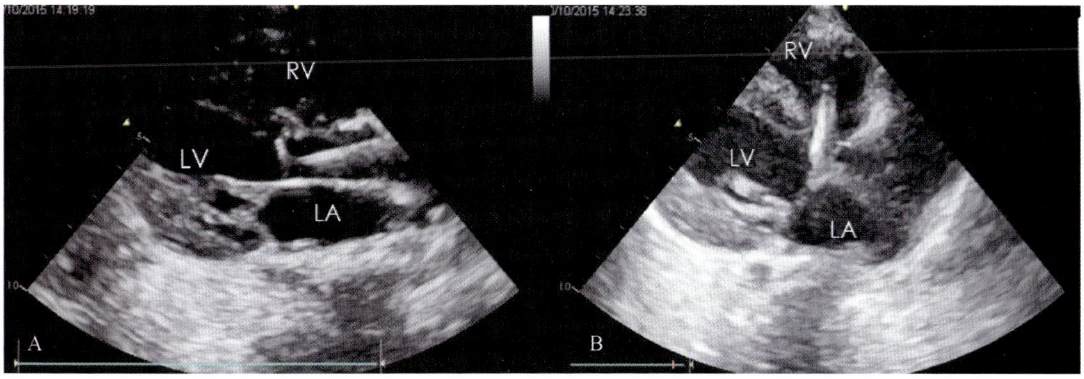

图 3-8　A. 胸骨旁左心室长轴切面显示导管经升主动脉过主动脉瓣后通过 VSD；B. 四腔心切面显示导管过 VSD。LA：左心房；LV：左心室；RV：右心室

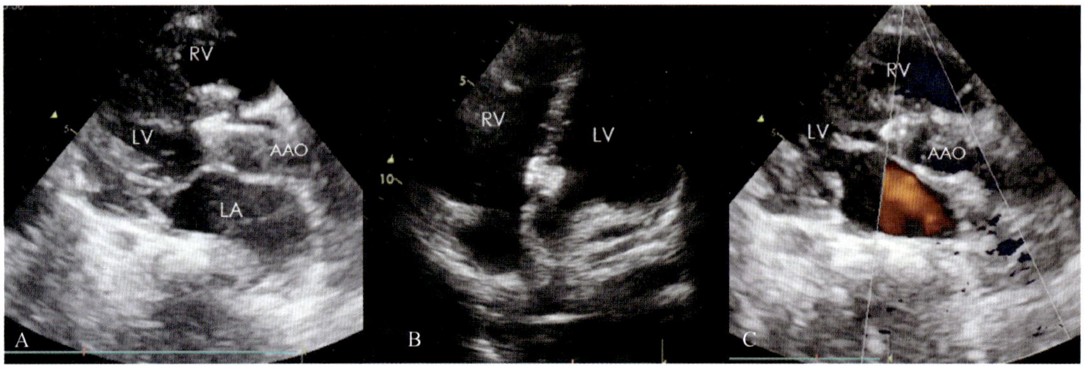

图 3-9 A. 胸骨旁左心室长轴切面显示 VSD 封堵伞；B. 心尖五腔心切面显示封堵伞；C. 多普勒显示主动脉瓣无反流。LA：左心房；LV：左心室；RV：右心室；AAO：升主动脉

二、TTE 超声引导下经颈静脉路径 VSD 封堵治疗

（一）病例筛选

（基本同股动脉路径），体重可放宽到≥5 kg；对嵴内型 VSD 靠近主动脉瓣，如距肺动脉瓣 2 mm 以上，且直径小于 5 mm，可以考虑。

（二）常用切面及手法（同前）

（三）术中 TTE 引导

1. 经颈静脉路径手术引导流程

上腔静脉-右心房-三尖瓣口-右心室-通过 VSD-左心室。

2. 关键切面

（1）剑突下双房心腔静脉切面：显示导丝通过上腔静脉进入右心房。

（2）四腔心或五腔心切面：追踪引导导丝通过 VSD，继续监测鞘管通过 VSD，先释放左侧伞盘，再释放右侧伞盘，牵拉试验测试封堵伞的稳定性。多普勒超声显示有无残余分流及主动脉瓣反流。

三、TEE 超声引导下 VSD 封堵治疗

对于声窗不佳的经皮 VSD 封堵患者，或者外科经胸封堵 VSD 时使用 TEE 引导监测，对 VSD 显示更清晰。

0°～20° 四腔心切面：显示 VSD 与房室瓣关系。

40°～60° 大动脉短轴切面：显示 VSD 的位置。

110°～130° 左心室长轴切面：显示 VSD 与主动脉瓣关系。

经胸 VSD 封堵术前需要 TEE 超声引导在右心室游离壁对穿刺点进行定位，使导管路径正对 VSD 分流方向，保证导管顺利由右心室通过 VSD 进入左心室；选择心表穿刺点时要注意避开冠状动脉。

四、随访

术后 1、3、6、12 个月复查封堵伞的位置、形态。注意有无并发症：心绞痛，心脏进行性扩大，心功能减低，心率减慢，传导阻滞，心包积液，二尖瓣、主动脉瓣、三尖瓣反流情况。

第三节 单纯超声引导动脉导管未闭封堵术

一、超声引导下经股动脉路径 PDA 封堵治疗

（一）病例筛选

1. 适应证

（1）PDA 最窄直径为 2～5.5 mm，左向右分流，漏斗型或管型。

（2）年龄>6 个月，体重>4 kg。

（3）不合并须外科手术的其他心脏异常。

（4）外科术后 PDA 残余分流。

2. 禁忌证

（1）对 PDA 依赖型先心病。

（2）严重肺动脉高压并出现右向左分流。

（3）败血症未治愈，封堵前 1 个月内患有严重感染。

（4）合并需要外科手术治疗的其他心脏畸形。

（二）术中 TTE 引导（图 3-10 至图 3-13）

胸骨上窝主动脉弓长轴切面显示降主动脉及导管开口，观察导丝在降主动脉逆行走行，并通过 PDA。

大动脉短轴切面证实导丝通过 PDA 进入肺动脉内。

胸骨高位肋间切面同时显示肺动脉、PDA 及降主动脉长轴，导丝更换鞘管并进入肺动脉，监测封堵伞释放，先释放肺动脉侧伞盘，贴合紧密后再释放降主动脉侧伞盘。观测牵拉试验确定稳定性。多普勒确定有无残余分流、左肺动脉及降主动脉血流有无狭窄。

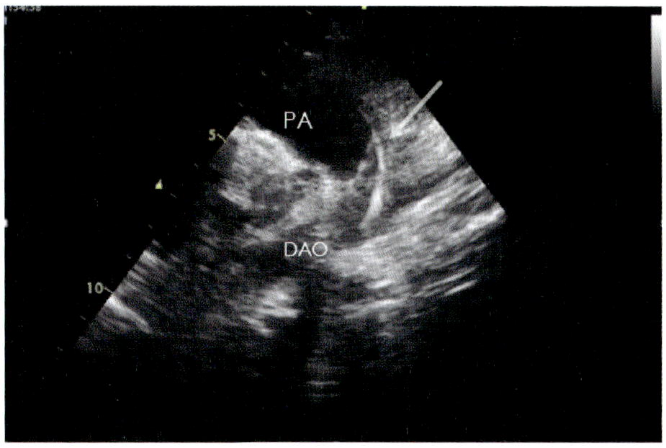

图 3-11 胸骨左缘高位肋间探及导丝由降主动脉（DAO）经 PDA 进入肺动脉（PA）

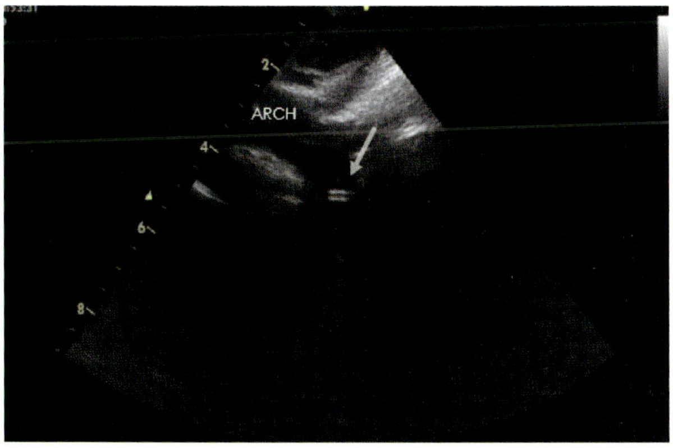

图 3-10 胸骨上窝切面显示导管头端在 PDA 附近

ARCH：主动脉弓

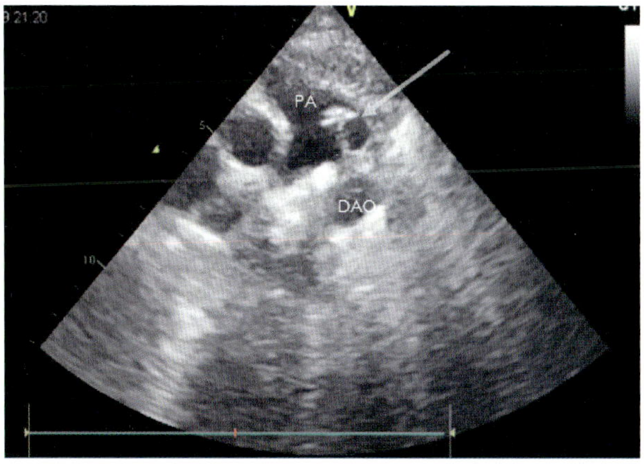

图 3-12 胸骨旁大动脉短轴切面显示肺动脉（PA）一侧的伞打开（箭头处）

DAO：降主动脉

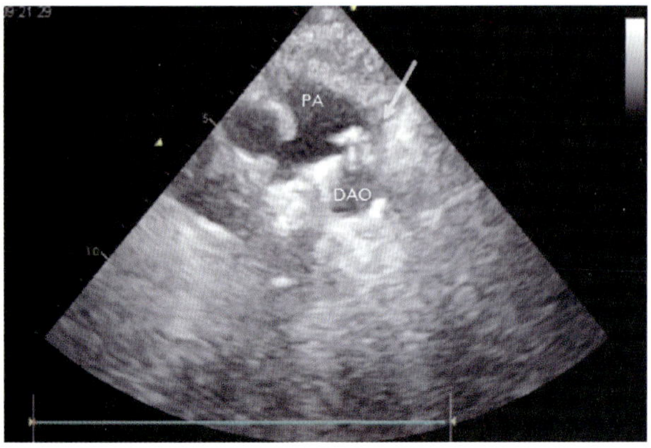

图 3-13　胸骨旁大动脉短轴切面显示封堵伞打开（PA 示肺动脉侧，DAO 示降主动脉侧）

二、超声引导下经股静脉路径 PDA 封堵治疗

（一）病例筛选

适应证：

（1）PDA 最窄处内径 2～14 mm，左向右分流，漏斗型和管型；推荐直径≥4 mm 的 PDA 采用。

（2）体重>7 kg。

（3）不合并须外科手术的其他心脏异常。

（二）术中 TTE 引导（图 3-14 至图 3-16）

心尖四腔心切面监测导丝由下腔静脉进入右心房，通过三尖瓣进入右心室。

大动脉短轴切面监测导丝进入右心室流出道，通过肺动脉瓣进入肺动脉内，在左肺动脉开口附近通过 PDA 进入降主动脉。

胸骨旁高位肋间切面有利于显示肺动脉 -PDA- 降主动脉关系，更换鞘管，输送蘑菇伞封堵器，先释放降主动脉侧，贴合紧密后释放肺动脉侧部分在肺动脉内，观测封堵伞腰部压缩比，评估稳定性及密闭性。

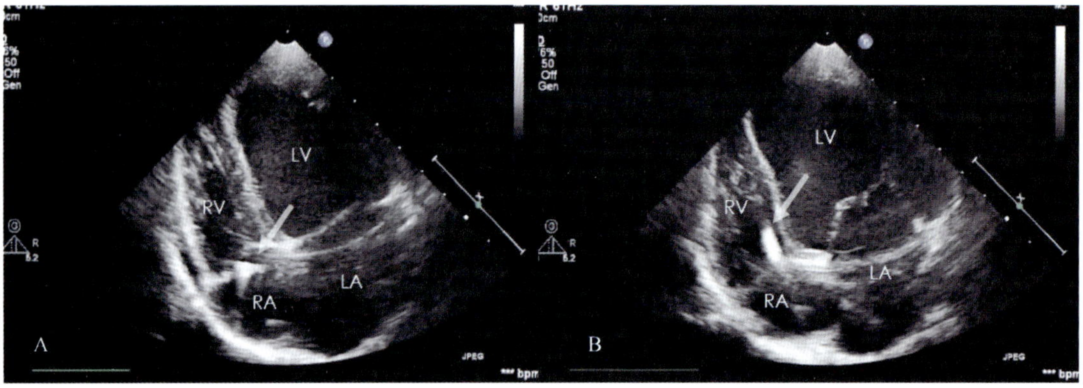

图 3-14　四腔心切面显示导管经右心房–三尖瓣进入右心室

LA：左心房；RA：右心房；LV：左心室；RV：右心室

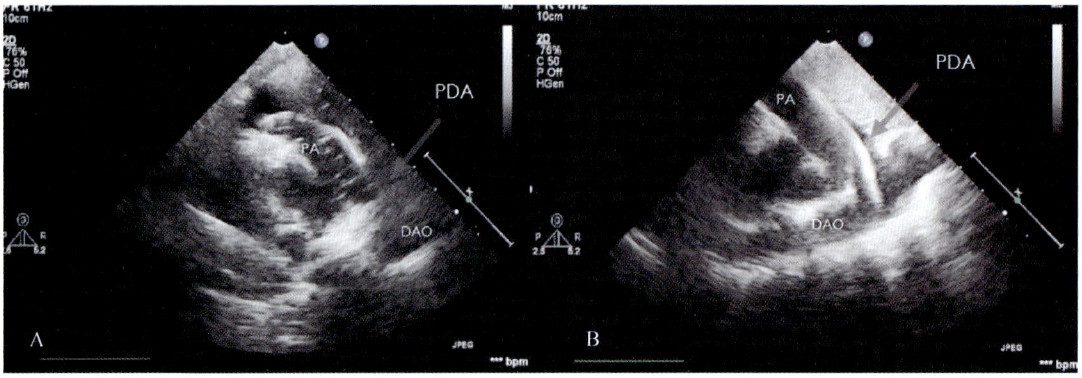

图 3-15　A. 大动脉短轴切面显示导丝经右心室流出道进入肺动脉（PA）；B. 高位降主动脉（DAO）纵切显示导丝

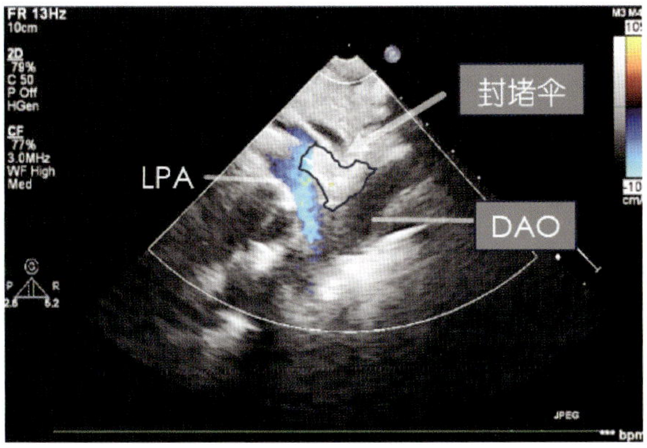

图 3-16 封堵后封堵伞形态正常，对左肺动脉（LPA）及降主动脉（DAO）无影响

三、术前超声常用切面及手法

（一）常用切面

（1）胸骨旁大动脉短轴切面：确定 PDA 大小，类型，主动脉侧内径，肺动脉侧内径，导管长度，分流情况，流速。

（2）胸骨旁高位肋间切面：显示降主动脉长轴，导管走向。

（3）胸骨上窝切面：声窗是否满意，主动脉弓长轴及导管走向，也是术中超声引导的重要声窗。

（二）报告内容

详细描述动脉导管的类型、大小，是否适合封堵，肺动脉压力。

四、术后随访

术后 1 周内、1 个月、3 个月，6 个月，12 个月复查超声心动图，评估封堵伞的位置、密闭性，有无残余漏，对左肺动脉和降主动脉有无影响，有无心包积液。

第四节 单纯超声引导肺动脉瓣狭窄球囊成形术

一、病例选择标准

单纯肺动脉瓣狭窄是常见简单先心病之一，经皮球囊扩张术是目前手术治疗的最佳选择。

1. 绝对适应证

（1）典型肺动脉瓣狭窄，峰值跨瓣压差≥40 mmHg（Ⅰ类）。

（2）对症状性青少年及成人病例，峰值压差达到 30 mmHg，伴晕厥、先兆晕厥、劳力性呼吸困难、心绞痛等任何症状（Ⅱ类）。

2. 相对适应证

（1）重症肺动脉瓣狭窄伴心房水平右向左分流。

（2）轻、中度发育不良型肺动脉瓣狭窄。

（3）婴幼儿患复杂畸形需要进行姑息性肺动脉瓣球囊成形术缓解症状，以便于下一步进行根治术。

（4）部分重症法洛四联症患者进行姑息性肺动脉瓣球囊成形术缓解症状。

（5）肺动脉瓣狭窄行介入或外科术后的残余狭窄需再干预。

（6）室间隔完整的肺动脉瓣膜性闭锁，右心室发育正常或轻度不良。

（7）重症肺动脉瓣狭窄伴左心室小及心功能减退。

3. 禁忌证

（1）伴发漏斗部狭窄，或先天性瓣下狭窄或瓣上狭窄。

（2）重度发育不良型肺动脉瓣狭窄。

（3）婴儿极重度肺动脉瓣狭窄合并右心发育不良或右心衰竭。

（4）极重度肺动脉瓣狭窄或室间隔完整的肺动脉闭锁合并右心室依赖性冠状动脉循环。

（5）肺动脉瓣狭窄伴需要外科手术处理的三尖瓣重度反流。

二、术前超声评估

1. 初步筛选

不合并其他需要外科处理的瓣膜疾病及其他复杂畸形。

2. 右心评估

（1）常用切面：心尖四腔心切面、胸骨旁左心室长轴切面、胸骨旁大动脉短轴切面、左心室短轴切面、剑突下四腔心切面。

（2）内容：右心房、右心室大小，左右心房室的比例；右心室壁厚度；右心室流出道有无肌性肥厚梗阻或隔膜；心室短轴切面显示是否存在室间隔左移，左心室“D”形改变；右心功能评估；M型超声测量三尖瓣环收缩期位移（TAPSE）（图3-17）。

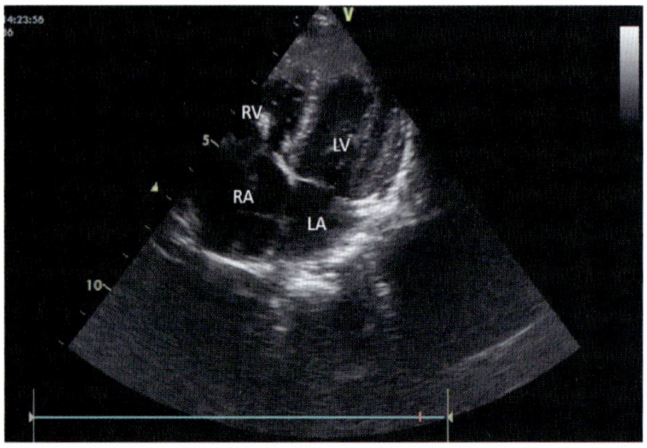

图3-17　胸骨旁心尖四腔心切面显示右心比例扩大

LA：左心房，LV：左心室，RA：右心房，RV：右心室

3. 肺动脉瓣评估

（1）常用切面：胸骨旁大动脉短轴、肺动脉瓣短轴、右心室流出道长轴、肺动脉长轴、剑突下右心室流出道长轴切面。

（2）内容：完整评估肺动脉瓣结构，精确测量肺动脉瓣环大小，瓣叶为单瓣式、二叶式还是三叶式，瓣叶增厚情况，有无钙化，活动情况，收缩期瓣口有无向肺动脉膨隆；多普勒评估测量肺动脉瓣前向流速、压差及反流情况（图3-18，图3-19）。

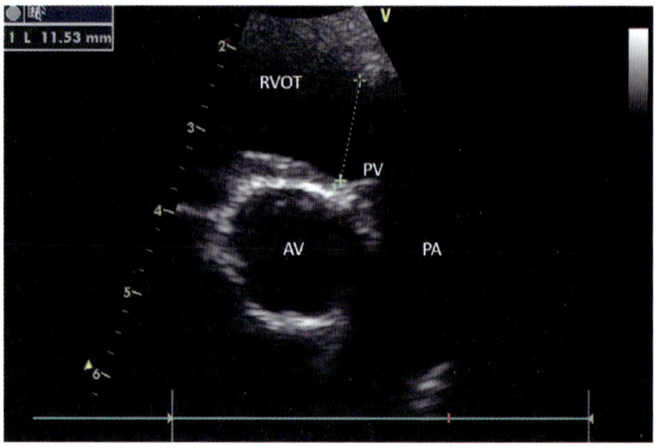

图3-18　胸骨旁大动脉短轴切面显示右心室流出道及肺动脉瓣，测量肺动脉瓣环内径

RVOT：右心室流出道；PA：肺动脉；PV：肺动脉瓣；AV：主动脉瓣

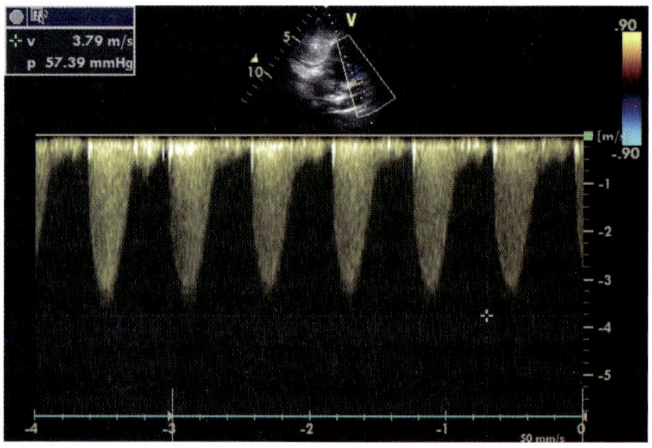

图3-19　连续多普勒（CW）测量肺动脉瓣前向流速及压差

（3）肺动脉瓣狭窄程度（表3-1）评估：肺动脉瓣峰值跨瓣压差超过20 mmHg，考虑轻度狭窄；压差达到40 mmHg考虑介入干预。

4. 三尖瓣评估

（1）切面：心尖四腔心切面、右心室流入道切面、大动脉短轴切面。

（2）内容：评估三尖瓣形态结构及反流程度，连续多普勒测量三尖瓣反流压差，估测右心室收缩压，以间接反映肺动脉瓣狭窄程度。

表3-1　肺动脉瓣狭窄的分级

	轻度	中度	重度
流速（m/s）	＜3	3～4	＞4
峰值压差（mmHg）	＜36	36～64	＞64

三、球囊选择

肺动脉瓣环大小的测量依赖超声的标准化精确测量。

球囊的选择至关重要，球：瓣比一般为1.2～1.4，球囊选择过小达不到治疗效果，球囊选择过大可能导致瓣环撕裂。

球囊的长度也是术中监测的重点，新生儿及小婴儿一般选择长度20 mm的球囊，儿童选择30 mm长度球囊，成人选择40 mm长度球囊。

四、术中超声引导监测

经皮肺动脉瓣狭窄球囊扩张术一般采用经胸超声心动图监测，对体表声窗较差者采用经食管超声心动图监测；经胸小切口微创球囊扩张术一般采用经食管超声心动图监测。球囊的选择及手术成功率十分依赖于超声的判断。

（一）超声引导经皮肺动脉瓣狭窄球囊扩张术的关键步骤

1. 第一步：引导导丝及鞘管进入靶目标位置

（1）TTE引导

1）心尖四腔心切面（图3-20，图3-21）：①监测鞘管及导丝由腔静脉进入右心房内的过程；②监测鞘管及导丝通过三尖瓣口。

2）大动脉短轴切面（图3-22至图3-25）：①监测鞘管及导丝由右心室进入右心室流出道；②监测导丝通过狭窄的肺动脉瓣口，并进入左肺动脉。

（2）TEE引导（图3-26，图3-27）

0～20° 四腔心切面（同TTE）。

30°～70° 大动脉短轴及右心室流入-流出道切面（同TTE）。

2. 第二步：监测球囊导管（图3-28至图3-30）

①更换球囊鞘管；②球囊导管的定位；③球囊注水扩张；④球囊的撤离。

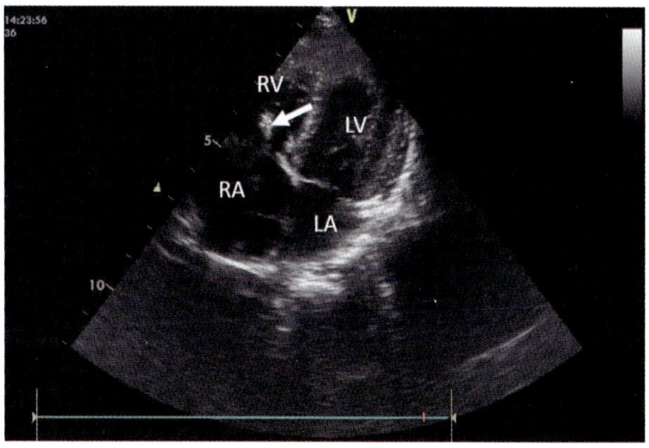

图3-21 TTE监测：心尖四腔心切面显示导丝通过三尖瓣进入右心室（箭头所示）

LA：左心房；RA：右心房；LV：左心室；RV：右心室

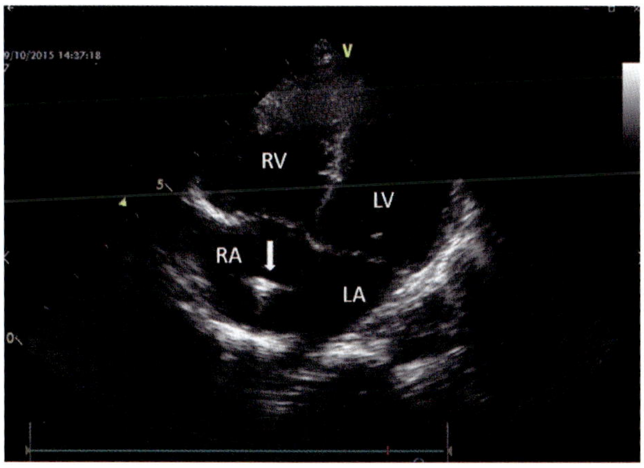

图3-20 TTE监测：心尖四腔心切面显示导丝进入右心房（箭头所示）

LA：左心房；RA：右心房；LV：左心室；RV：右心室

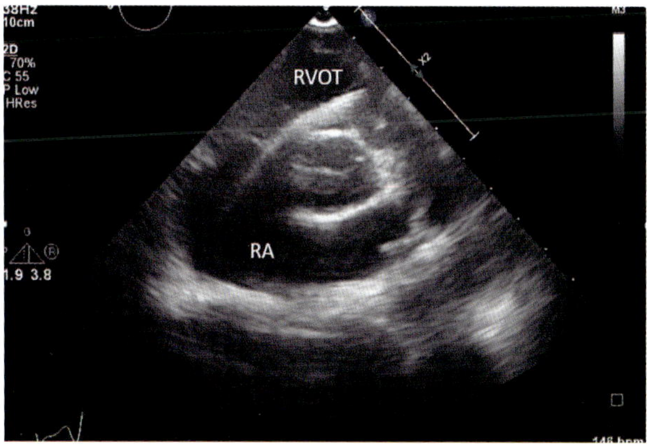

图3-22 TTE监测：大动脉短轴切面显示导丝进入右心室流出道（RVOT）肺动脉瓣下

RA：右心房

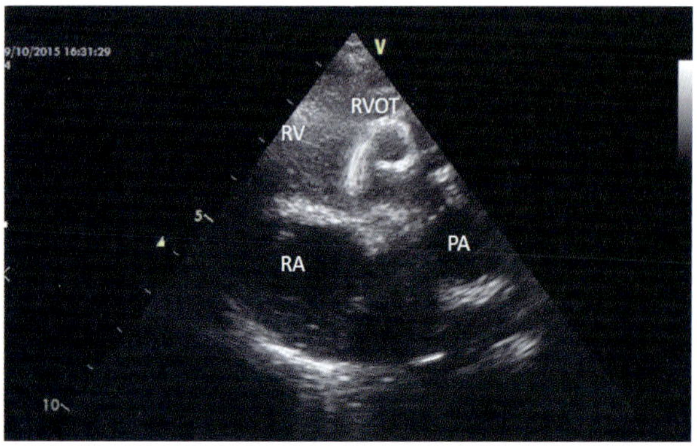

图 3-23　TTE 监测：大动脉短轴切面显示导丝进入右心室流出道（RVOT）肺动脉瓣下，导丝头端方向改变

RA：右心房；PA：肺动脉；RV：右心室

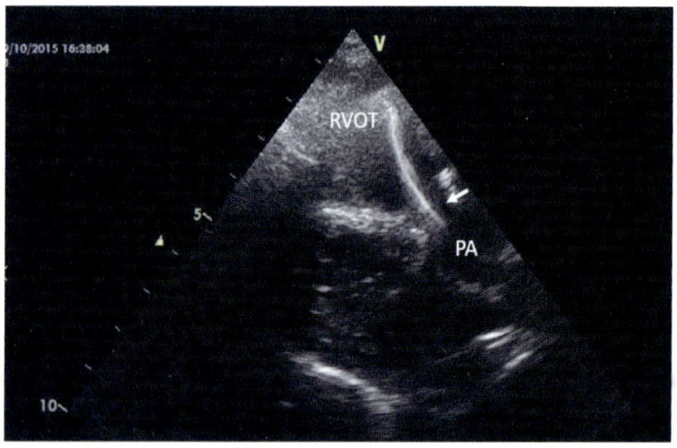

图 3-24　TTE 监测：肺动脉长轴切面显示导丝进入狭窄肺动脉（PA）瓣口

RVOT：右心室流出道

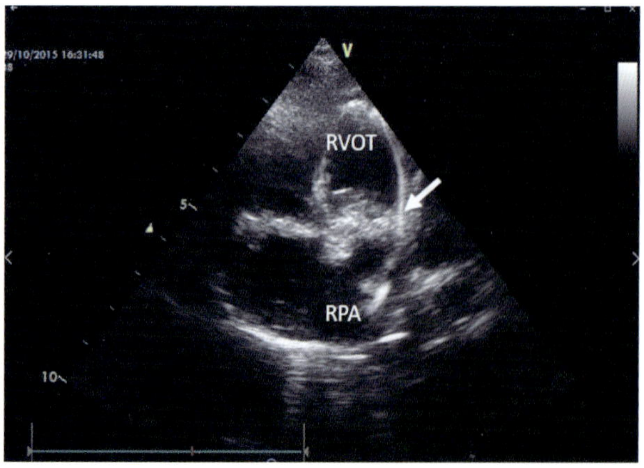

图 3-25　TTE 监测：肺动脉长轴切面显示导丝通过狭窄肺动脉瓣口进入右肺动脉（RPA），箭头所指为肺动脉瓣处

RVOT：右心室流出道

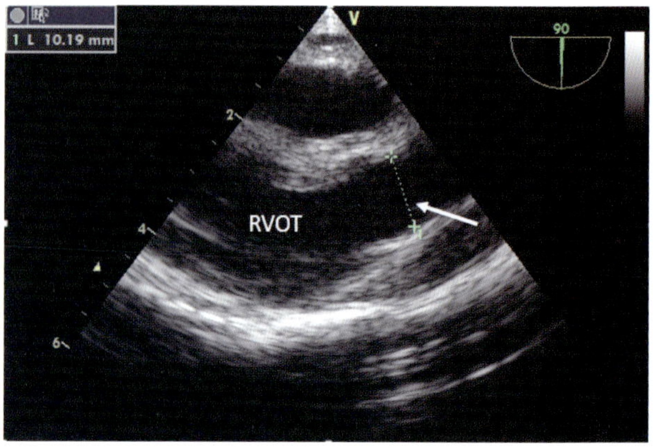

图 3-26　TEE 监测：右心室流出道（RVOT）长轴切面测量肺动脉瓣环内径（箭头所指）

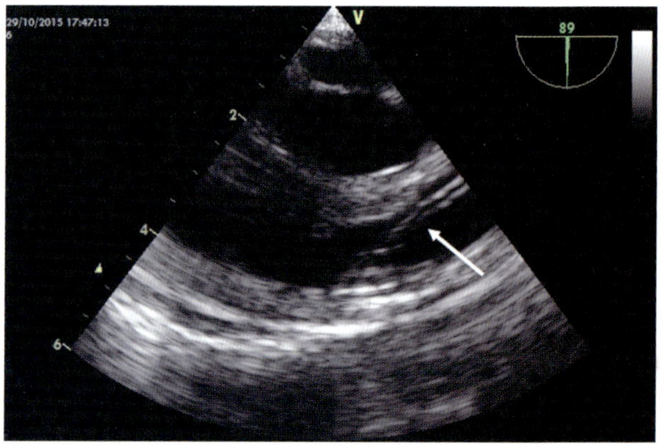

图 3-27　TEE 监测：右心室流出道长轴切面显示鞘管通过肺动脉瓣口（箭头所指）

（二）超声引导微创小切口肺动脉瓣成形术（图 3-31 至图 3-35）

以右心室流出道为穿刺点，经食管超声心动图在 40°～60° 显示右心室流出道长轴切面，实时监测球囊导管（或穿刺导管）通过肺动脉瓣口或闭锁瓣膜的中央，将球囊中部位置置于瓣口水平，可以试注水，部分充盈球囊确定球囊位置，提高扩张的成功率，减少球囊位置过低引起的右心室流出道痉挛、右心室破裂。每次球囊扩张后都要评估观察肺动脉过血及肺动脉瓣反流情况。

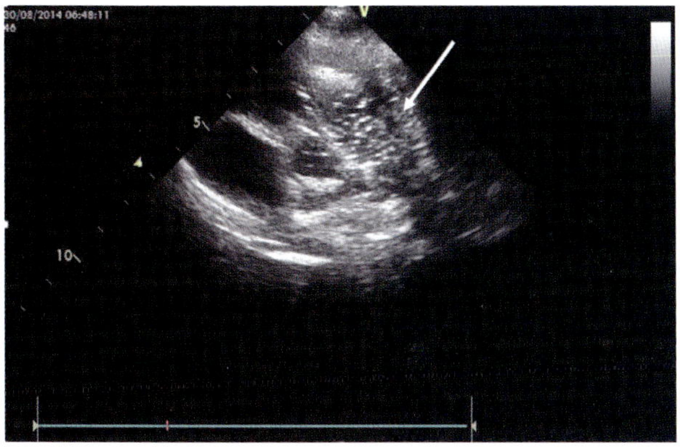

图 3-28 TTE 监测：大动脉短轴切面显示球囊注水充盈，箭头所指为球囊

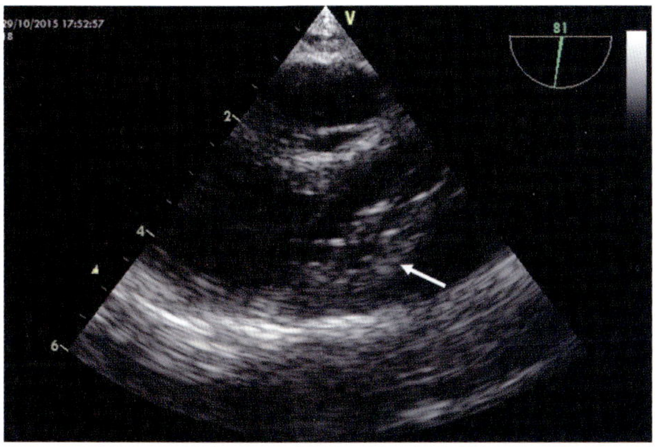

图 3-29 TEE 监测：右心室流出道长轴切面显示球囊半充盈状态（箭头所指）

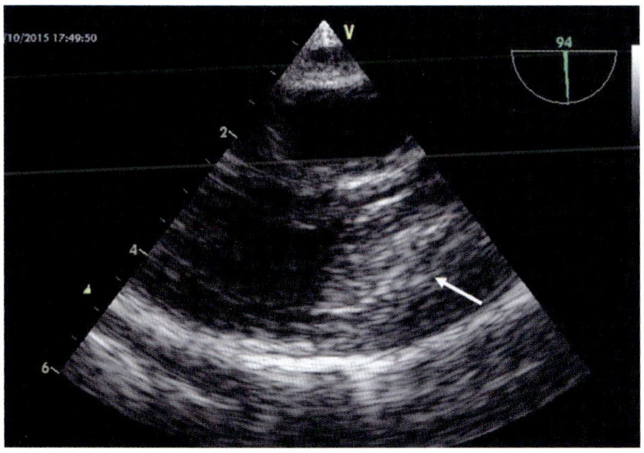

图 3-30 TEE 监测：右心室流出道长轴切面显示球囊完全充盈状态

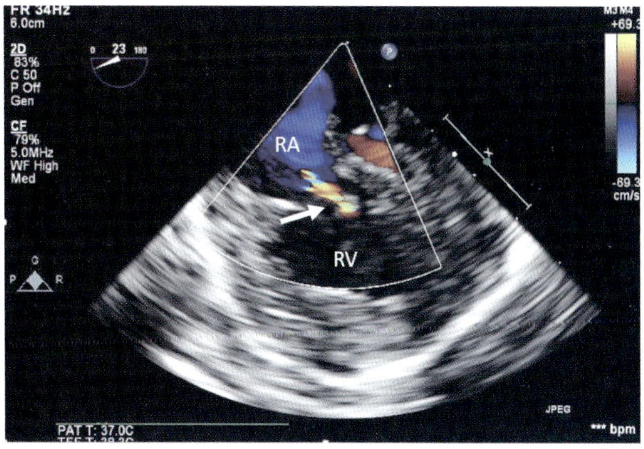

图 3-31 TEE 四腔心切面：肺动脉瓣膜性闭锁的患儿，右心室壁明显增厚，右心扩大，三尖瓣少量反流

RA：右心房；RV：右心室

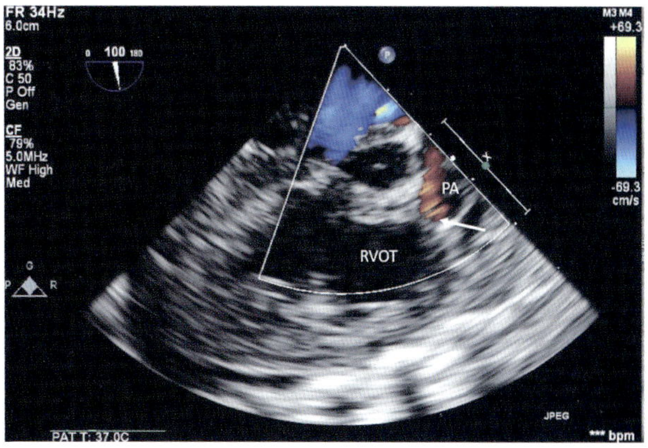

图 3-32 TEE 右心室流出道长轴切面：肺动脉瓣膜性闭锁的患儿，右心室流出道（RVOT）盲端，无过瓣血流，箭头所指红色为动脉导管血流

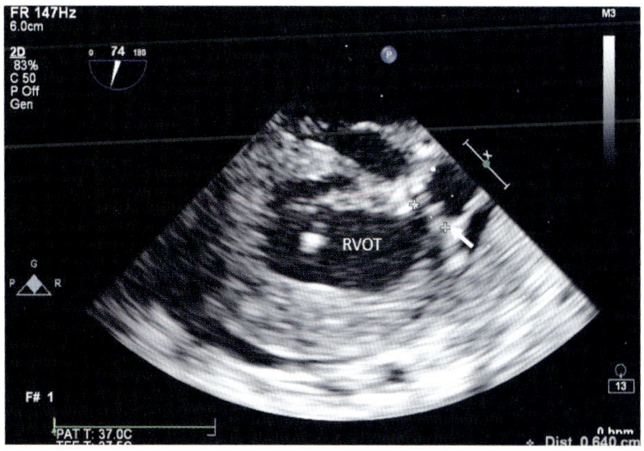

图 3-33 TEE 右心室流出道长轴切面：肺动脉瓣膜性闭锁的患儿，右心室流出道（RVOT）盲端，肺动脉瓣膜性闭锁，测量肺动脉瓣环内径（箭头所指）

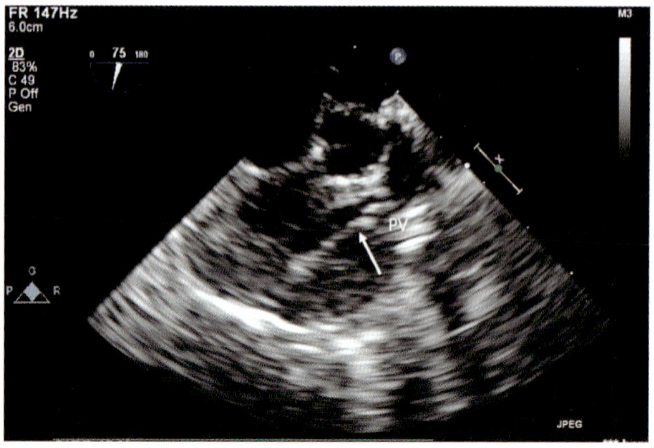

图 3-34　TEE 右心室流出道长轴切面：肺动脉瓣膜性闭锁的患儿，穿刺导管经右心室游离壁进入肺动脉瓣（PV）下中央（箭头所指）

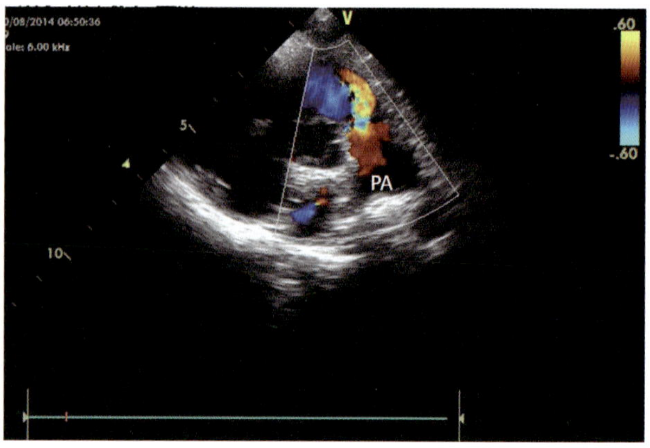

图 3-36　扩张后肺动脉瓣少量反流

PA：肺动脉

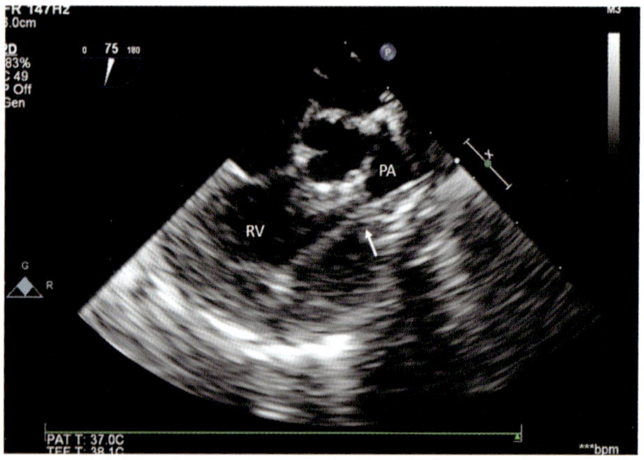

图 3-35　TEE 右心室流出道长轴切面：肺动脉瓣膜性闭锁的患儿，导管通过肺动脉瓣（箭头所指）

RV：右心室；PA：肺动脉

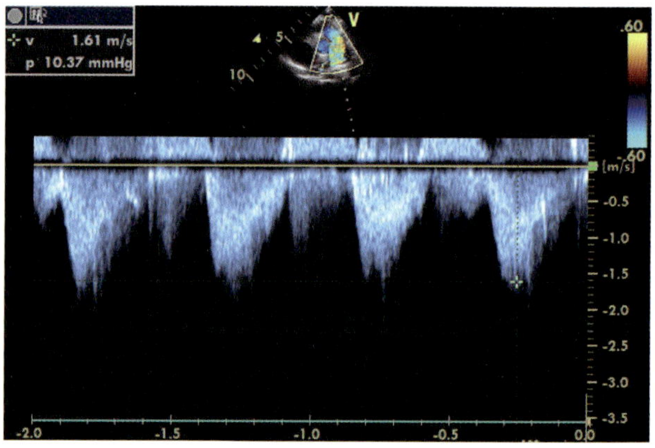

图 3-37　TTE 示肺动脉瓣狭窄扩张术后肺动脉瓣前向流速明显减低至正常

五、疗效评价（图 3-36 至图 3-38）

一般根据肺动脉瓣跨瓣压差下降的程度判断球囊扩张的效果。跨瓣压差低于 25 mmHg，为效果良好；跨瓣压差达到 50 mmHg，为效果不良。

彩色多普勒超声评估肺动脉瓣前向血流通畅性、瓣膜反流程度和三尖瓣反流程度；连续多普勒测量肺动脉瓣前向流速及峰值压差、三尖瓣反流流速及峰值压差。

注意并发症：心包积液、三尖瓣损伤、肺动脉瓣撕裂、右心室破裂及右心室流出道痉挛。

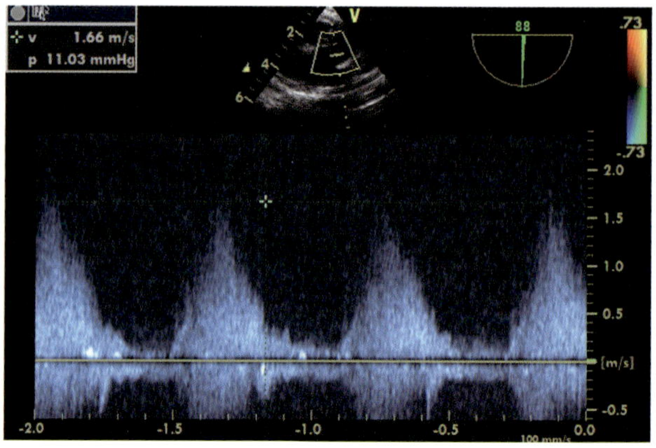

图 3-38　TEE 示肺动脉瓣闭锁扩张术后肺动脉瓣前向流速

六、术后随访

于球囊扩张术后24 h、1周、1个月、3个月、6个月和12个月及长期常规进行超声心动图随访。重点评估肺动脉瓣狭窄程度，前向血流，压差，肺动脉瓣反流情况，三尖瓣反流情况，右心重构情况，右心功能变化。

第五节　单纯超声引导主动脉瓣狭窄球囊成形术

经皮主动脉瓣狭窄球囊成形术治疗中重度主动脉瓣狭窄的短、中期效果良好，虽然手术风险较高，但目前国外主要的先天性心脏病介入中心均将球囊扩张成形术作为儿童主动脉瓣狭窄的首选治疗方式。对新生儿和小儿的重症病例的介入治疗延缓了外科干预的时间，提高手术成功率和耐受性。

一、病例选择标准

1. 明确适应证

（1）不伴明显主动脉瓣钙化的典型主动脉瓣狭窄（重症主动脉瓣狭窄）。

（2）心输出量正常时，导管测跨瓣压差达50 mmHg，无反流或轻度反流。

（3）有明显症状（劳力性呼吸困难、心绞痛、晕厥或先兆晕厥），但跨瓣压差达40 mmHg。

（4）左心室收缩功能减退，导管测压达50 mmHg的单纯主动脉瓣狭窄。有心肌缺血症状或心电图改变的儿童或青少年，压差达到40 mmHg。

2. 相对适应证

（1）新生儿重症主动脉瓣狭窄；隔膜型主动脉瓣下狭窄。

（2）参加竞技体育运动或妊娠需求，静息状态下跨瓣压差达40 mmHg。

（3）对低流量、低压差、低EF（瓣口面积小于1.0 cm^2，平均压差<30 mmHg，LVEF<40%）的患者进行负荷试验，压差达标者。

3. 禁忌证

（1）合并中度以上主动脉瓣反流的主动脉瓣狭窄。

（2）发育不良型主动脉瓣狭窄。

（3）纤维肌性或管样主动脉瓣下狭窄。

（4）主动脉瓣上狭窄。

二、术前超声评估

1. 初步筛选

不合并其他需要外科处理的瓣膜疾病及其他复杂畸形。

2. 左心评估

（1）常用切面：胸骨旁左心室长轴切面、心尖四腔心切面、左心室短轴切面。

（2）内容：左心房有无扩大；二尖瓣环大小；室间隔及左心室游离壁厚度；左心室向心性肥厚还是离心性肥厚；左心功能；二尖瓣功能。

3. 主动脉瓣评估（图3-39至图3-41）

（1）TTE切面：胸骨旁左心室长轴切面、大动脉短轴切面、心尖五腔心切面。

（2）TEE切面：食管中段左心室长轴切面（120°～160°）、主动脉短轴切面（25°～45°）。

（3）经食管三维超声：立体显示主动脉瓣结构。

（4）内容：主动脉瓣瓣下及瓣上有无狭窄；详细评估主动脉瓣病变，先天性病变还是获得性病变，瓣叶是二叶式还是三叶式，瓣叶增厚、钙化的程度，瓣叶反流情况；准确测量主动脉瓣环内径；主动脉瓣前向流速及峰值压差、平均压差。主动脉瓣瓣口面积：①于主动脉瓣短轴直接描记；②连续性方程计算瓣口面积。

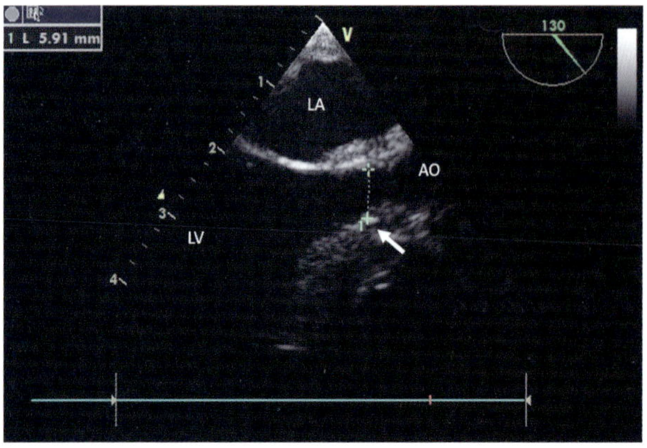

图 3-39 TEE 左心室长轴切面测量主动脉瓣环
LA：左心房；AO：主动脉；LV：左心室

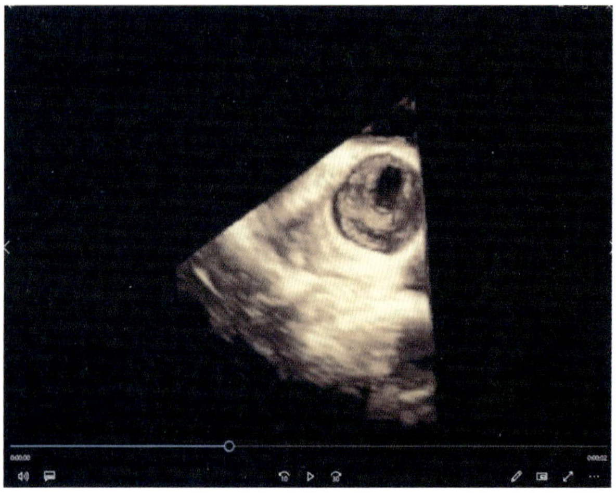

图 3-40 三维经食管超声显示狭窄的主动脉瓣

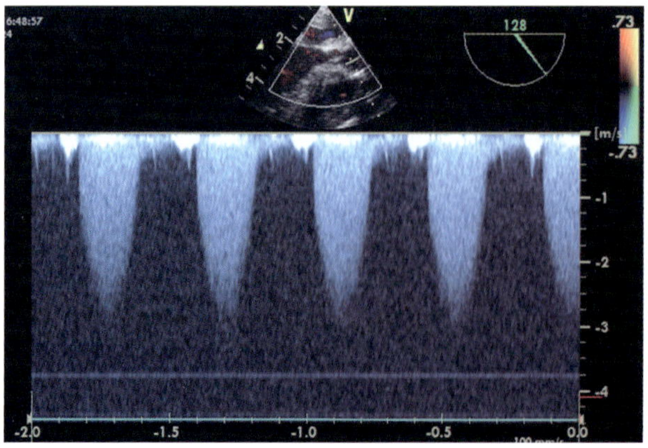

图 3-41 TEE 测量狭窄主动脉瓣的频谱

三、球囊选择

1. 球囊直径

选择略小于瓣环或等同瓣环的球囊，球 / 瓣比值（0.8～1.0）: 1。

2. 球囊长度

一般长 3 cm，也有选择 4～6 cm 的球囊。

四、术中超声引导监测

（一）关键切面

（1）TTE 引导：胸骨上窝主动脉长轴切面、胸骨旁左心室长轴切面、大动脉短轴切面、心尖五腔心切面。

（2）TEE 引导：经食管中段左心室长轴切面（120°～160°）、主动脉短轴切面（25°～45°）。

（二）超声引导经皮主动脉瓣成形术关键步骤

1. 第一步：引导导丝及鞘管进入靶目标位置

股动脉穿刺，导管逆行向上经降主动脉到升主动脉，通过狭窄的主动脉瓣口。胸骨上窝主动脉弓长轴切面实时超声监测导管走向，过横弓部后改为胸骨旁左心室长轴切面监测，小心确认导管逆行通过主动脉瓣口。确定临时起搏电极的位置。

2. 第二步：监测球囊导管（图 3-42，图 3-43）

①更换球囊鞘管；②球囊导管的定位；③球囊注水扩张；④球囊的撤离。

更换为球囊导管后，反复确认球囊中部正对瓣口水平。实时监测球囊充盈过程，每次扩张完成后及时评估主动脉瓣过瓣血流情况、反流情况及主动脉瓣流速压差。监测有无心包积液。

五、疗效评估（图 3-44，图 3-45）

球囊扩张成功的标准是跨瓣压差下降 50% 以上，主动脉瓣口面积增加 25% 以上，无明显主动

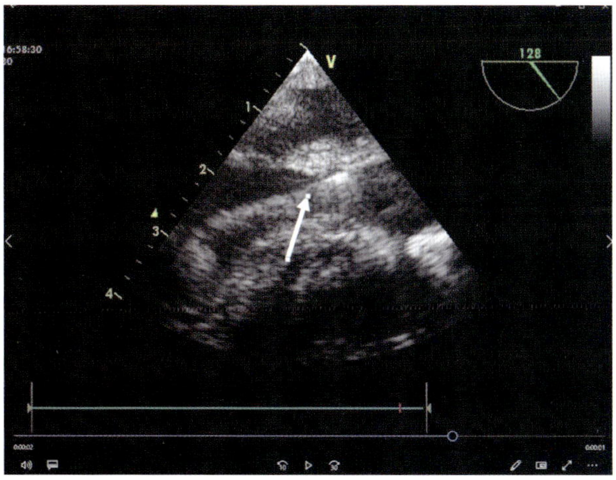

图 3-42　TEE 显示鞘管通过主动脉瓣口（箭头所示）

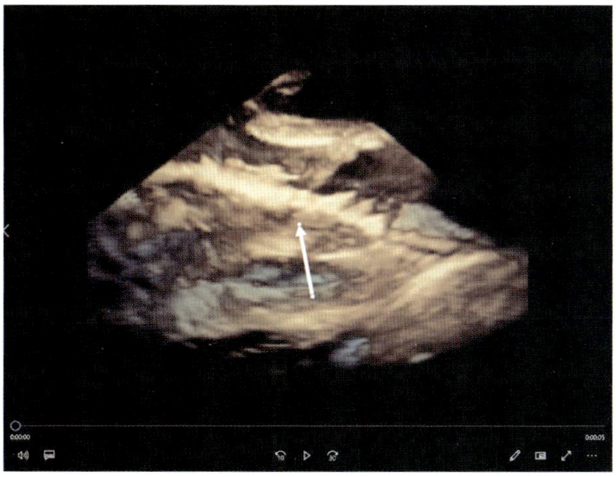

图 3-43　三维经食管超声显示球囊位置，位于主动脉瓣口（箭头所示）

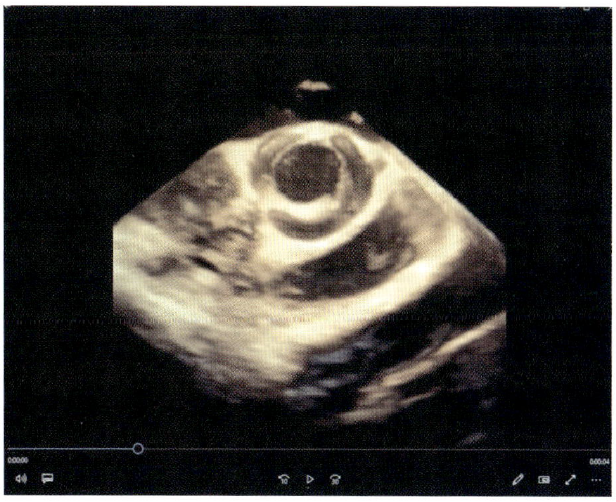

图 3-44　三维经食管超声显示扩张后的主动脉瓣口

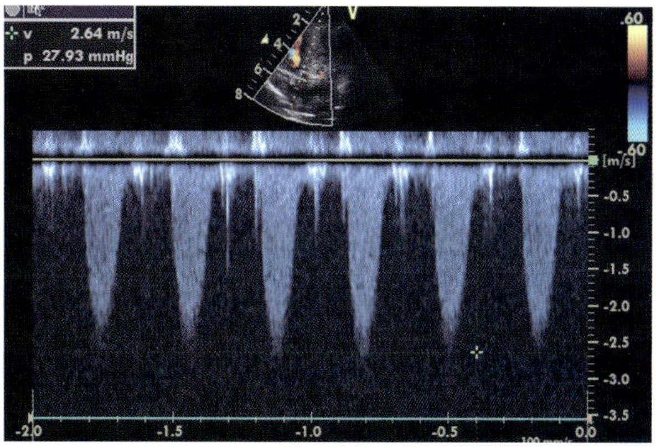

图 3-45　心尖五腔心切面显示球囊扩张后跨瓣压差明显减低

脉瓣反流或反流较前无加重。

六、术后随访

术后 24 h、1 个月、3 个月、半年、1 年及长期常规超声心动图随访，评价主动脉瓣前向血流速度、压差及反流情况，评价心腔大小、左心室壁厚度及心功能变化。

第六节　单纯超声引导二尖瓣狭窄球囊成形术

一、病例筛选

1. 适应证

中重度单纯二尖瓣狭窄，瓣叶活动好，无钙化，瓣下结构轻度融合或增厚，无二尖瓣反流，左心房无血栓，窦性心律，二尖瓣 Wilkins 评分

≤8 分（表 3-2）；存在外科手术禁忌证或高风险的症状明显的二尖瓣狭窄患者。

2. 禁忌证

风湿活动期，有体循环栓塞史及严重心律失常，瓣叶严重变形扭曲，瓣下结构严重融合，合并二尖瓣中度以上关闭不全或主动脉瓣中度以上病变。

二、术前超声检查主要切面及观察内容（表 3-3，图 3-46）

（1）胸骨旁长轴切面：观察二尖瓣叶增厚程度，是否钙化；二尖瓣下腱索是否增粗缩短。测

表 3-2 二尖瓣 Wilkins 评分

分值	瓣叶活动度	瓣叶增厚程度	钙化程度	瓣下增厚
1	活动度好，仅瓣尖活动受限	接近正常（4～5 mm）	单个区域钙化	仅瓣下轻度增厚
2	瓣叶活动轻度受限，中部及基底部活动正常	瓣叶中部正常，边缘明显增厚（5～8 mm）	瓣叶边缘散在钙化	腱索增厚，累及近端 1/3 腱索
3	瓣叶活动明显受限，舒张期持续向前运动	整个瓣叶增厚（5～8 mm）	钙化扩展至瓣叶中部	腱索增厚，累及远端 1/3 腱索
4	舒张期瓣叶无或有轻度向前运动	整个瓣叶明显增厚（>8 mm）	大部分瓣叶组织钙化	腱索结构广泛增厚并挛缩，累及乳头肌

表 3-3 二尖瓣病变超声图及必测值

切面	动态图	静态图	指标	注意事项
胸骨旁左心室长轴切面	2D	舒张末期 2D	左心房前后径，左心室、右心室舒张末期内径，LVEF	ZOOM 显示二尖瓣二维及彩色图像
	2D+Color	M 型		二尖瓣腱索水平：室壁运动 二尖瓣叶水平：二尖瓣叶运动
胸骨旁短轴切面	大动脉短轴 2D+Color	PW：PV CW：PR		观察主动脉瓣结构及功能 左心房及左心耳血栓
	二尖瓣水平 2D		二尖瓣口面积	舒张期于瓣口开放最受限的位置测量
	乳头肌/心尖水平 2D			观察左心室壁运动
心尖四腔心切面	2D 2D+Color	PW：MV，TV CW：MR，TR 二、三尖瓣瓣环 TDI 频谱	Simpson 法测量 LVEF 二尖瓣峰值流速及跨瓣压差、平均跨瓣压差，PHT 三尖瓣反流峰值流速及跨瓣压差	观察二尖瓣叶及瓣下组织结构及功能 三尖瓣形态及功能 心房颤动患者应于多心动周期测量
心尖五腔心切面	2D+Color	PW/CW：AV		观察主动脉瓣形态及功能
心尖两腔心切面	2D+Color		Simpson 法测量 LVEF	
心尖三腔心切面	2D+Color			

2D：二维；Color：彩色；PW：脉冲多普勒；CW：连续多普勒；PV：肺动脉瓣前向血流；PR：肺动脉瓣反流；TV：三尖瓣前向流速；MR：二尖瓣反流；MV：二尖瓣前向流速；TR：三尖瓣反流；PHT：压差减半时间；LVEF：左心室射血分数；AV：主动脉瓣前向流速

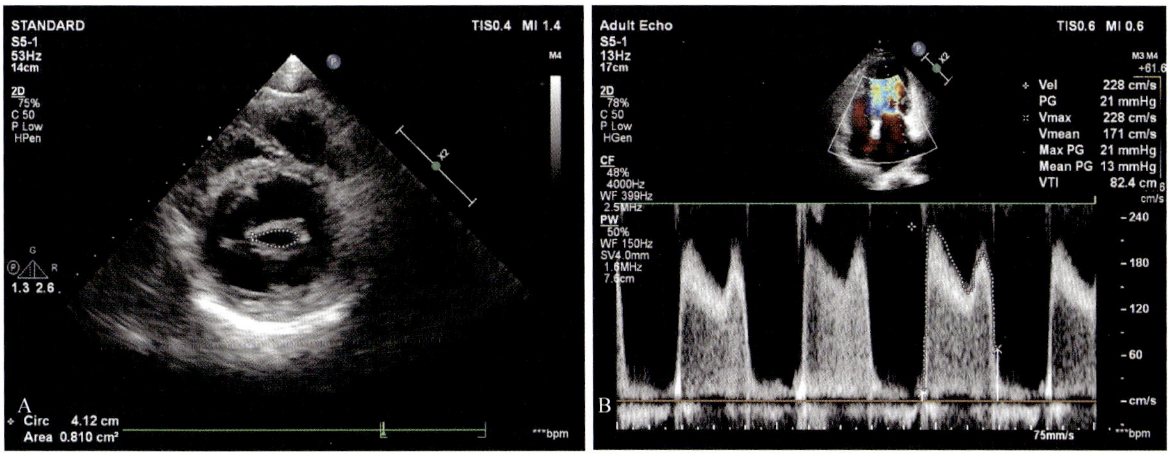

图 3-46　二尖瓣狭窄球囊扩张术前经胸超声检查

A. 二尖瓣水平左心室短轴切面测量舒张期二尖瓣口面积；**B**. 四腔心切面测量舒张期二尖瓣口前向峰值流速及跨瓣压差、平均跨瓣压差等

量左心房室及右心室腔内径。M 型超声显示二尖瓣前叶运动呈“城墙样”改变，室间隔运动低平，可与后壁同向运动。

（2）大动脉短轴切面：观察是否合并主动脉瓣病变。左心房及左心耳有无血栓，必要时可进行 TEE 检查。

（3）左心室短轴切面：二尖瓣水平短轴切面可见二尖瓣口增厚、交界部粘连，测量舒张期二尖瓣口面积；乳头肌及心尖水平短轴切面观察左心室壁运动。

（4）四腔心切面：可见左心房和（或）右心扩大。观察二尖瓣增厚及启闭活动，腱索及乳头肌增厚情况，进行 Wilkins 评分。测量二尖瓣口舒张期前向峰值流速及跨瓣压差、平均跨瓣压差、压差减半时间（PHT），以及二尖瓣反流量及反流频谱。观察三尖瓣结构及功能，测量三尖瓣反流量及反流速度与跨瓣压差，估测肺动脉压力。

（5）五腔心切面：评估主动脉瓣结构及功能。

三、超声术中引导手术步骤及主要切面

1. 手术路径：股静脉－下腔静脉－右心房－左心房－二尖瓣口。

2. TTE 术中引导（图 3-47）

剑突下切面显示下腔静脉及右心房入口处，观察导管走行。房间隔穿刺：于四腔心切面引导多功能导管至卵圆窝附近后撤出导管，保留导丝于右心房内，沿导丝送入房间隔穿刺鞘，送入深度与导管深度一致，后撤出导丝，沿穿刺鞘送入穿刺针。穿刺鞘顶于房间隔上，使其呈帐篷样突起，于四腔心切面、剑下双房心切面以及大动脉短轴切面多切面扫查，调整穿刺点，确认穿刺点于卵圆窝处后，推入穿刺针。穿刺后可注射少量生理盐水，于四腔心切面观察左心房内是否可见水泡影，进一步确定穿刺成功。撤出穿刺针，测量左心房压力，再送入左心房导丝后撤出导管。球囊扩张操作：沿左心房导丝送入球囊扩张导管。于四腔心切面引导球囊自左心房通过二尖瓣口，调整球囊位置，使球囊腰部位于二尖瓣口，此过程中可部分充盈球囊，以便观察。确定球囊位置后，快速充盈球囊，待腰部完全充盈后抽回球囊内液体。撤回球囊导管退至左心房。

3. 扩张评估效果

测量二尖瓣口峰值流速及跨瓣压差、平均跨瓣压差，PHT，观察二尖瓣反流情况。测量三尖瓣反流峰值流速及跨瓣压差。观察有无心包积液等并发症。左心房平均跨瓣压差＜8 mmHg，瓣口

面积＞1.5 cm^2 为扩张成功，平均跨瓣压差＜6 mmHg，瓣口面积＞2.0 cm^2 为优。如交界处完全分离，瓣口面积＞1.5 cm^2，出现二尖瓣反流或反流增加 25%，可停止扩张。

对于经胸声窗不佳者可采用 TEE 术中引导（图 3-48）：于食管中段 90° 上下腔切面观察导管自下腔静脉进入右心房。于食管中段 0° 四腔心切面、90° 上下腔切面以及 50°～75° 大动脉短轴切面多切面扫查，调整房间隔穿刺点，穿刺房间隔。于食管中段 0° 四腔心切面引导球囊通过二尖瓣口，调整位置后扩张球囊。最后评估扩张效果。

四、术后随访

患者于术后 24 h 内复查超声心动图、心电图及 X 线胸片，在术后 1、3、6、12 个月及以后每隔 1 年进行 1 次超声心动图随访。评估二尖瓣启闭功能，测量二尖瓣口面积及血流频谱，观察二、三尖瓣反流情况，测量心功能及肺动脉压力，注意有无心包积液等并发症。

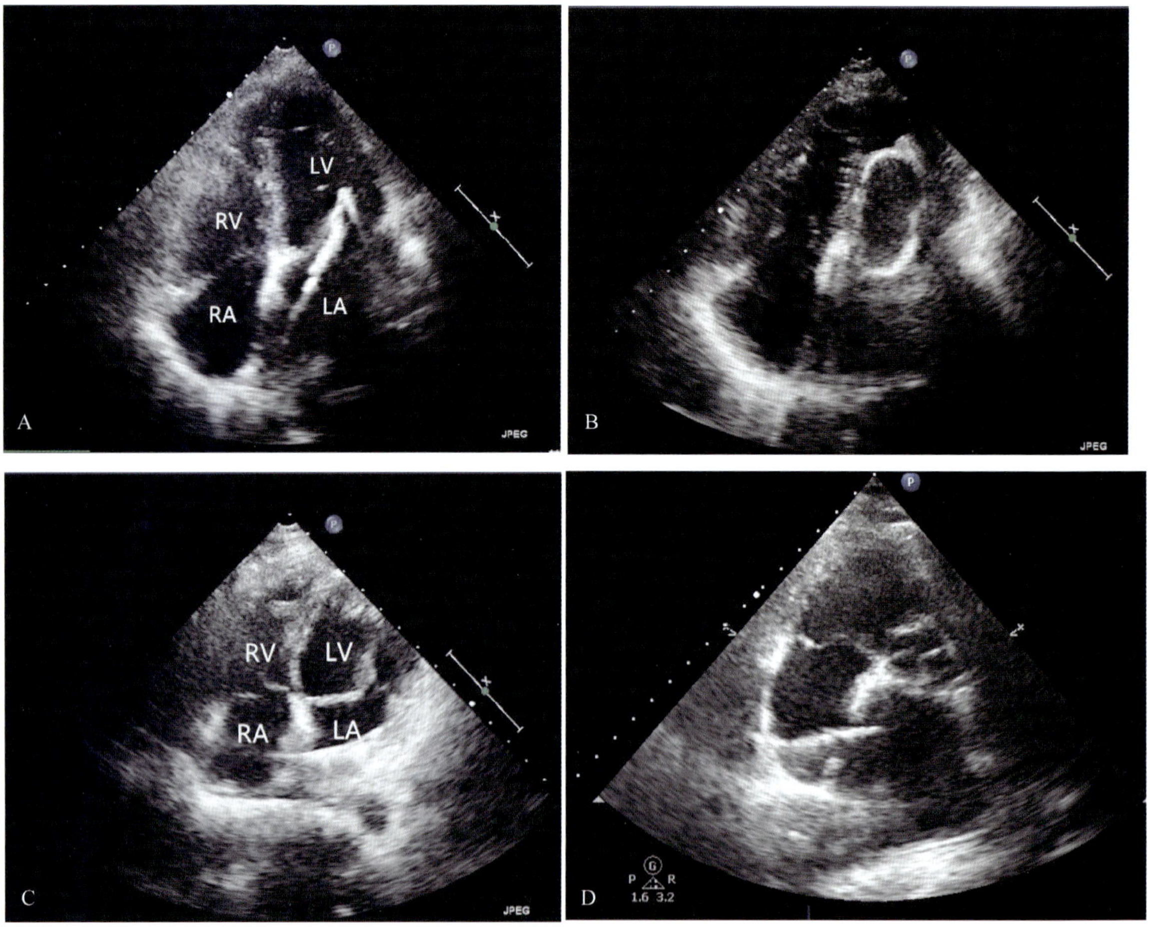

图 3-47　TTE 引导下二尖瓣狭窄球囊扩张术

A. 四腔心切面显示导丝进入左心房；B. 大动脉短轴切面显示房间隔穿刺位置；C. 四腔心切面显示球囊通过二尖瓣口；D. 四腔心切面显示球囊于二尖瓣口扩张。LA：左心房；RA：右心房；LV：左心室；RV：右心室

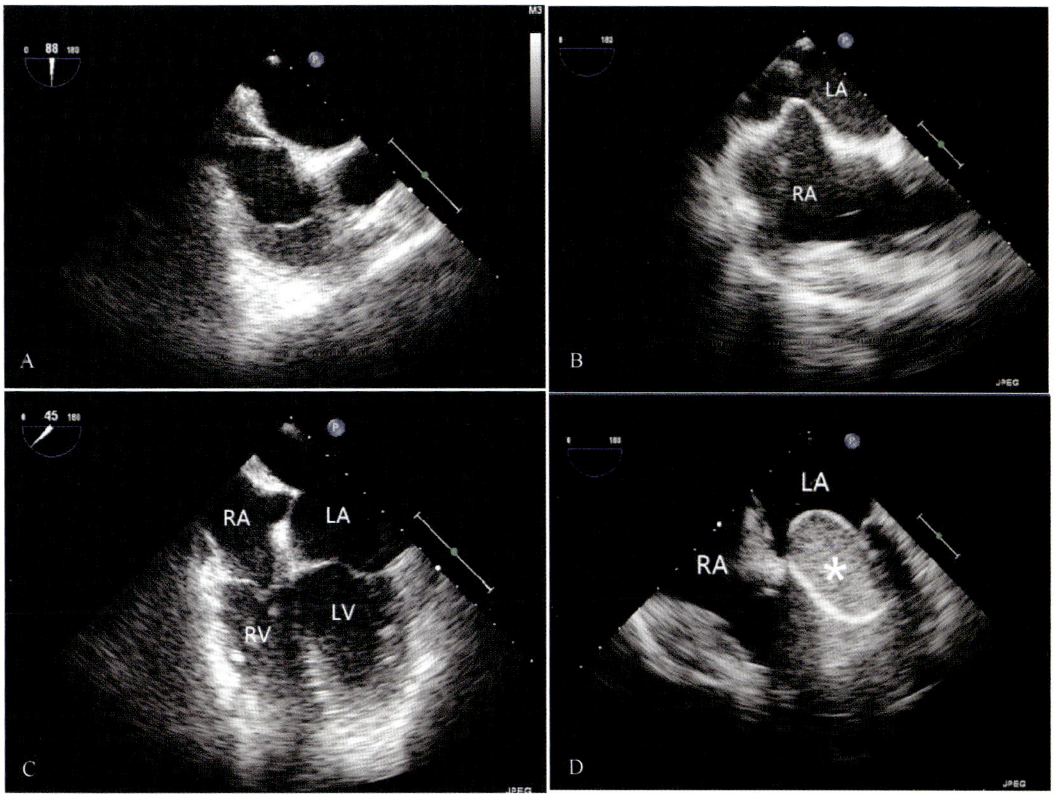

图 3-48 TEE 引导下二尖瓣狭窄球囊扩张术

A. 双房心切面显示导管进入右心房；**B**. 双房心切面显示房间隔穿刺位置；**C**. 四腔心切面显示房间隔穿刺位置；**D**. 四腔心切面显示球囊于二尖瓣口扩张。LA：左心房；RA：右心房；LV：左心室；RV：右心室

4 非体外循环微创介入治疗房间隔缺损

（赵天力 龚丁旭）

一、解剖特点

房间隔缺损（atrial septal defects，ASD）是指在胚胎发育过程中，房间隔的发生、吸收和融合出现异常，导致左、右心房之间残留未闭的缺损。ASD 的位置和大小可有较大差异，最常见者直径多为 2～3 cm，但临床亦常有自 1.0 cm 到几乎整个房间隔缺如的情况，且可遇到房间隔缺损呈筛孔样多个缺损存在。卵圆孔未闭一般不列入畸形之中，其发生率在成人中约占 20%～30%。平时无血液分流，心导管可通过其进入左心房。根据 ASD 胚胎学发病机制和解剖学特点可将 ASD 分为继发孔型和原发孔型，前者常见，占 ASD 的 60%～70%[1]，因原发房间隔被吸收过多，或继发房间隔发育障碍，则上下两边缘不能融合导致，是介入治疗主要选择的类型；后者占 ASD 的 15%～20%，缺损位于房间隔的下部，因原发房间隔发育不良或者心内膜垫发育异常导致，其上缘为原发房间隔形成的弧形边缘，下缘为二尖瓣、三尖瓣的共同瓣环，需手术矫治。

继发孔型房间隔缺损，根据其缺损的部位，通常分为 4 种类型[2]（图 4-1）。

1. 中央型

又称卵圆孔型缺损，位于房间隔中部，相当于卵圆窝的部位，多数有完整的缺损边缘，是最常见的类型，约占继发孔型房间隔缺损的 70%。临床上有时见到的所谓筛孔样多发房间隔缺损亦属于此型。

2. 下腔型

缺损位于房间隔的后下部，缺损下方没有完整的房间隔边缘，而是和下腔静脉入口相延续，左心房后壁构成了缺损的后下缘。

3. 上腔型

又称静脉窦型，位于房间隔的后上方，缺损与上腔静脉入口之间往往没有明确的界限，卵圆窝仍在正常位置。此型常合并右上肺静脉异位连接。

4. 混合型

即同时兼有上述两种以上类型的巨大房间隔缺损。

继发孔型房间隔缺损可单独存在，亦常见并发其他畸形，如室间隔缺损、动脉导管未闭、肺动脉瓣狭窄、异位肺静脉连接、三房心、二尖瓣狭窄或关闭不全等，术前诊断和术中探查都应该给予充分注意。

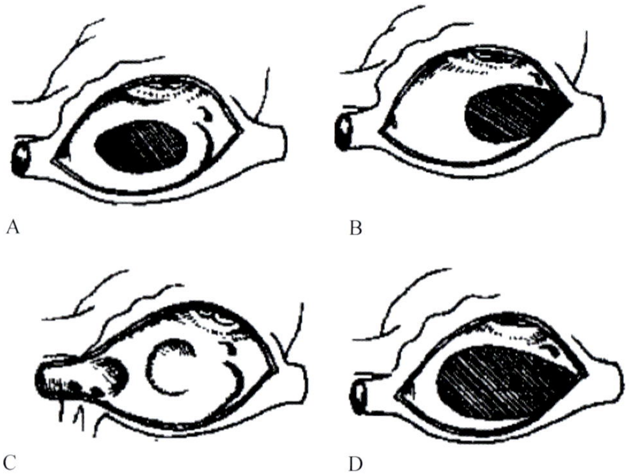

图 4-1 继发孔型房间隔缺损分型

A. 中央型；B. 下腔型；C. 上腔型；D. 混合型

二、病理生理学

房间隔缺损的血流动力学改变是在心房水平存在左向右分流。分流量的大小首先和缺损的大小密切相关，其他影响因素尚有左、右心房之间的压力差，左、右心室的充盈阻力和肺血管阻力等。由于左室壁厚度（10～12 mm）明显大于右心室（4～5 mm），而使两心室在舒张期的顺应性产生差异，加之三尖瓣口面积显著大于二尖瓣口，使右心房血液更易进入右心室，从而在正常人生理学中形成左心房压力略高于右心房的现象[2]。但有房间隔缺损时，两心房之间的压力差变小。出生后2年内，由于右心室壁厚度和左心室相似，加之肺血管阻力较高，这一阶段内，通过房间隔缺损的分流量很小，也是房间隔缺损患儿出生2年内极少出现临床症状的病理生理学基础，随着年龄增长，肺血管阻力下降，右心室变薄，顺应性改善，通过房间隔缺损的左向右分流量增大。通常肺循环的血流量可达体循环的2～3倍，仍能维持正常肺动脉压力和肺血管阻力，20岁以前多无明显肺动脉高压形成。最终发展成肺动脉高压的房间隔缺损患者约占15%～20%。这部分患者由于长期大量分流，肺小动脉逐渐产生内膜增厚、中层肥厚、管腔狭窄，随着肺血管阻力和肺动脉压的增高，右心负担加重。未经治疗患者多数在20～30岁之间出现症状，此后病情进展加速。一旦出现肺血管的闭塞性不可逆的病理改变，右心压力超过左心，即出现咯血、发绀、右心衰竭等一系列改变，亦即所谓艾森门格综合征。

三、房间隔缺损封堵适应证和禁忌证

1. 绝对适应证

（1）年龄≥1岁。

（2）直径5～36 mm的继发孔中央型ASD，超声提示左向右分流伴右心容量负荷增加。

（3）小房间隔缺损患者，有由于反常栓塞导致卒中、一过性脑缺血发作或周围血管栓塞的病史。

（4）外科术后残余分流。

（5）缺损边缘至冠状静脉窦，上、下腔静脉及肺静脉的距离≥5 mm；至房室瓣的距离≥5 mm。

（6）房间隔的上下径不小于目标封堵器左伞盘的直径。

（7）合并可在非体外循环下处理的其他心脏畸形。

2. 相对适应证

（1）ASD前缘残端缺如或不足，但其他边缘良好。

（2）缺损周围部分残端不足5 mm。

（3）特殊类型ASD如多孔型或筛孔型ASD。

（4）伴有肺动脉高压，但Qp/Qs≥1.5，动脉血氧饱和度≥92%，吸氧后有改善者可试行封堵。

3. 禁忌证

（1）原发孔型ASD及静脉窦型ASD。

（2）心内膜炎及出血性疾患。

（3）封堵器安置处有血栓存在，导管插入处有静脉血栓形成。

（4）有艾森门格综合征表现者。

（5）近1个月内患感染性疾病，或感染性疾病未能控制者。

（6）患有出血性疾病，未治愈的胃、十二指肠溃疡。

（7）伴有需要外科手术干预的其他心脏畸形。

（8）存在不宜行介入治疗的其他情况，如败血症、发热、凝血功能障碍等。

（9）有抗血小板治疗的禁忌证。

四、术前准备

房间隔缺损患者在儿童时期除少数分流量很大者外，绝大多数无自觉症状，全身状况良好，术前准备相对简单。由于房间隔缺损常可与其他心血管畸形并存，要求详细询问病史和体格检查，以及必要的各项辅助检查，明确诊断，防止漏诊，或误诊为其他心血管畸形。呼吸道感染是儿童期常见的表现之一，术前应给予较好的控制，以利于术后顺利康复。

对合并肺动脉高压而又未形成明确手术禁忌证者，术前应给予充分重视和治疗。在经右心导管检查，测清肺动脉压和肺血管阻力以及肺循环与体循环流量比例的基础上，给予吸氧和血管扩张药物治疗，治疗期间可间断了解血氧变化，病情重者可在血管扩张药物应用 10～14 天后复行心导管检查，明确肺小血管可逆性变化程度，预测术后结果。部分并发心功能不全者，应积极进行内科治疗，待心功能改善后，根据情况进行相关检查和手术治疗。

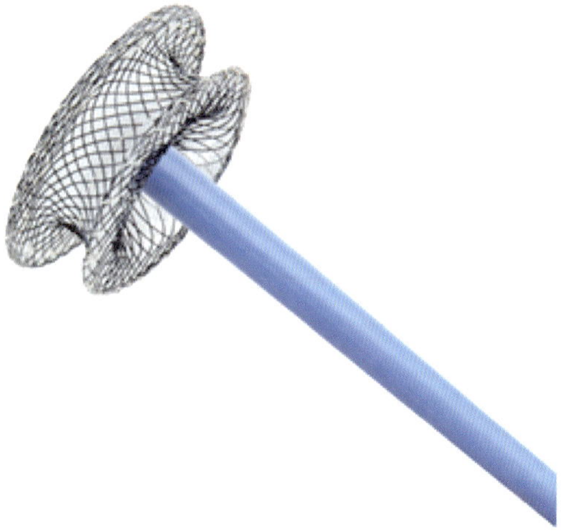

图 4-2　房间隔缺损封堵器

五、手术方法

（一）经胸小切口微创封堵

1. 麻醉与体位

患儿取仰卧位，选用胸骨中下段正中切口。气管内插管，全身静脉麻醉，以芬太尼＋肌松剂为主要措施，效果平稳、可靠。

2. 仪器设备

GE Vivid 9 Dimension 彩色多普勒超声诊断仪，配备 3.5～10.0 MHz 经胸探头和 6T、9T 经食管探头。目前常用的房间隔缺损封堵器由具有自膨胀性的双盘及连接双盘的腰部三部分组成。双盘及腰部均系镍-钛记忆合金编织成的密集网状结构，双盘内充填高分子聚合材料。型号大小根据封堵器腰部直径确定，从 6 mm 到 40 mm，每一型号相差 2 mm（图 4-2）。

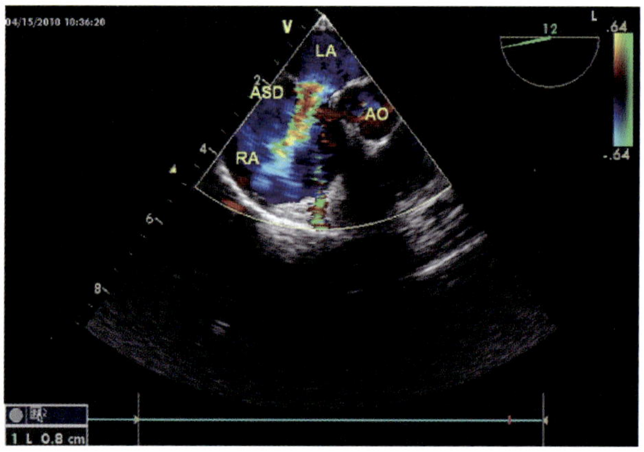

图 4-3　水平双心房切面示心房水平蓝色分流
RA：右心房；LA：左心房；AO：主动脉；ASD：房间隔缺损

3. 手术基本过程

手术在心脏外科手术室进行，患儿取仰卧位，全身麻醉，气管插管，置入经食管超声探头。经食管超声（transesophageal echocardiography，TEE）通过不同深度水平双房心切面、四腔心切面、垂直上下腔静脉切面等连续多切面监测引导。再次评估 ASD 大小、形态、周围残边及毗邻组织。通过水平双心房切面（图 4-3）判断缺损前后径及前后残边长度，通过垂直上下腔静脉平面（图 4-4）判断缺损上下径及缺损上下残边长度，再将探头向下移动行四腔心切面扫查判断缺损边缘距房室

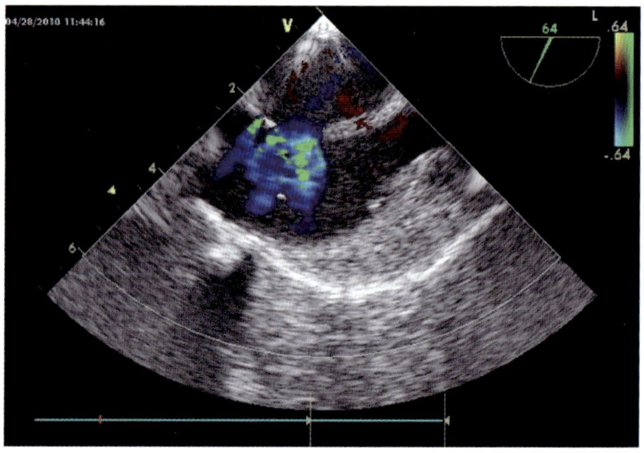

图 4-4　近垂直切面显示上下腔静脉入口与 ASD 边缘的关系

瓣的距离及房室瓣功能，选定封堵器型号[3]。一般初始预计封堵器型号以 ASD 测量最大径＋4 mm 为标准。

患儿用肝素 1 mg/kg 全身肝素化。然后，在胸骨正中下切开 3 cm 切口，剪开心包，显露右心室和右心房。穿刺部位通常位于心脏表面，手指在右心房前壁轻压。再根据经食管彩超视图（0° 和 ±135° 视图）选择最佳穿刺范围，引导术者定位右心房壁穿刺点（图 4-5），利于封堵器以较好的角度尽量平行于房间隔平面释放。

选用 4–0 Prolene 线在选定穿刺部位点周围做一个荷包，穿刺右心房壁，在 TEE 引导下，将事先装载好封堵器的鞘管经 ASD 送入左心房（图 4-6），退鞘释放出左心房伞盘，伞盘张开后回拉紧贴房间隔，适时调整盘片的位置和角度，满意后再将右心房伞盘释出，观察有无残余分流。封堵完毕，封堵器呈“H”状贴附于房间隔（图 4-7），以推拉法检测封堵器的稳固性（图 4-8）。TEE 0°～180° 扫查封堵器的位置、周缘是否有残余分流，对二、三尖瓣功能有无影响，对腔静脉、肺静脉开口有无梗阻，如不满意则调整封堵器位置或型号直至满意后撤出鞘管，否则改体外循环下心内直视修补术。撤出鞘管后，剪断连接封堵器的“保险线”，右心房荷包打结。常规止血，留置心包引流管，以 2-0 PDS 缝线关闭胸骨，缝合皮肤。

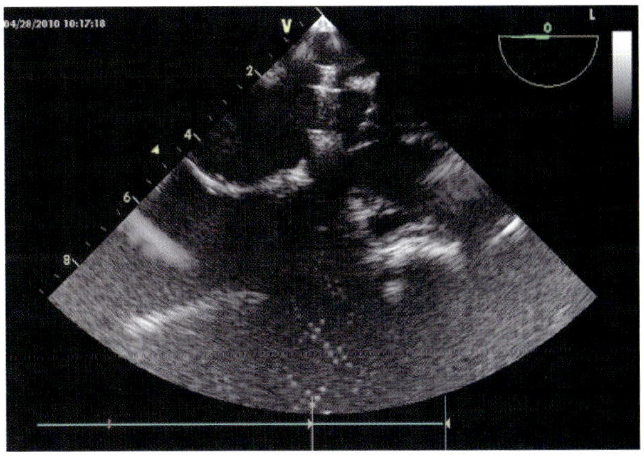

图 4-6　鞘管穿越 ASD，左心房伞盘准备释出

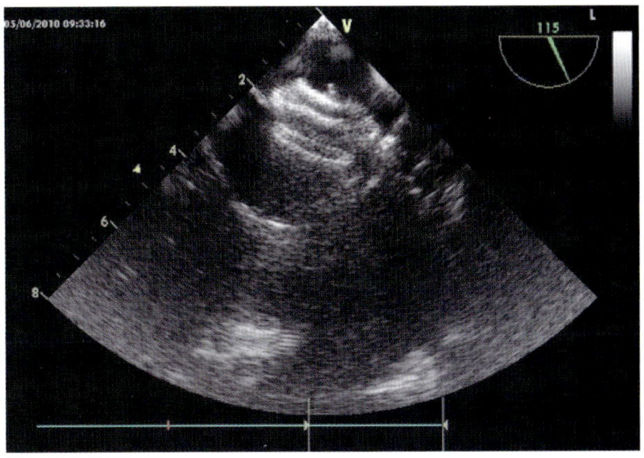

图 4-7　ASD 封堵器两侧伞盘打开后呈“H”状贴附于房间隔

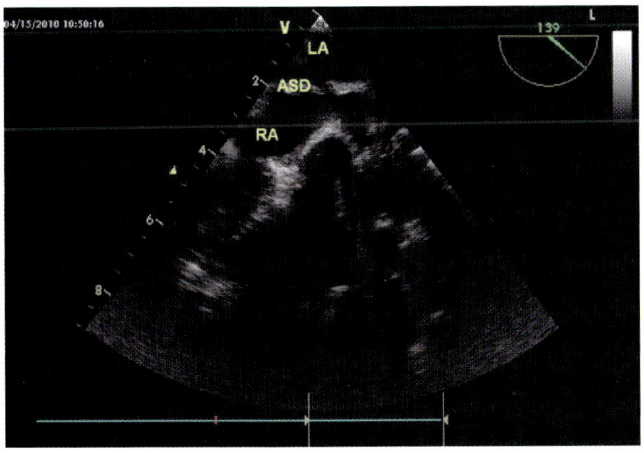

图 4-5　顶起右心房壁定位，引导朝向 ASD 方向

RA：右心房；LA：左心房；ASD：房间隔缺损

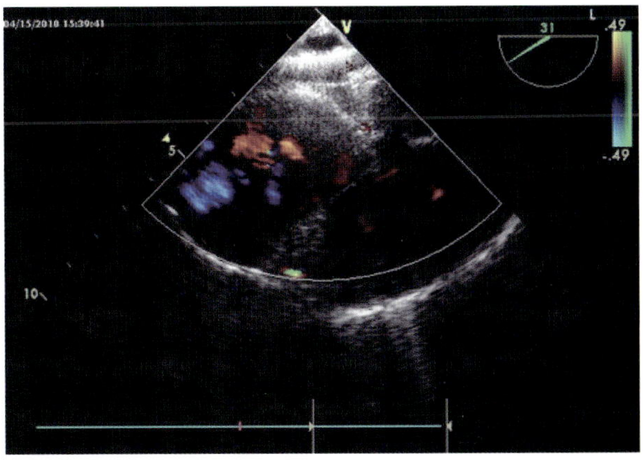

图 4-8　推拉法检测封堵器稳固性

（二）胸腔镜辅助超声引导微创封堵

腔镜技术是借助影像监视系统辅助完成手术操作的一种方法，与传统外科手术相比具有创伤小、恢复快、住院时间短等特点，它的本质与传统手术相同，但改变了传统的手术入路、分离方法、结扎与缝合方式以及手术过程中的显露及观察方式（由直接的肉眼观察变为经内镜系统投射到显示屏上的影像进行观察）。该技术减轻了患者的痛苦，为部分患者提供了更美观、创伤更小、恢复更快的手术选择。

腔镜技术是微创心血管外科的技术平台之一，胸腔镜微创手术可分为胸腔镜辅助加小切口微创心脏手术和全胸腔镜微创心脏手术。胸腔镜辅助加小切口微创心脏手术是通过胸腔镜辅助与经胸壁小切口直视下完成的心脏手术技术；全胸腔镜微创心脏手术是术者完全通过观察内窥镜传输到显示屏上的图像来实施手术操作的技术。房间隔缺损封堵为全胸腔镜微创心脏手术，术者通过观察腔镜图像和实时超声图像完成操作。该技术对医疗机构及术者都有较高的要求[4]。

1. 对医疗机构的基本要求

（1）能开展一定数量的心脏外科常规手术，并能开展胸腔镜心脏手术治疗。

（2）配备有与开展全腔镜心脏外科手术相关的体外循环设备和电除颤及心肺复苏抢救相关设备。

（3）具备满足危重患者救治要求的心外科重症监护治疗病房和相关辅助科室。

2. 术者团队技术准备及基本要求

（1）熟练掌握胸腔镜外科的基本知识、基本原则，进行过胸腔镜外科模拟、实验训练和临床专门培训。

（2）熟练掌握心脏外科常规手术操作，并能完成常规胸腔镜心脏手术。

3. 技术平台及设备要求

（1）开展胸腔镜辅助超声引导房间隔缺损封堵微创手术的医疗机构特殊设备和基本要求：

1）有能完成胸腔镜心脏外科手术的胸腔镜手术室。

2）有相应的胸腔镜设备和手术器械。

3）能进行实时动态经食管超声检查。

（2）器械

1）摄像-显示系统：内窥镜；摄像系统（由摄像头、传输线路和摄像机组成）；荧屏显示器；冷光源和光缆；图像记录及存储设备。

2）电凝-电切系统：可选用高频电凝-电切系统和超声刀等进行组织凝固止血和切开分离。

3）胸腔镜手术特殊器械：主动脉阻断钳、分离钳、抓钳、腔镜剪刀、腔镜持针器、腔镜推结器等。

4）封堵相关器械：与缺损大小相适应的封堵器；封堵器输送系统（短鞘）。

4. 手术适应证及禁忌证

（1）手术适应证：超声检查诊断为房间隔缺损；拟行房间隔缺损经导管封堵术治疗，缺损下腔静脉侧和（或）主动脉对侧边缘条件差（<5 mm）。

（2）手术禁忌证，除传统开胸手术禁忌证外，还有：

1）体重<15 kg 和过度肥胖的患者，腔镜下建立体外循环困难。

2）严重胸廓畸形如漏斗胸等，无法提供良好的手术野显露者。

3）胸腔重度粘连患者。

4）严重血管病变，包括腹主动脉、髂动脉或股动脉疾病，或有严重的主动脉粥样硬化、升主动脉内径大于 40 mm、主动脉缩窄、动脉导管钙化者。

5）合并其他需常规外科手术处理的复杂先天性心脏畸形。

6）缺损边缘距二尖瓣过近，距离<5 mm，封堵后可能影响二尖瓣功能。

7）重度肺动脉高压，艾森门格综合征。

8）三尖瓣关闭不全，中度以上反流。

9）感染性心内膜炎活动期。

10）术前高度房室传导阻滞。

5. 手术技术

（1）术前准备：除传统开胸手术的术前准备外，术前应评估患者胸廓是否有畸形；评估股动、静脉，排除血管病变或畸形，做好术中股动静脉插管行体外循环准备；排除胸腔镜手术不能处理的合并畸形和病变。

（2）患者体位与麻醉：患者呈仰卧位，右侧垫高 20°～30° 左右，右上肢抬高并固定前臂于头侧，上臂应用软垫保护，防止上肢过伸损伤神经。麻醉同传统开胸手术，采用双腔气管内插管，胸腔内行手术操作时进行单侧肺通气。

（3）手术径路：手术时胸壁做 2 个孔（1～2 cm）并安置保护套。第一孔位于右腋中线第 4 肋间，为操作孔；第二孔位于右腋前线第 5 肋间，为观察孔，腔镜由此孔插入。

（4）手术操作技术

1）切开心包：单侧肺通气，使右侧肺萎陷，推开肺组织，显露纵隔，于膈神经前 2～3 cm 处平行右侧膈神经作心包切口，切口长度自下腔静脉至升主动脉，悬吊心包，固定牵引线于胸壁。

2）超声引导胸腔镜辅助房间隔缺损封堵：用 5-0 Prolene 线于右心房表面行荷包缝合；选择合适大小的封堵器；装载封堵器前用 2～0 可吸收线 1 针固定于封堵器中部；装载封堵器；胸腔镜辅助超声引导下将封堵器输送至房间隔缺损处（图 4-9）；胸腔镜辅助超声引导下 4-0 Prolene 线 8 字缝合于缺损边缘较差的部位，从右心房表面进针固定封堵器于右心房壁（图 4-10）；释放封堵器后撤除鞘管；收紧右心房表面荷包缝合；将固定封堵器的 2-0 吸收线与右心房表面荷包线打结固定；止血关胸[5]。

6. 术后处理

常规放置胸腔闭式引流管（方法与右侧切口外科手术相同），术后 48 h 内拔除。术后所有患者接受常规抗血小板治疗，治疗方案为：术后第 1 天开始口服阿司匹林 3～5 mg/kg，每日 1 次，共 6 个月。

7. 术后并发症及处理

（1）封堵手术不成功：术中若发现边缘太差无法固定封堵器，可立刻中转胸腔镜引导右侧切口体外循环下修补房间隔缺损。

（2）胸壁切口出血：因切口小，出血后止血较困难，手术操作时应尽量避免损伤肋间动脉。出血有时难以发现，并容易出现纵隔心包积液或心脏压塞，因此操作结束后，应仔细检查右心房表面到胸壁切口，仔细止血。

（3）膈神经损伤：用 4-0 Prolene 线 8 字缝合，从右心房表面向心内缝合固定封堵器时应避开膈神经，以免损伤膈神经造成膈肌抬高。

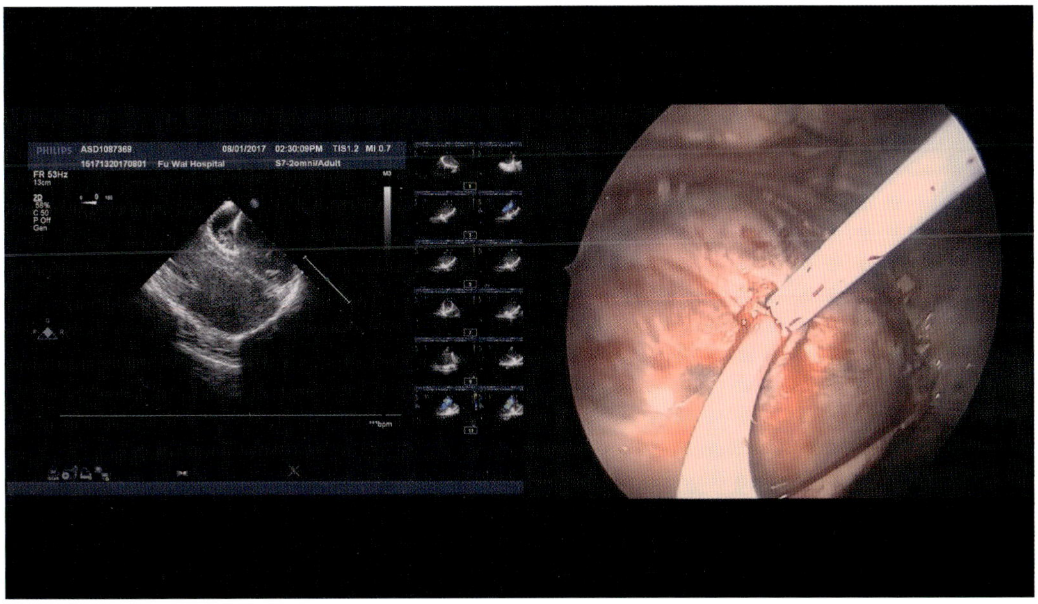

图 4-9　胸腔镜辅助超声引导下将封堵器输送至房间隔缺损处

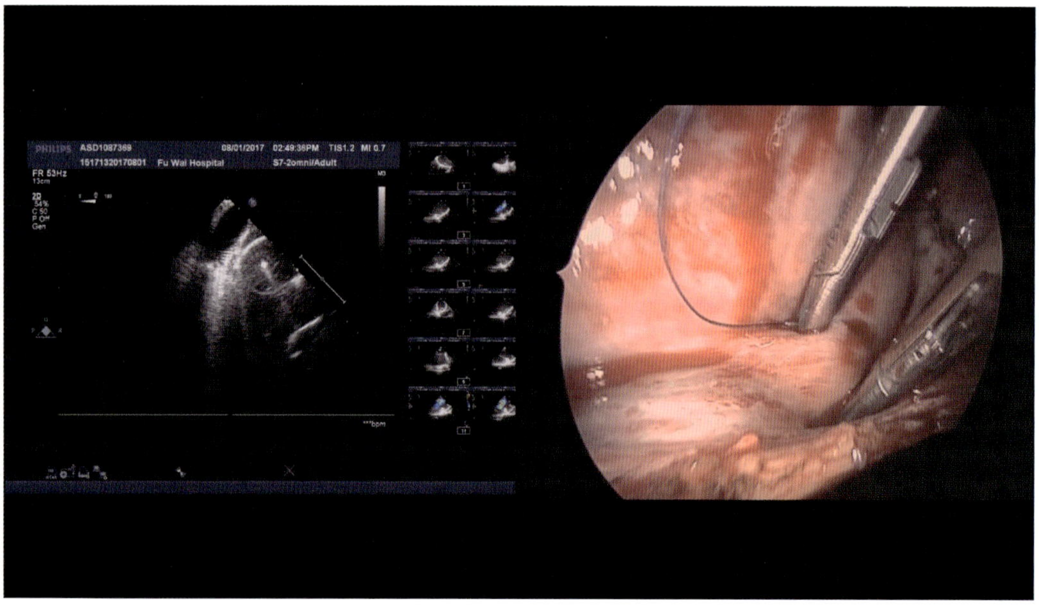

图 4-10　固定封堵器于右心房壁

（4）肺部并发症防治：手术中单侧肺通气时由于肺内分流、气管内插管位置不当、手术操作及药物使用的影响等，可发生低氧血症，应调整气管插管位置或间断使用双肺通气。关胸前应充分膨肺，以防术后肺不张等肺部并发症。且应常规留置胸腔闭式引流管。

（5）发生以下情况应及时改为常规正中切口开胸手术：术中发现胸膜腔重度粘连，无法在腔镜下修复的出血，发现合并其他畸形或出现意外情况无法于腔镜下修复。

8. 手术结果

作者所在医院自 2017 年开展胸腔镜辅助超声引导下房间隔缺损经胸封堵术[6]。截至 2017 年 8 月共有 12 例患者拟行该术式，均为缺损较大或缺损边缘较差的患者，缺损大小（27.22±8.97）mm，下腔静脉侧残端平均 4 mm，主动脉对侧残端平均 2 mm。患者临床基线资料及病变特征见表 4-1。12 例中有 2 例中转为胸腔镜辅助体外循环下房间隔缺损修补术。10 例患者成功行胸腔镜辅助超声引导下房间隔缺损经胸封堵术，2 例使用 12 F 输送鞘，8 例使用 14 F 输送鞘，植入封堵器大小平均 36 mm（30～42 mm）（表 4-2）。术后随访时间为 3～10 个月，平均 6 个月。随访期

表 4-1　患者临床基线资料及病变特征

项目	数据
年龄，岁	29（24.5～39.5）
男性，n（%）	4（33.33%）
身高，cm	166.44±8.00
体重，kg	58.44±7.30
缺损大小，mm	27.22±8.97
房间隔总长，mm	49.22±9.13
下腔静脉侧残端，mm	4.00（1.00～5.50）
主动脉对侧残端，mm	2.00（0～3.50）

表 4-2　患者围术期结果

项目	
输送鞘管 12 F，n（%）	2（20%）
输送鞘管 14 F，n（%）	8（80%）
封堵器大小，mm	36（30～42）
手术时间，min	135（60～180）
呼吸机使用时间，h	6（2.5～7）
中转开胸手术，n（%）	2（16.67%）
术后住院时间，天	6.00±0.87

间未见明显心律失常，均为窦性心律；复查超声心动图未见封堵器移位或脱落，无残余分流，未见明显瓣膜功能异常；1 例患者术后 1 个月时出现头痛症状，3 个月时头痛症状消失，随访期间无卒中等脑血管意外。

经皮房间隔缺损封堵术在治疗缺损较小、位置合适的患者时能取得非常满意的疗效。但在治疗缺损直径较大、边缘较差的患者时，经皮封堵术成功率较低。传统的胸骨下段、肋间入路房间隔缺损经胸封堵术能将封堵器固定于右心房表面，降低了封堵器脱落的风险，但因其只能显露右心房前壁，难以固定封堵器主动脉对侧及下腔静脉侧，在治疗主动脉对侧、下腔静脉侧边缘较差的患者时仍然无能为力。胸腔镜辅助超声引导下房间隔缺损经胸封堵术可治疗缺损较大，缺损主动脉对侧、下腔静脉侧边缘较差的患者。该技术融合了胸腔镜外科、介入及超声影像等多个学科的优势，在超声引导下使用胸腔镜于下腔静脉侧或主动脉对侧行 8 字缝合，将封堵器固定于右心房房壁上，将预先放置在封堵器中部的 2-0 吸收线与右心房表面荷包线打结固定，两个固定点的固定方式使封堵器更稳定。该术式能治疗的缺损直径较大，中国医学科学院阜外医院已完成的该术式患者中缺损直径最大者为 40 mm。在治疗主动脉对侧、下腔静脉侧边缘较差的患者时也有较明显的优势，已成功完成该术式的患者中下腔静脉侧残端为 1～5.5 mm，主动脉对侧残端为 0～3.5 mm。

胸腔镜辅助超声引导下房间隔缺损经胸封堵术是一种全新的安全、微创的术式。若术中无法成功封堵房间隔缺损，可迅速中转为胸腔镜辅助体外循环下房间隔缺损修补术，中转为体外循环手术的患者中，1 例因缺损边缘距二尖瓣较近，另 1 例因主动脉对侧及下腔侧均无边缘，无法固定封堵器。平均手术时间 135 min，术后平均呼吸机使用时间 6 h，术后平均住院 6 天，切口仅 2～3 cm。围术期及随访期间均无明显并发症出现。与传统外科手术相比有较显著的优势。

综上所述，胸腔镜辅助超声引导下房间隔缺损经胸封堵术是一种微创、安全、有效的治疗方法。为缺损直径较大、缺损边缘条件差的患者提供了一种全新的微创手术选择。

六、术后处理

术后短期之内均可拔除气管插管，甚至快通道麻醉于手术室内脱机。脱机后可转回普通病房，并密切监护。术后正常进食后使用阿司匹林肠溶片，3～5 mg/（kg · d），分 1 次口服，建议服用 3～6 个月。心包引流管一般在 24～48 h 内拔除。一般 1 周内出院。出院前复查血常规、心电图、X 线胸片和心脏彩超，并在术后第 1 个月、3 个月、6 个月、12 个月及 24 个月定期复查。

七、术后并发症及处理

1. 封堵器脱落、移位

术中封堵器脱落多与推送时发生钢缆旋转、封堵器螺丝过松等因素有关；术后脱落多与 ASD 边缘薄软、短小或所选封堵器偏小有关。发生率约 0.24%～1.44%，封堵器可脱落至左心房或右心房，较多脱落于右心房，而后可进入右心室或左心室，甚至肺循环或体循环。封堵器脱落后患者可出现心悸、胸闷或心律失常等表现。术前和术中超声心动图的判断最为重要，若经胸超声声窗不清楚或缺损较大，应采用经食管超声进一步明确缺损边缘情况。术中操作应规范、确切，选择适当的封堵器，尤其是下腔静脉缘残端薄而短者，释放封堵器前需要反复推拉封堵器，在大动脉短轴、心尖四腔心和剑突下切面反复确认封堵器的形态和位置是否有异常。如术中封堵器脱落，应立即行常规外科手术[7]。

2. 心律失常

术中由于手术操作对心脏的刺激，常会发生各种心律失常，包括室上性心动过速、窦性心动过缓和室性早搏等，一般不需特殊处理，停止刺激后心律将恢复。封堵器置入后，其对房室结及其周围组织摩擦会造成暂时性水肿，可导致房室结功能障碍，加上血流动力学变化，对心脏组织电生理特性产生不良影响，患者可能出现窦性心动过缓、房室传导阻滞、房性早搏或室性早搏等心律失常，发生率约2%～4%。多数患者上述心律失常呈一过性，个别患者可持续数小时甚至更长时间，出现持续性心律失常时建议取出封堵器改为常规心内直视下修补，一般取出封堵器后心律失常消失，预后良好。

3. 残余分流

封堵器内早期可出现星点状分流，但不应出现呈束状的穿隔血流。一般左向右分流束直径<1 mm为微量残余分流，1～2 mm为少量残余分流，2～3 mm为中量残余分流，>3 mm为大量残余分流。即刻残余分流发生率为6%～40%，术后72 h发生率为4%～12%，而3个月之后残余分流发生率仅为0.1%～5%。临床发生残余分流多见于缺损为较细长的椭圆形，封堵器展开在其边缘未与缺损完全贴合而出现残余分流；或者缺损为多发孔或者筛孔状，在封堵了较大的缺损后，由于小的缺损未在封堵器覆盖范围内而形成残余分流[8]。残余分流的处理原则是：①通过封堵器内的残余分流，一般不需要处理，随着封堵器的内皮化，会自行闭合，但需注意观察有无溶血发生。②在封堵器覆盖范围以外部分发现束状的分流，且分流大于3 mm应考虑更换封堵器，使用更大型号封堵器，若无明显改善，则应改为体外循环下心内直视修补术。如缺损小于3 mm，可暂时不处理，应密切观察，若3个月后分流持续则更换房间隔缺损封堵器[8]，使用更大型号房间隔缺损封堵器。

4. 瓣膜反流

因二尖瓣环水平高于三尖瓣环，术中应密切监测以避免二尖瓣损伤。若封堵器置入后出现二尖瓣反流，则需要收回封堵器调整角度重新放置，或更换稍小的房间隔缺损封堵器，若仍不满意，则应改为体外循环下心内直视修补术。

5. 心包积液

术后心包积液常为迟发性，积液量不多，予以相应的处理（利尿、补钾和加强营养等）后多能自行吸收。若出现大量心包积液，应积极予以心包穿刺引流或心包开窗术。

6. 头痛或偏头痛

其发生率约为7%，疼痛的表现因人而异，有的伴恶心、呕吐、耳鸣、听力下降或肢体麻木；多发生于封堵器选择过大致其表面不能形成完整的内皮化，或为术后抗血小板治疗不够或存在阿司匹林抵抗，导致微小血栓形成并脱落、阻塞脑血管所致。故ASD介入治疗术后抗血小板治疗最少半年，并根据病情决定是否加用氯吡格雷加强抗血小板治疗或改用华法林抗凝治疗。

7. 出血或血栓栓塞

为抗凝相关并发症，出血包括胃肠道及颅内出血；左心房的封堵器表面形成血栓，可引起全身的血栓栓塞，如外周动脉栓塞、视网膜动脉栓塞等。国内报道血栓栓塞并发症的发生率较低。术中和术后应用肝素及抗血小板药物抗凝，可减少血栓栓塞并发症。对直径较大ASD，封堵术后6个月内应加强超声随访，以便及时发现封堵器表面血栓。若发现血栓，应加强抗凝治疗，如血栓移动度较大，有发生脱落危险者，应考虑行外科治疗。而血栓形成多发生在左心房的封堵器表面，可引起全身的血栓栓塞，如外周动脉栓塞、视网膜动脉栓塞等。围术期应合理应用肝素及抗血小板药物，根据患者的情况个体化治疗。如发生出血相关表现，应停用抗凝药物并进行对症处理。

8. 溶血

此并发症罕见，多为植入大型封堵器后，血细胞在封堵器内流动致其破坏所引起。如发现尿液呈茶色或出现进行性贫血，应停用阿司匹林等抗血小板药物，促进封堵器表面血栓形成，给予大剂量激素稳定细胞膜，减少细胞碎裂[5]。

八、病例演示（视频4-1）

1. 病例简介

患者，女，21岁，身高177 cm，体重56 kg，四肢血氧饱和度（SpO_2）98%，2个月前饮酒后晕厥1次就诊，体检发现心脏杂音，24 h心电图显示频发性室性早搏，查体发现心脏杂音，超声检查诊断为“先天性心脏病，房间隔缺损”，未行特殊诊治。平时不易感冒，活动后自觉胸闷、乏力，无发绀。无蹲踞现象，无抽搐、活动量下降。行心电图示：窦性心律，室性早搏，电轴右偏。胸部X线片显示右心房、右心室增大，肺血多，符合房间隔缺损改变。心脏超声检查提示：先天性心脏病，ASD（Ⅱ孔型），房间隔回声脱失 26 mm×31 mm。左心室舒张末径 36 mm，射血分数 65%。

2. 手术过程

手术采取全身麻醉。麻醉满意后，取左侧卧位，常规消毒铺单，胸腔镜切口进胸。术中经食管超声提示：房间隔缺损为继发孔中央型，大小 30 mm，下腔侧几无边缘。暴露右心房，肝素化，右心房表面缝荷包，在 TEE 引导下使用 16 号套管针穿刺右心房后依次置入导丝及 14 F 鞘管通过房间隔缺损，将输送鞘送至左心房，在超声监测下送入 32 mm 房间隔缺损封堵器进行封堵，经食管超声提示无残余分流，各瓣膜无异常，依次撤出导丝及鞘管。右心房荷包打结。彻底止血，以鱼精蛋白中和肝素，放置胸腔镜引流管，常规关胸，缝合皮肤。患者术后转回心外科重症监护治疗病房，拔管后转回普通病房。

视频 4-1

参考文献

[1] Yang Y，Zhang W，Wu Q，et al. Transcatheter closure of atrial septal defects without fluoroscopy：a well-established procedure for alternative use in children. Euro Intervention，2016，12（5）：e652-e657.

[2] 汪曾炜，刘维永，张宝仁 . 心脏外科学 . 北京：人民军医出版社，2003：774-775.

[3] 吴勤，杨一峰，徐新华，等 . 超声心动图在外科微创封堵治疗继发孔房间隔缺损中的应用研究 . 中南大学学报（医学版），2013，38（6）：602-609.

[4] 易定华，俞世强，徐学增，等 . 中国胸腔镜微创心脏手术技术操作规范专家共识 . 中国胸心血管外科临床杂志，2016，（4）：315-318.

[5] Geva T，Martins JD，Wald RM. Atrial septal defects. Lancet，2014，383：1921-1932.

[6] 龚丁旭，郑哲，赵广智，等 . 胸腔镜辅助超声引导房间隔缺损经胸封堵术的临床疗效 . 中国胸心血管外科临床杂志，2018，25（6）：462-465.

[7] 潘湘斌，李守军，胡盛寿，等 . 经胸超声心动图引导房间隔缺损封堵术的可行性 . 中华心血管病杂志，2014，42（9）：744-747.

[8] 潘湘斌 . 单纯超声引导经皮介入治疗先天性心脏病. 北京：北京大学医学出版社，2016：38-40.

5 单纯超声引导经皮介入治疗房间隔缺损

（赵广智）

房间隔缺损（ASD）是常见的先天性心脏病之一，约占活产婴儿的1.6‰，占所有先天性心脏病的6%～10%。女性多见，男女比例约为1：（2～3）。ASD通常分为继发孔型ASD（80%）、原发孔型ASD（10%）及静脉窦型ASD（10%），其中继发孔型ASD作为孤立性病变为最常见先天性心脏病之一，本章讲述可以经皮介入封堵治疗的继发孔型ASD。

1952年，F. John Lewis在明尼苏达大学医院使用低温技术首次实施了ASD的手术关闭，1953年5月John Gibbon使用他在实验室中制造出来的心肺机实施了第一例体外循环下的房间隔缺损修补手术。如今，继发孔型ASD约80%可通过股静脉穿刺，将封堵器通过输送鞘管送至房间隔缺损处进行封堵治疗，自King等于1976年首次成功施行经皮ASD封堵术以来，随着器械的不断发展和介入技术的不断进步，特别是Amplatzer ASD封堵器的临床广泛应用，经皮ASD封堵术并发症发生率已降至很低的水平，而且远期效果良好[1-2]。

一、解剖特点

继发孔型ASD位置及直径差异较大，可从2～3 mm至房间隔完全缺如，或者可呈筛孔样改变，通常根据缺损的部位，将继发孔型ASD分为以下四型：

1. 中央型

又称卵圆孔型，此型最常见，约占75%。位于房间隔中心，其四周有完整的房间隔结构，冠状窦口位于缺损的前下方，大多数此型缺损可经皮封堵治疗。

2. 下腔静脉型

发生率仅次于中央型，约占15%。缺损一般较大，位于房间隔的后下方，和下腔静脉入口相延续，无房间隔边缘或仅存极少薄膜样房间隔组织，一般不可行经皮封堵治疗。

3. 上腔静脉型

又称静脉窦型，约占4%。位于房间隔后上方，在上腔静脉与右心房连接处，该型常合并右上肺静脉异位引流，一般在体外循环下行补片修补。

4. 混合型

兼具上述两种及两种以上畸形，约占6%。缺损巨大，占据了房间隔的大部分，一般在体外循环下行补片修补。

二、病理生理及自然病史

正常情况下，左心室顺应性较右心室差，故左心房压力通常高于右心房压力约5 mmHg。因此心房水平的分流为左向右分流，其分流量的大小取决于ASD的大小及左、右心室的顺应性。较小的ASD分流量小，一般无明显症状及体征，偶尔在常规超声心动图体检时发现。如ASD较大，可使肺循环血量达到体循环血量的1.5倍以上，经过右心系统的血液增多，使右心房、右心室增大，肺动脉干增粗；相应的，左心房、左心室缩小，主动脉径缩小。大量的左向右分流使肺小动脉痉挛，随着年龄的增长，逐渐产生内膜增生和中层增厚，引起管腔狭窄及阻力增加，形成肺动脉高压，肺动脉压力的增加将减少左向右分流量并形成右心房、室壁肥厚。当右心系统压力增高到一定程度后，右心房的部分血流可分流入左心房，形成艾森门格综合征，临床上产生发绀症状，代表疾病已进展至晚期阶段[3-4]。

对未经治疗 ASD 患者的回顾性研究显示其远期面临心律失常（心房扑动和心房颤动最常见）、右心室功能障碍、肺动脉高压、反常栓塞及充血性心力衰竭的风险。未经干预治疗的患者中，缺损较大的 ASD 患者平均死亡年龄是 36 岁，在幼儿中，直径大于 8 ～ 10 mm 的房间隔缺损出现自发关闭的可能性极小，缺损直径在 5mm 以下的 ASD 常可出现自发性关闭，但 4 岁后极少出现。除非伴有其他心血管病变，否则继发孔型 ASD 不会造成细菌性心内膜炎。

三、诊断

存在非复杂型 ASD 的患者通常无症状，仅可闻及杂音。杂音通常分为两个部分，一部分是血液流经右心系统时间延长及肺动脉瓣关闭延迟产生的第二心音固定分裂；另一部分是肺动脉相对性狭窄造成的收缩期杂音。X 线胸片评估将显示有心脏增大，由于肺血增多，在心缘左上部可见肺动脉段隆起。超声心动图是诊断 ASD 的最常用技术，二维超声将提示心房间隔的延续中断，以及右心室肥厚，多普勒检查可见心房水平的分流束，检查中要特别注意有无合并肺静脉异位引流、无顶冠状静脉窦、二尖瓣叶裂等常见合并心内畸形。心电图 V_1 导联可见 rSr′ 或 rsR′ 波形，电轴右偏，需注意的是，如果 ASD 患者心电图出现电轴左偏，需警惕为部分型心内膜垫缺损可能。由于超声心动图准确性的不断提高，心导管检查不是诊断 ASD 的必需技术，仅当诊断不确定或考虑存在其他心脏血管畸形时才有进行心导管诊断的适应证。

四、单纯超声引导下经腹静脉介入封堵 ASD

（一）适应证

（1）年龄≥ 1 岁，体重≥ 8 kg。

（2）缺损直径≥ 5 mm，伴右心容量负荷增加的中央型房间隔缺损。

（3）缺损边缘至冠状静脉窦、上 / 下腔静脉及肺静脉的距离≥ 6 mm，至房室瓣≥ 7 mm。

（4）房间隔的直径＞所选用封堵伞左心房侧的直径。

（5）主动脉侧无残端，但其他方向边缘良好的患者可尝试封堵，但术后需严密随访，早期发现可能存在的主动脉磨蚀。

（二）禁忌证

（1）原发孔型 ASD 及静脉窦型 ASD。

（2）有心内膜炎及出血性疾患。

（3）封堵器安置处有血栓存在，导管插入处有静脉血栓形成。

（4）严重肺动脉高压导致右向左分流。

（5）伴有与 ASD 无关的严重心肌疾患或瓣膜疾病。

（6）近 1 个月内患感染性疾病，或感染性疾病未能控制者。

（7）合并需外科处理的其他心脏畸形。

（三）术前准备

1. 实验室常规检查项目

血常规及血型，生化全套，凝血功能，肝炎等传染病项目，心电图，X 线胸片，超声心动图。

2. 手术常规准备

术前备血，备皮，禁食、水，留置外周浅静脉通道。

3. 交代病情

向患者及其家属交代手术方案、可能发生的风险及并发症，取得家属理解和同意，签署手术知情同意书后方可进行手术。

4. 器材准备

（1）封堵器：目前常用的房间隔缺损封堵器为双面盘状结构，经国家食品药品监督管理总局批准的国产封堵器有多种品牌及型号可供选择，型号大小是根据封堵器腰部直径确定的。

（2）动脉鞘：患儿体重≤ 12 kg，准备 6 F 上肢动脉鞘；患儿体重＞ 12 kg，准备 7 F 下肢动脉鞘。

（3）6 F 多功能导管 MPA2［Cordis 公司，100 cm，0.038 英寸（0.965 mm）］。

（4）超硬导丝［COOK 公司 Lunderquist，260 cm，0.035 英寸（0.889 mm）］。

（5）输送鞘管：建议 6 ~ 12 mm 封堵器使用 8 F 输送鞘管，14 ~ 16 mm 封堵器使用 9 F 输送鞘管，18 ~ 22 mm 封堵器使用 10 F 输送鞘管，26 ~ 30 mm 封堵器使用 12 F 输送鞘管，34 ~ 40 mm 封堵器使用 14 F 输送鞘管。

（6）超声专用引导导丝：专为超声引导下经皮介入治疗设计，由导丝主体、梭形镍钛网组成（图 5-1）。其远端镍钛网在超声的探测下，由于横截面较大及梭形设计，能够很好地实现特定位置定位及显影的功能。对于初学者，可以使用超声专用引导导丝代替超硬导丝，降低操作难度。

（四）手术方法

1. 单纯经胸超声引导经股静脉介入封堵治疗 ASD（图 5-2）

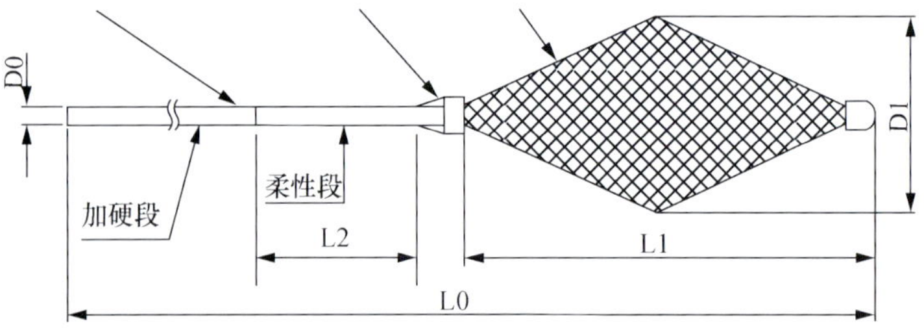

图 5-1　超声专用引导导丝示意图

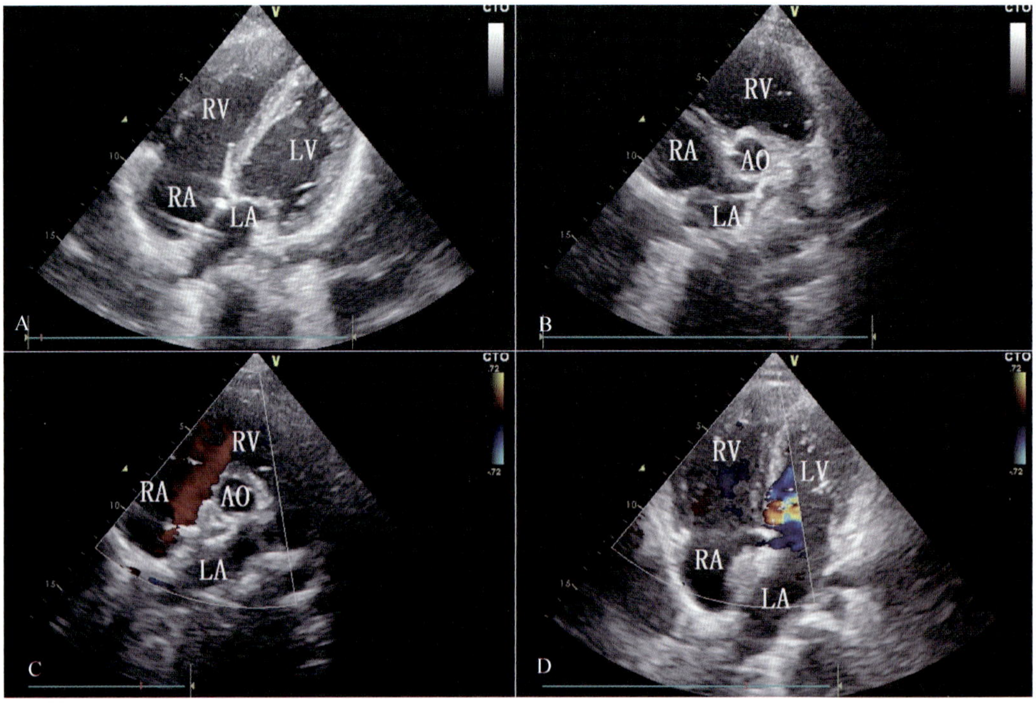

图 5-2　单纯经胸超声引导经股静脉介入封堵治疗 ASD

A. 输送鞘管通过房间隔缺损；B. 释放封堵器左心房侧伞盘；C. 封堵器双侧伞盘释放后形态；D. 封堵器完全释放后形态。LA：左心房；RA：右心房；LV：左心室；RV：右心室；AO：主动脉手术在普通心脏外科手术室、导管室或门诊进行，成人和可以配合的大龄患儿局部麻醉，婴幼儿行保留自主呼吸的全身麻醉。测量右锁骨中线第3肋间至右股静脉穿刺点距离，并于术中在导管及导丝上标记。如果右侧股静脉穿刺失败，使用左侧股静脉时，测量右锁骨中线第3肋间至左股静脉穿刺点的直线距离，并予以标记。于患者脐部以下、膝盖以上消毒铺单。穿刺右侧股静脉，置入动脉鞘管，静脉注射肝素80 U/kg。经动脉鞘管送入6 F多功能导管及超硬导丝，超硬导丝头部应伸出导管外2～4 cm，将导管及导丝一起向前推送，如有明显阻力，应该将导管及导丝退到动脉鞘口，固定导管，重新推送导丝后再次尝试通过，切忌暴力推送导管。推送导管过程中，超声于剑突下切面可在下腔静脉内探及导管及导丝的声影。导管及导丝插入体内到达工作距离后，退出导丝，轻轻顺时针旋转导管，超声于四腔心切面即可发现导管。在超声引导下调整导管方向，将导管送过房间隔缺损进入左心房，必要时为了确认导管已经进入左心房，可以在严格排气后通过导管注射少量生理盐水，超声可在左心发现大量气泡状强回声。沿导管插入导丝，插入深度不能超过工作距离5～7 cm，同时必须严格进行超声监测，切勿插入过深损伤左心房。保留导丝，退出导管，同时标记导管插入的深度。退出动脉鞘管后，沿超硬导丝将输送鞘送至左心房，其送入体内深度与前述导管送入体内深度一致。退出导丝及输送鞘内芯的同时轻轻推送外鞘管，保持输送鞘管头端在左心房内的位置不变。按超声测量的ASD最大缺损直径加4～6 mm选择封堵器，同时测量房间隔总长度，以便判断封堵器是否能充分展开，大ASD或缺损边缘较薄时封堵器直径可能需增加8～10 mm。在超声监测下送入ASD封堵器进行封堵，安装及推送封堵器过程中要严格排气，推送时应将系统尾部浸没于生理盐水中，以免推送过程中因负压抽吸导致进气。封堵器安置成功后，超声在主动脉短轴切面、心尖四腔心切面和剑突下切面确认封堵器对二尖瓣、肺静脉及冠状静脉窦等周围组织无影响，位置及形态良好后释放封堵器。拔出长鞘、缝合穿刺点后压迫止血，加压绷带包扎。患者清醒后直接转回普通病房。

2. 单纯经食管超声引导经股静脉介入封堵治疗ASD（图5-3）

手术在普通心脏外科手术室或导管室进行，患者全身麻醉，气管插管，置入经食管超声探头。测量右锁骨中线第3肋间至右股静脉穿刺点距离，并于术中在导管及导丝上标记。于患者脐部以下、膝盖以上消毒铺单。穿刺右侧股静脉，置入动脉鞘管，静脉注射肝素80 U/kg。经动脉鞘管送入6 F多功能导管及超硬导丝，达到工作距离后，TEE可以在双心房切面探测到导管经下腔静脉进入右心房，在超声引导下将导管及导丝送过ASD，退出导管及动脉鞘管。注意由于受食管超声声场的限制，部分患者显露范围较小，于大动脉短轴切面引导较为方便。沿超硬导丝将输送鞘送至左心房，退出导丝及输送鞘内芯后，按超声测量的ASD最大缺损直径加4～6 mm选择封堵器，同时测量房间隔总长度，以便判断封堵器是否能充分展开，大ASD或缺损边缘较薄时封堵器直径可能增加8～10 mm。在超声监测下送入ASD封堵器进行封堵，经食管超声90°切面可以显示双心房切面，比经胸超声更能清晰显示封堵器的安放过程及形态。封堵器安置成功后，超声在主动脉短轴切面、四腔心切面确认封堵器对二尖瓣、主动脉窦等周围组织无影响，位置及形态良好后释放封堵器。拔出长鞘、缝合穿刺点后压迫止血，加压绷带包扎。术后于手术室或恢复室拔除气管插管，病情平稳后转回普通病房。

（五）术后处理

术后穿刺点以砂袋加压压迫4h，卧床12 h。术前半小时及术后6 h各静脉注射一次抗生素预防感染，当天每12 h予低分子肝素皮下注射抗凝，共2次，术后口服阿司匹林3～5 mg/（kg·d），共半年。成人封堵器直径30 mm以上者可加服氯吡格雷75 mg/d，有心房颤动者应长期服用华法林。

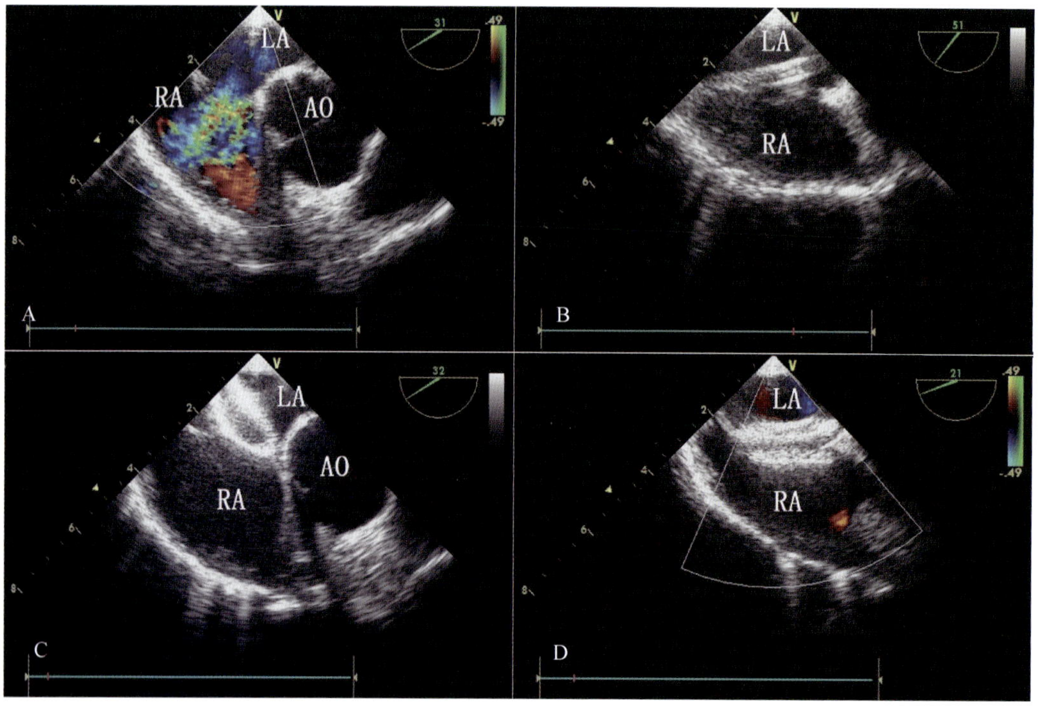

图 5-3　单纯经食管超声引导经股静脉介入封堵治疗 ASD

A. 房间隔缺损形态；B. 输送鞘管通过 ASD；C. 封堵器左心房侧伞盘释放后形态；D. 封堵器完全释放后形态。LA：左心房；RA：右心房；AO：主动脉

（六）术后并发症及处理

1. 一般并发症

如麻醉意外、感染性心内膜炎等。

2. 封堵器移位、脱落[5]

术中封堵器脱落多与推送时发生钢缆旋转、封堵器螺丝过松等因素有关；术后脱落多与 ASD 边缘薄软、短小或所选封堵器偏小有关。发生率约 0.24% ～ 1.44%，封堵器可脱落至左心房或右心房，较多脱落在右心房，而后可进入右心室或左心室，甚至肺循环或体循环。封堵器脱落后患者可出现心悸、胸闷或心律失常等表现。术前和术中超声心动图的判断最为重要，若经胸超声声窗不清楚或缺损较大者，应采用经食管超声进一步明确缺损边缘情况。术中操作应规范、确切，选择适当的封堵器，尤其是下腔静脉缘残端薄而短者，释放封堵器前需要反复推拉封堵器，在大动脉短轴、心尖四腔心和剑突下切面反复确认封堵器的形态和位置是否有异常。如术中封堵器脱落，可以尝试用圈套器抓捕封堵器并通过大鞘管拉出体外，多数患者应立即行常规外科手术。

3. 残余分流

封堵器内早期可出现星点状分流，但不应出现呈束状的穿隔血流。一般左向右分流束直径 ＜ 1 mm 为微量残余分流，1 ～ 2 mm 为少量残余分流，2 ～ 4 mm 为中量残余分流，＞ 4 mm 为大量残余分流。即刻残余分流发生率为 6% ～ 40%，术后 72 h 为 4% ～ 12%，而 3 个月之后残余分流发生率仅为 0.1% ～ 5%。临床发生残余分流多见于缺损为较细长的椭圆形，封堵器展开在其边缘未与缺损完全贴合而出现残余分流；或者缺损为多发孔或者筛孔状，在封堵了较大的缺损后，由于小的缺损未在封堵器覆盖范围内而形成残余分流。残余分流的处理原则是：①通过封堵器的残余分流，一般不需要处理，随着封堵器的内皮化，会自行闭合，但需注意观察有无溶血发生。②在封堵器覆盖范围以外部分发现束状的分流，且分流大于 5 mm 应考虑再置入一枚封堵器，保证完全封堵；如缺损小于 5 mm，可暂时不处理。

4. 心律失常

术中由于手术操作对心脏的刺激，常会发生各种心律失常，包括室上性心动过速、窦性心动过缓和室性早搏等，一般不需特殊处理，停止刺激后心律将恢复。封堵器置入后，其对房室结及其周围组织摩擦会造成暂时性水肿，可导致房室结功能障碍或减退，加上血流动力学变化对心脏组织电生理特性产生不良影响，患者可能会出现窦性心动过缓、房室传导阻滞、房性早搏或室性早搏等心律失常，发生率约为 2% ～ 4%。多数患者上述心律失常呈一过性，个别患者可持续数小时甚至更长时间。因此，ASD 封堵术后 3 个月内应注意避免剧烈活动，减少封堵器对周围组织的刺激。若出现传导阻滞，必要时可置入临时或永久起搏器治疗，部分患者取出封堵器后心律失常消失。

5. 头痛或偏头痛

其发生率约为 7%，疼痛的表现因人而异，有的伴恶心、呕吐、耳鸣、听力下降或肢体麻木；多发生于封堵器选择过大致其表面不能形成完整的内皮化，或为术后抗血小板治疗不够或存在阿司匹林抵抗，导致微小血栓形成并脱落、阻塞脑血管所致。故 ASD 介入治疗术后抗血小板治疗最少半年，对于封堵器直径大于 30 mm，或者有症状的患者，应根据病情决定是否加用氯吡格雷加强抗血小板治疗或改用华法林抗凝治疗。

6. 封堵器侵蚀

为 ASD 封堵术严重并发症，发生率约 0.1% ～ 0.5%，如为主动脉-右心房瘘，患者可出现心脏连续性杂音；如封堵器侵蚀至心脏外，患者可有心包积液。其原因可能为缺损残端较短而封堵器偏大，置入的封堵器与主动脉和心房壁摩擦引起，故应严格掌握适应证，对缺损较大、残端较短者不可强行置入封堵器。一旦出现上述并发症，通常应外科手术取出封堵器并行相应治疗。

7. 出血或血栓栓塞

为抗凝相关并发症，出血包括胃肠道及颅内出血；左心房的封堵器表面形成血栓，可引起全身的血栓栓塞，如外周动脉栓塞、视网膜动脉栓塞等。国内报道血栓栓塞并发症的发生率较低，术中和术后应用肝素及抗血小板药物抗凝，可减少血栓栓塞并发症。对直径较大 ASD，封堵术后 6 个月内应加强超声随访，以便及时发现封堵器表面血栓。一旦发现血栓，应加强抗凝治疗，如血栓移动度较大，有发生脱落危险者，应考虑行外科治疗。血栓形成多发生在左心房的封堵器表面，可引起全身的血栓栓塞，如外周动脉栓塞、视网膜动脉栓塞等。围术期应合理应用肝素及抗血小板药物，根据患者的情况个体化治疗。如发生出血相关表现，应停用抗凝药物并进行对症处理。

8. 溶血

此并发症罕见，多为置入大型封堵器后，血细胞在封堵器内流动致其破坏所引起。如发现尿液呈茶色或出现进行性贫血，应停用阿司匹林等抗血小板药物，促进封堵器表面血栓形成，给予大剂量激素稳定细胞膜，减少细胞碎裂。

五、单纯超声引导下经颈静脉介入封堵

经股静脉介入封堵是治疗继发孔中央型房间隔缺损（ASD）的首选方法。该技术无需开胸及体外循环，特别是随着单纯超声引导下经股静脉介入封堵 ASD 技术逐渐开展并成熟，已经实现了“不开刀，不使用放射线”治疗 ASD。但是，年幼患者股静脉纤细，限制了该技术的临床应用。由于年幼患儿的颈静脉直径比股静脉粗，所以经颈静脉途径进行 ASD 封堵可以克服年龄及体重的限制。本部分将介绍单纯超声引导经颈静脉介入封堵治疗 ASD 的技术及方法。

（一）适应证

（1）年龄≥ 3 个月，3 kg ≤体重≤ 10 kg。

（2）缺损直径≥ 5 mm，伴右心容量负荷增加的中央型房间隔缺损。

（3）缺损边缘至冠状静脉窦、上 / 下腔静脉及肺静脉的距离≥ 5 mm，至房室瓣≥ 7 mm。

（4）房间隔的直径＞所选用封堵伞左心房侧的直径。

（5）合并解剖异常的 ASD，如合并下腔静脉

缺如、下腔静脉滤器置入术后等。

（6）主动脉侧缺损无边，但其他方向边缘充足。

（二）禁忌证

（1）原发孔型 ASD 及静脉窦型 ASD。

（2）心内膜炎及出血性疾患。

（3）封堵器安置处有血栓存在，导管插入处有静脉血栓形成。

（4）严重肺动脉高压导致右向左分流。

（5）伴有与 ASD 无关的严重心肌疾患或瓣膜疾病。

（6）近 1 个月内患感染性疾病，或感染性疾病未能控制者。

（7）合并需外科处理的其他心脏畸形。

（三）患者选择

与经股静脉途径相比，经颈静脉途径穿刺风险大、手术台头侧操作空间小，而且无菌单覆盖患者头颈部，患者必须气管插管以保障气道安全，所以无论超声引导还是传统放射线引导，目前介入治疗均以股静脉为主要途径。由于 10 kg 以上的患儿可以经股静脉使用 10 ～ 12 F 的鞘管，所以经颈静脉途径仅用于体重偏小或增长缓慢、房间隔缺损较大、患者不能等待的病例。

（四）手术方法

病例（图 5-4）：

手术在普通心脏外科手术室进行，患者全身麻醉，气管插管，置入经食管超声探头。测量穿刺点到右侧第 3 肋间的距离，标记为工作距离并于术中在导管及导丝上标记。于唇部以下、乳头以上消毒铺单。穿刺右侧颈静脉，置入 6 F 动脉鞘管，静脉注射肝素 80 U/kg。经动脉鞘管送入 6 F 多功能导管及超硬导丝，在超声引导下将导管及导丝送过 ASD，如果多功能导管通过房间隔缺损

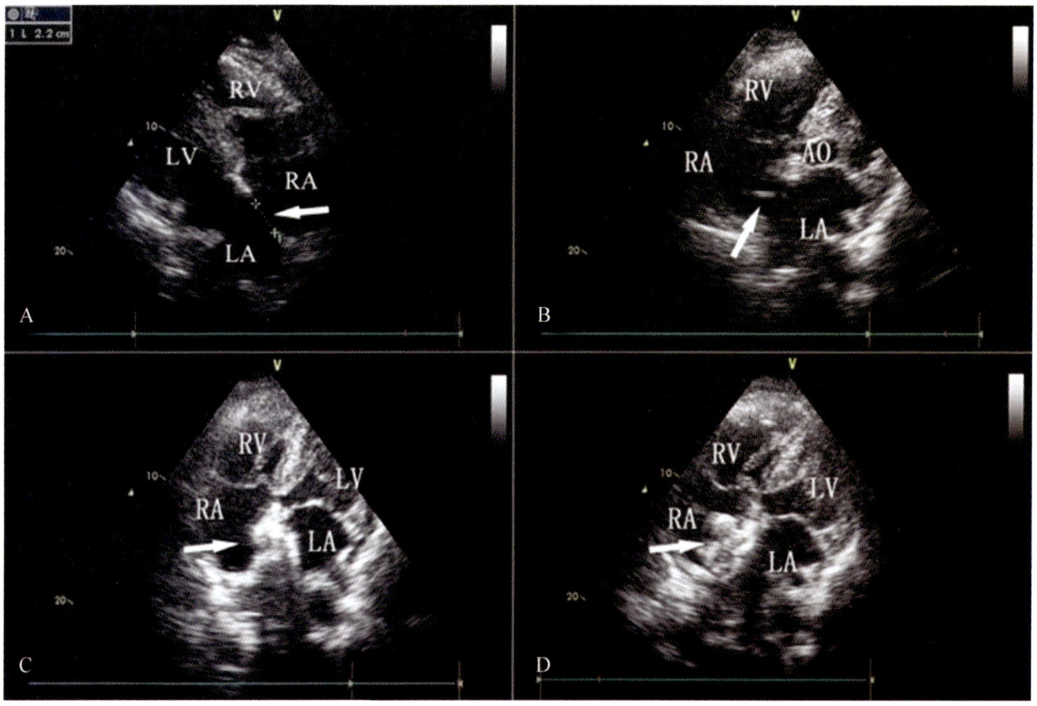

图 5-4　单纯超声引导经颈静脉介入封堵治疗 ASD

A. ASD 术前形态；**B**. 导管通过 ASD；**C**. 封堵器双侧伞盘释放后形态；**D**. 封堵器完全释放后形态。LA：左心房；RA：右心房；LV：左心室；RV：右心室；AO：主动脉

困难，可以适当修剪猪尾导管，利用其弧度引导导丝通过房间隔缺损。导丝通过房间隔缺损后退出导管及动脉鞘管，保留导丝于左心房内。沿超硬导丝将45°弯头的输送鞘送至左心房，退出导丝及输送鞘内芯后，在超声监测下送入ASD封堵器进行封堵。封堵器安置成功后，超声确认封堵器对周围组织无影响、位置及形态良好后释放封堵器。拔出长鞘、缝合穿刺点后压迫止血，加压绷带包扎。术后于手术室或恢复室拔除气管插管，病情平稳后转回普通病房。

部分病例可以使用调弯鞘管进行经颈静脉封堵。可调弯鞘管的头部可以在操纵器的控制下，以0°～90°弯曲改变导管开口方向，早期主要用于主动脉腔内治疗，鞘管长度100～150 cm，由于经颈静脉插入体内时，手术床头部空间较腿部空间短，所以长鞘管操作不便，目前已经有长度30～50 cm的短型可调弯鞘应用于临床。将可调弯鞘沿短导丝经颈静脉插入体内，深度达到工作距离后，退出导丝及扩张器，此时导管应位于右心房中部，轻轻顺时针旋转鞘管尾部的操纵器，使导管头部逐渐弯曲，并再轻轻转动鞘管，使超声能够辨认鞘管弯曲的方向，调整鞘管深度及弯度，使其通过房间隔缺损，沿该鞘管送入封堵器进行封堵。封堵器安置成功后，超声确认封堵器对周围组织无影响、位置及形态良好后释放封堵器。旋转操纵器，使可调弯鞘头部伸直，拔出该鞘管、缝合穿刺点后压迫止血，加压绷带包扎。

（五）术后处理

术后穿刺点绷带加压压迫4h，卧床12 h。术前半小时及术后6 h各静脉注射一次抗生素预防感染，当天每12 h予低分子肝素皮下注射抗凝，术后每日口服阿司匹林3～5 mg/kg半年。

（六）手术并发症及处理[6-7]

1. 非体外循环心脏外科手术并发症、封堵器脱落及移位、残余分流、心律失常等并发症同单纯超声引导下经股静脉介入封堵治疗房间隔缺损。

2. 穿刺部位血肿

由于静脉系统压力较低，一般情况下不会出现血肿，发生血肿多为穿刺到动脉，压迫止血不当所致。颈部组织疏松，按压困难，且出现血肿后不易压迫止血，故应注意预防。首先，刚开展该技术时可由操作熟练的麻醉医生使用20号套管针在手术前完成颈静脉穿刺；其次，尽量选择小的鞘管进行操作；最后，在鞘管拔除后对穿刺点可进行“8”字缝合并压迫足够时间。一般小的血肿可不用特殊处理，能够自行吸收；较大的血肿应立即压迫穿刺处并挤出淤血。应该严格掌握使用可调弯鞘管的指征，因为可调弯鞘管为能调整弯度而设计了特殊的环形钢丝，所以可调弯鞘管的管壁较粗，其外径远远大于内径，增加血管损伤、血肿的风险，也抵消了颈静脉比股静脉粗的优势。

3. 心律失常及三尖瓣损伤

从颈静脉途径进行操作时，导管导丝进入右心房后，其方向直接朝向三尖瓣及Koch三角区，端孔导管容易刺激房室结造成严重房室传导阻滞，亦有损伤三尖瓣腱索的风险。使用可调弯鞘时尤其需要注意该风险，因为此类鞘管直径粗，管体僵硬，调整鞘管头部弯度时尤其容易损伤房室结及三尖瓣。推荐使用猪尾导管进行心内操作，其头部呈弧度弯曲，而且导管相对柔软，遇到障碍时可以弯曲，不会出现戳伤。

六、病例演示

病例1（视频5-1）

1. 病例简介

患者，男，17岁，54 kg，四肢血氧饱和度（SpO_2）99%。因查体发现心脏杂音1年入院。患者1年前因常规体检发现心脏杂音。儿时易感冒，平素活动后易疲乏，无发绀。行心电图检查未见明显异常。X线胸片显示肺血多型先天性心脏病，ASD可能性大。心脏超声检查提示：先天性心脏病：ASD（8 mm，中央型），各边缘均大于7 mm。左心室舒张末径45 mm，射血分数65%。

2. 手术过程

手术在普通心脏外科手术室进行，局麻。测量右锁骨中线第 3 肋间至右股静脉穿刺点距离，并在导管及导丝上标记。于患者脐部以下、膝盖以上消毒铺单。穿刺右侧股静脉，置入动脉鞘管，静脉注射肝素 80 U/kg。经动脉鞘管送入 6 F 多功能导管及超声专用引导导丝，在超声引导下将导管及导丝送过 ASD，退出导管及动脉鞘管。沿超声专用引导导丝将 12 F 输送鞘送至左心房，退出导丝及输送鞘内芯后，在超声监测下送入 16 mm ASD 封堵器进行封堵。封堵器安置成功后，超声在主动脉短轴切面、心尖四腔心切面和剑突下切面确认封堵器对二尖瓣、肺静脉及冠状静脉窦等周围组织无影响，位置及形态良好后释放封堵器。拔出长鞘、缝合穿刺点后压迫止血，加压绷带包扎。患者术后直接转回普通病房。

视频 5-1

病例 2（视频 5-2）

1. 病例简介

患者，女，32 岁，68 kg，四肢 SpO_2 100%。因偏头痛 2 年入院。患者 2 年前无明显诱因出现偏头痛，无发绀及晕厥。行心电图检查示：窦性心律，右心房、右心室增大。X 线胸片未见明显异常。经胸超声检查提示：静息状态下心内结构未见明显异常。经食管超声检查提示：先天性心脏病，卵圆孔未闭。发泡试验结果阳性。

2. 手术过程

手术在普通心脏外科手术室进行，局麻，超声测量卵圆孔未闭约 3 mm，边缘稍软，符合经皮介入指征。测量右锁骨中线第 3 肋间至右股静脉穿刺点距离，并于术中在导管及导丝上标记。于患者脐部以下、膝盖以上消毒铺单。穿刺右侧股静脉，置入动脉鞘管，静脉注射肝素 80 U/kg。经动脉鞘管送入 6 F 多功能导管及超硬导丝，在超声引导下将导管及导丝送过未闭卵圆孔，退出导管及动脉鞘管。沿超硬导丝将 10 F 输送鞘送至左心房，退出导丝及输送鞘内芯后，在超声监测下送入 16 mm ASD 封堵器进行封堵。封堵器安置成功后，超声在主动脉短轴切面、四腔心切面确认封堵器对二尖瓣、主动脉窦等周围组织无影响，位置及形态良好后释放封堵器。拔出长鞘、缝合穿刺点后压迫止血，加压绷带包扎。

视频 5-2

病例 3（视频 5-3）

1. 病例简介

患者，男，3 岁半，15 kg，四肢 SpO_2 99%。因查体发现心脏缺损 2 年入院。患者 2 年前因感冒后查体发现心脏缺损。平常易感冒，无发绀及晕厥。行心电图示：窦性心律，右心房、右心室增大，不完全性右束支传导阻滞。X 线胸片显示右心房、右心室增大，肺血多，肺动脉段突出，ASD 可能性大。心脏超声检查提示：先天性心脏病：ASD（13 mm，中央型），主动脉侧无边缘，余各边缘均大于 7 mm。左心室舒张末径 30 mm，射血分数 63%。患者术前经胸超声显示声窗较好，ASD 13 mm，主动脉侧无边缘，余各边缘均大于 7 mm，有经皮介入封堵指征。由于缺损较大且主动脉侧无边缘，需准备使用肺静脉释放法。

2. 手术过程

手术在普通心脏外科手术室进行，全身麻醉，保留自主呼吸。测量右锁骨中线第 3 肋间至右股静脉穿刺点距离，并在导管及导丝上标记。于患者脐部以下、膝盖以上消毒铺单。穿刺右侧股静脉，置入动脉鞘管，静脉注射肝素 80 U/kg。经动脉鞘管送入 6 F 多功能导管及超硬导丝，在超声引导下将导管及导丝送过 ASD，退出导管及动脉鞘管。沿超硬导丝将 10 F 输送鞘送至左心房，退出导丝及输送鞘内芯后，在超声监测下送入 18 mm ASD 封堵器进行封堵。但在常规方法放置封堵器过程中，由于主动脉侧无边及输送鞘与房间隔垂直，所以封堵器反复脱入右心房内，故使用肺静脉释放法，在超声引导下将输送鞘插入右上肺静脉内，超声可以很好地帮助控制插入深度，固定推送杆后撤，输送鞘部分释放封堵器左侧面于肺静脉内，利用肺静脉对封堵器的牵拉及固定作用，缓慢释放并拉伸封堵器腰部，当腰部通过 ASD 进入右心房面 1/2 即快速释放封堵器并使其头端从肺静脉内弹出，并配合左心房面夹住房间隔，封堵器安置成功后，超声在主动脉短轴切面、心尖四腔心切面和剑突下切面确认封堵器对二尖瓣、肺静脉及冠状静脉窦等周围组织无影响，位置及形态良好后释放封堵器。拔出长鞘、缝合穿刺点后压迫止血，加压绷带包扎。患者清醒后直接转回普通病房。

多发孔），16 mm × 10 mm 范围内房间隔软，有多个分流口，最大约 7 mm。左心室舒张末径 44 mm，射血分数 62%。

2. 手术过程

穿刺点局麻。测量右锁骨中线第 3 肋间至右股静脉穿刺点距离，并在导管及导丝上标记。于患者脐部以下、膝盖以上消毒铺单。穿刺右侧股静脉，置入动脉鞘管，静脉注射肝素 80 U/kg。经动脉鞘管送入 6 F 多功能导管及超硬导丝，在超声引导下将导管及导丝送过房间隔中部的 ASD，可以用彩色多普勒帮助判断导管是否在大孔内，退出导管及动脉鞘管。沿超硬导丝将 12 F 输送鞘送至左心房，退出导丝及输送鞘内芯后，在超声监测下送入 26 mm ASD 封堵器进行封堵。封堵器位置歪斜，且没有覆盖主动脉侧膨出瘤。故撤出封堵器，在超声引导下将输送鞘置于稍靠近主动脉侧的 ASD，并且更换为 28 mm 封堵器再次释放，封堵器位置、形态良好，封堵器释放后残余分流消失，房间隔软边被封堵器覆盖，且对二尖瓣、肺静脉及冠状静脉窦等周围组织无影响。拔出长鞘、缝合穿刺点后压迫止血，加压绷带包扎。患者术后直接转回普通病房。

视频 5-3

视频 5-4

病例 4（视频 5-4）

1. 病例简介

患者，女，45 岁，58 kg，四肢 SpO_2 99%。因查体发现心脏杂音 1 年入院。患者 1 年前因常规查体发现心脏杂音。平时不易感冒，无明显活动后气促等表现，无发绀及晕厥。行心电图示：窦性心律，右心房、右心室增大。胸部 X 线片显示右心房、右心室增大，肺血多，ASD 可能性大。心脏超声检查提示：先天性心脏病，ASD（中央型

病例 5（视频 5-5）

1. 病例简介

患者，男，3 岁，13 kg，四肢 SpO_2 100%。因查体发现 ASD 6 个月入院，患者 6 个月前因感冒在外院行超声检查发现 ASD，平时尚不易感冒，无明显活动后气促等表现，无发绀及晕厥。行心电图示：窦性心律。X 线胸片未见明显异常。心脏超声检查提示：先天性心脏病，ASD（3 mm），房间隔膨出瘤（范围约 11 mm）。左心室舒张末径

28 mm，射血分数 68%。

2. 手术过程

手术在普通心脏外科手术室进行，全身麻醉，保留自主呼吸。测量右锁骨中线第 3 肋间至右股静脉穿刺点距离，并在导管及导丝上标记。于患者脐部以下、膝盖以上消毒铺单。穿刺右侧股静脉，置入动脉鞘管，静脉注射肝素 80 U/kg。经动脉鞘管送入 6 F 多功能导管及超硬导丝，在超声引导下将导管及导丝送过 ASD，退出导管及动脉鞘管。沿超硬导丝将 9 F 输送鞘送至左心房，退出导丝及输送鞘内芯后，在超声监测下送入 15 mm ASD 封堵器进行封堵。封堵器位置、形态良好，房间隔膨出瘤基本被封堵器覆盖，且对二尖瓣、肺静脉及冠状静脉窦等周围组织无影响。拔出长鞘、缝合穿刺点后压迫止血，加压绷带包扎。患者术后清醒后直接转回普通病房。

视频 5-5

参考文献

[1] 潘湘斌，逄坤静，胡盛寿，等 . 经食管超声心动图引导下介入治疗房间隔缺损幼儿的有效性和安全性 . 中华心血管病杂志，2013，41（9）：744-746.

[2] 潘湘斌，李守军，胡盛寿，等 . 经胸超声心动图引导房间隔缺损封堵术的可行性 . 中华心血管病杂志，2014，42（9）：744-747.

[3] Pan X B，Ou-Yang W B，Pang K J，et al. Percutaneous closure of atrial septal defects under transthoracic echocardiography guidance without fluoroscopy or intubation in children. J Interv Cardiol，2015，28（4）：390-395.

[4] Ewert P，Berger F，Daehnert I，et al. Transcatheter closure of atrial septal defects without fluoroscopy：feasibility of a new method. Circulation，2000，101（8）：847-849.

[5] 中华医学会心血管内科分会，中国医师协会心血管内科分会 . 卵圆孔未闭预防性封堵术中国专家共识 . 中国循环杂志，2017，32（3）：209-214.

[6] Seshagiri RD，Patnaik AN，Srinivas B. Percutaneous closure of atrial septal defect via transjugular approach with Blockaid device in a patient with interrupted inferior vena cava. Cardiovasc Interv Ther，2013，28（1）：63-65.

[7] Xu B，Zaman S，Harper R. Successful closure of a large secundum atrial septal defect via the transjugular approach after failed transfemoral approach. Int J Cardiol，2015，186：322-324.

6 非体外循环微创介入治疗室间隔缺损

（范太兵　李红昕）

室间隔缺损（ventricular septal defect，VSD）是最常见的先天性心脏病（约占20%），其中大约70%是膜周部VSD。女性稍多于男性。

目前治疗方法包括经典的外科体外循环手术和经皮封堵术。1988年，Lock等率先应用Rashkind双伞堵塞装置关闭VSD，后改良成蚌状夹式堵塞器（CardioSEAL），用于肌部VSD以及外科手术后残余分流的VSD患者。直至1998年Amplatzer研制成以镍钛合金网为主的具有自膨性的堵塞装置，最早应用于PDA、ASD及肌部VSD的介入治疗，2001年研制成膜部VSD封堵装置，经成功的动物实验后于2002年应用于临床，但是这项技术开展的早期，由于并发症多，尤其是完全性房室传导阻滞发生率较高，其推广应用受到较大限制。近年来，随着经皮导管技术的不断发展和封堵设备的不断改良，近期的一项随机对照研究表明，在平均2年的随访中，经皮VSD封堵术和传统外科手术相比，具有相似的安全性和有效性，同时具备创伤小、避免体外循环、术后恢复快、住院时间短等优势。但是传统经皮VSD封堵术对患者的年龄、体重和外周血管条件有一定的要求，且需要在放射线引导下完成，无论患者还是术者都难以避免放射线的照射，另外术中造影使用的造影剂可能引起患者肾损伤或过敏反应，增加放射相关并发症的发生率。

近10年的临床实践证明，由中国学者发起和主导的超声引导下先天性心脏病经胸微创封堵术，已成为治疗以VSD为主的常见先天性心脏病的一种新术式，该技术融合了传统体外循环辅助下外科手术修补和放射线引导下经皮介入治疗两种方法的技术优势。与外科手术相比，该方法不需要复杂的体外循环过程，无心脏缺血再灌注损伤，一般不需要输血和血液制品，住院时间明显缩短。与经皮介入治疗相比，该方法没有放射性辐射，无外周血管条件限制，对年龄、体重要求更宽泛，尤其是在双动脉瓣下和肌部VSD患者中，更能体现其技术优势[1-3]。

一、解剖特点[4-7]

VSD指室间隔在胚胎时期发育不全，于左右心室之间形成异常交通，从而产生心室水平分流。VSD是最常见的先天性心脏病，约占先天性心脏病的20%，可单独存在，也可与其他畸形并存。根据室间隔的解剖标志可将室间隔分为流入道、小梁部、流出道、膜部及肌部室间隔。VSD可分为以下四种类型（图6-1）：

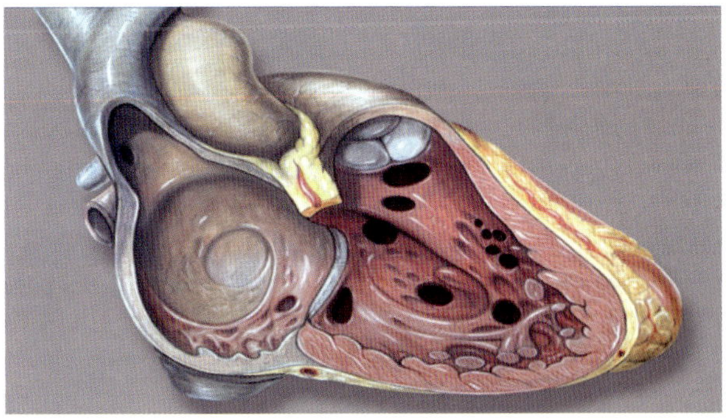

图6-1　各种类型的室间隔缺损解剖示意图

（一）膜周部 VSD

最常见，占 60%～70%，缺损位于室上嵴的后下方，上缘邻近主动脉右冠瓣和无冠瓣，向下延伸至肌嵴和圆锥乳头肌，右侧邻近三尖瓣隔瓣（图 6-2），膜周部 VSD 与房室传导束关系密切（图 6-3），希氏束穿中心纤维体，走行于 VSD 后下缘，依其扩展延及的部位可分为：

（1）膜部 VSD：仅涉及室间隔的膜部，缺损一般较小，自愈可能性较大；比较常见的膜部 VSD 多向肌部小梁部延伸。

（2）膜周流出道 VSD：缺损向流出道延伸，也称嵴下型 VSD，占膜周部 VSD 的绝大多数，限制性缺损者一般适合经胸微创封堵治疗。

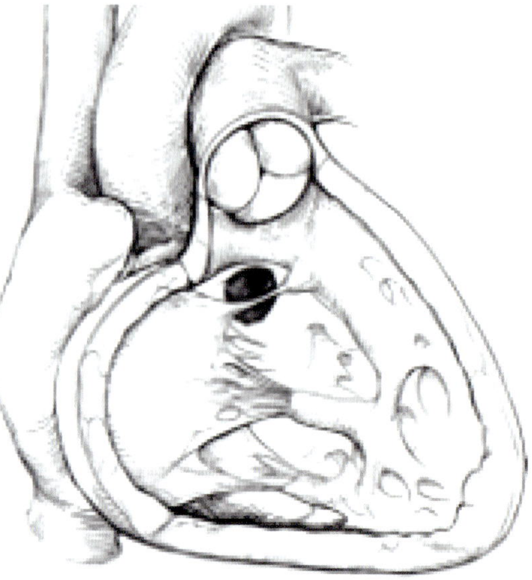

图 6-2　膜周部室间隔缺损示意图

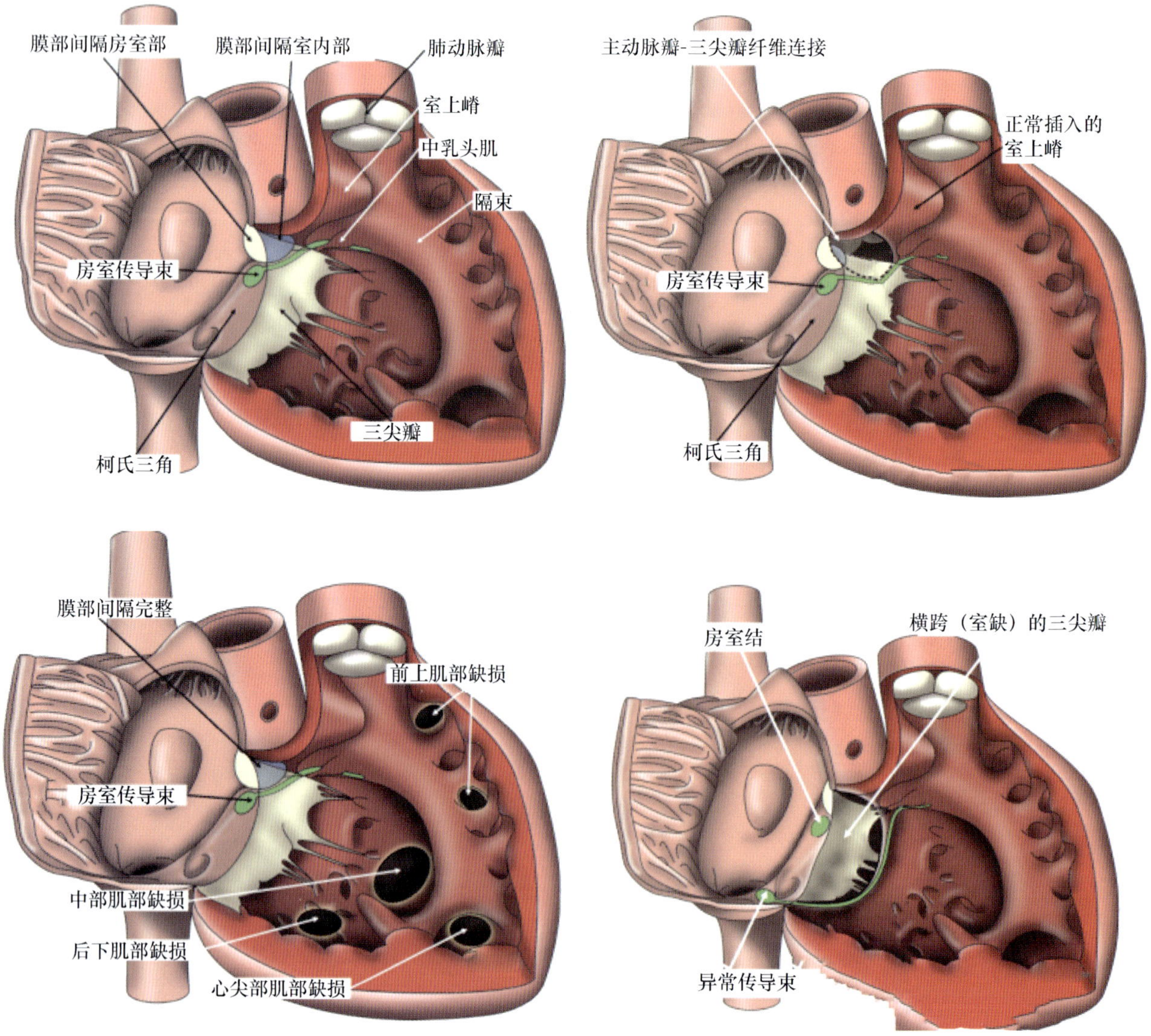

图 6-3　膜周部 VSD 与传导束的关系

（3）膜周流入道 VSD：缺损向流入道延伸，此型常可见衍生自三尖瓣的纤维组织黏附于缺损边缘，形成假性室间隔瘤，使缺损变小或完全阻止分流，达到自然闭合，无自愈可能者可行经胸微创封堵治疗，通常将膜部瘤分流口封堵即可；还有一种流入道 VSD，也叫隔瓣后型 VSD，缺损位于三尖瓣隔瓣的下方，距主动脉瓣远而距房室传导束很近，其前缘常有一部分残留的膜样间隔组织。缺损通常偏大，并且与传导束距离很近，不适合经胸微创封堵治疗。

（4）膜周融合型 VSD：膜周部 VSD 向两个或两个部位以上延伸称膜周融合型 VSD，此型缺损如位于主动脉无冠瓣下方，缺损较大，主动脉瓣易脱入 VSD 中，造成主动脉瓣关闭不全，一般缺损较大，不适合经胸微创封堵治疗。

（二）流出道 VSD

也称漏斗部 VSD。

（1）干下型 VSD：也称为双动脉瓣下型（图 6-4），缺损位于室上嵴上方肺动脉瓣下，主动脉右冠瓣和左冠瓣交界处之前，缺损上缘直接与肺动脉瓣及主动脉右冠瓣相邻，之间无肌性连接，一般不会自愈，容易合并主动脉右冠瓣脱垂及反流，需要尽早手术治疗。此类缺损被认为是内科经皮介入治疗的禁忌证，但大多数限制性干下型 VSD 可行经胸微创封堵治疗，通常采用偏心伞进行封堵治疗。

（2）嵴内型 VSD：位于室上嵴之内，周围一般有完整的肌肉组织，缺损位于肺动脉瓣及三尖瓣之间，缺损上缘距主动脉右冠瓣较近，大多数限制性嵴内型 VSD 可行经胸微创封堵治疗。

（三）流入道 VSD

又称房室通道型 VSD，也称隔瓣后型 VSD，缺损位于室间隔右心室流入道和三尖瓣隔瓣后下方，二尖瓣和三尖瓣之间，向下可延伸到小梁部，向前上可延伸到膜部，向上可延伸至三尖瓣瓣环。缺损通常较大，房室结位置会有变异，传导束位于缺损下缘，不适合经胸微创封堵治疗。

（四）肌部小梁部 VSD

可发生于肌部室间隔的任何部位，缺损边缘均为肌性组织，可为单发或多发（图 6-5）。根据缺损的位置和形态的不同，分为心尖部、中央部、边缘部和“瑞士干酪样”型肌部 VSD，以心尖部最为多见。

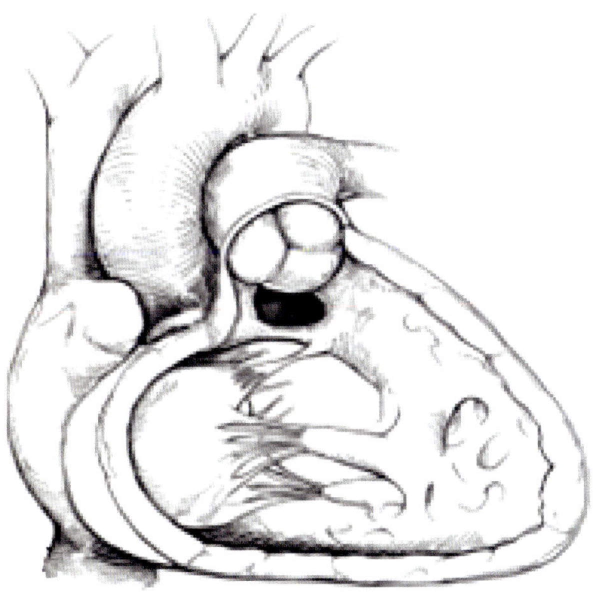

图 6-4 干下型室间隔缺损示意图

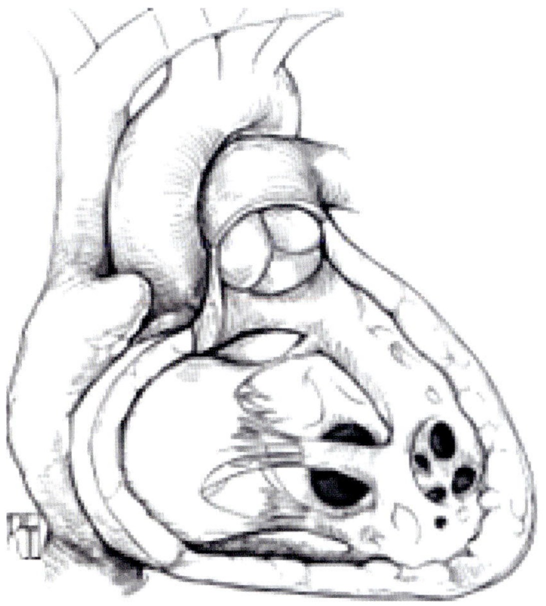

图 6-5 肌部室间隔缺损示意图

二、病理生理

VSD 发生于妊娠期，由室间隔未完全发育引起。VSD 的主要病理生理改变是两侧心室之间出现异常交通，产生心室水平的分流。早产出生的婴儿因肺小动脉平滑肌发育不全而血管张力低，容易出现肺充血和急性肺动脉高压。足月产的婴儿出生后不久肺循环阻力多数较高，因此常无明显的左向右分流。出生后 6 个月之内，随着肺小动脉中层肌肉和弹性纤维的退化，肺血管扩张，肺循环阻力和肺动脉压力逐渐降至正常范围，VSD 的左向右分流开始增加，缺损较大者可产生大量左向右分流，引起肺充血。

从血流动力学考虑，VSD 可根据大小的不同，分为小、中、大型缺损。小型 VSD 的缺损直径小于主动脉瓣直径，心内分流量较少，但分流的血流速度很快，以收缩中晚期为主，对血流动力学影响较小。中、大型 VSD 的缺损直径一般接近或达到主动脉瓣直径，室间隔的隔档作用消失，左右心室之间的阻力差几乎为零，分流量明显增多，但分流的速度很低，肺血流量可几倍于体循环，对血流动力学影响较大。VSD 的分流与缺损的位置也存在关系，干下型 VSD 由于右冠瓣脱垂至缺损内，可使分流量减少；同样，隔瓣下缺损也可因三尖瓣瓣叶阻挡作用，使分流量减少；嵴内缺损通常无阻挡作用，分流量大。

VSD 的早、中期，心室水平左向右分流使得肺循环血流量增加，右心室、肺循环压力逐渐升高，引起动力性肺动脉高压；本病晚期，肺血管出现内膜及中层增厚，管壁增厚硬化，管腔发生器质性病变，肺循环阻力呈固定性升高，形成阻力性肺动脉高压。个别 VSD 患儿的肺小动脉和弹性纤维组织没有完全自然退化，肺血管阻力始终未降至正常，更容易出现肺动脉高压。

随肺循环阻力、肺动脉压和右心室压力上升，右心室压可逐渐接近左心室压，心室水平左向右的分流减少，出现以左向右为主的双向分流。当右心室压力超过左心室压时，则出现右向左分流，临床上出现发绀，形成艾森门格综合征。

长期肺动脉高压，右心室和右心房在容量负荷过重的基础上，后负荷增加，将使右心室和右心房扩张、肥厚，顺应性下降。右心室长期负荷影响下将进展为右心衰竭。0.2%～2% 的 VSD 患者可合并感染性心内膜炎，以 30～40 岁者最多见。部分 VSD 患者可因缺损形成的膜部瘤引起进行性右心室流出道狭窄，促使心室水平分流逆转，加重右心扩张、肥厚和衰竭。

三、适应证与禁忌证

2011 年由中国医师协会心血管外科医师分会牵头组织专家学者撰写了《经胸微创室间隔缺损封堵术中国专家共识》，共识指出了经胸微创 VSD 封堵术的适应证和禁忌证：

1. 适应证

（1）年龄通常≥3 月龄。

（2）有血流动力学异常的单纯膜周部 VSD，1 岁以内者 VSD 直径 4～8 mm。

（3）有血流动力学异常的单纯肌部 VSD，直径＞3 mm 和多发肌部 VSD。

（4）干下型 VSD 不合并明显主动脉瓣脱垂者，1 岁以内者 VSD 直径＜6 mm。

（5）外科手术后残余分流。

（6）心肌梗死或外伤后室间隔穿孔。

2. 禁忌证

（1）对位不良型 VSD。

（2）隔瓣后房室通道型 VSD。

（3）合并明显主动脉瓣脱垂、伴主动脉瓣中度以上反流者。

（4）感染性心内膜炎，心腔内有赘生物。

（5）合并需要同期体外循环（CPB）外科手术纠正的心血管畸形，但并不包括合并 VSD 的复杂畸形需要利用该技术缩短 CPB 和阻断时间等情形。

四、术前准备

了解患者病史，经体检、心电图、X 线胸

片及超声心动图检查，证实为有血流动力学影响的VSD，超声心动图可评估VSD的大小、位置、数目及与瓣膜等周围组织结构的关系。结合患者体重、VSD大小、解剖位置等，选择合适的封堵装置，充分评估术中、术后可能发生的并发症。

五、手术方法

(一)胸骨下端或剑突下小切口微创封堵膜周部VSD和肌部VSD

2007年青岛妇女儿童医院邢泉生团队在国内首先报道经胸微创封堵膜周部VSD临床应用成功。

(1)全身麻醉：患者呈仰卧位，气管内插管全身麻醉。放置经食管超声心动图(TEE)，再次确认VSD的位置和大小。

(2)选择封堵器：根据经食管超声评估结果选择合适的封堵器和输送系统备用(图6-6，图6-7)。封堵器的选择需要遵循个体化原则，经食管超声心动图要综合评估VSD的位置、大小、形态、室间隔厚度以及缺损与周边重要结构的关系，同时要参考患者的年龄和体重。膜周部VSD一般选择对称型封堵器，封堵器腰部直径一般大于VSD最大径1～2 mm即可；若VSD上缘距离主动脉瓣不足2 mm，可以选择偏心型封堵器，一般选择封堵器腰部直径大于VSD最大径2 mm，必要时可以选择更大的封堵器。由于外科微创封堵术易于重复操作，选择封堵器可从小型号开始，必要时可更换封堵器型号。

(3)手术切口：膜周部和肌部VSD患者一般选择经胸骨下端或剑突下3～4 cm纵行小切口(图6-8)。切开小部分胸骨，以撑开器牵开，切开部分心包并悬吊，显露右心室游离壁或右心室流出道，静脉常规应用肝素1 mg/kg。

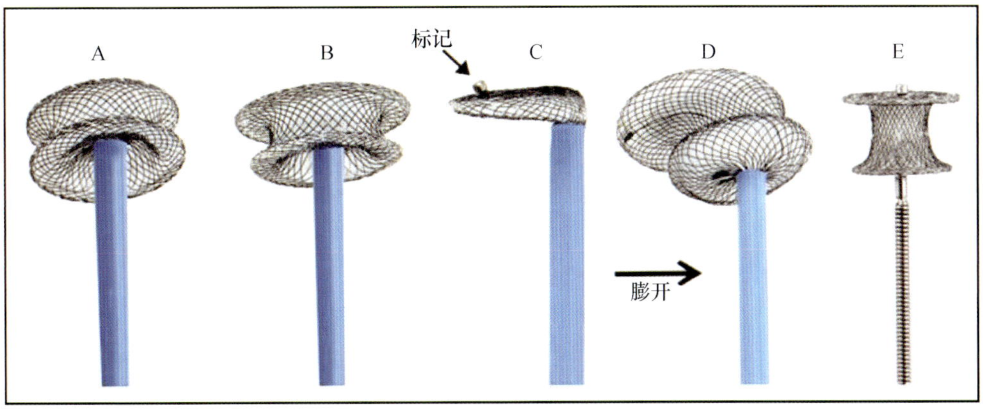

图6-6　不同类型的封堵器

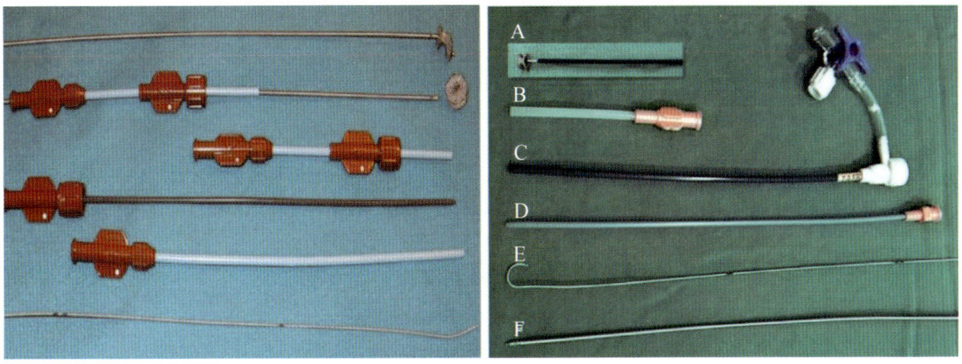

图6-7　不同类型的输送系统

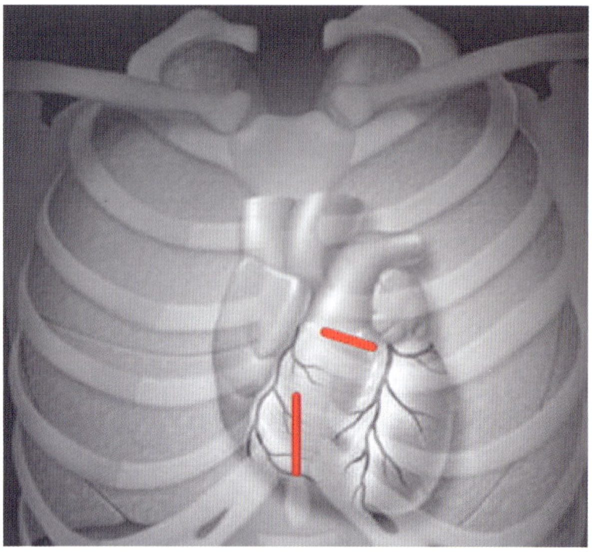

图 6-8 胸骨下段或胸骨左缘小切口

（4）建立输送轨道：首先在TEE监测下通过触摸震颤部位和按压右心室壁选择合适的穿刺部位，注意避开冠状动脉血管，在该处用5-0 Prolene线带垫片缝制荷包（图6-9）。选用18G套管针或中空导引探条在荷包内穿刺（图6-10），在TEE引导下将导丝通过VSD进入左心室（图6-11）。这是整个手术成功与否的关键环节，选取合适穿刺位点，尽量让导丝/探条可以垂直通过VSD，在TEE实时引导下调整导丝/探条的位置，使分流束与导丝/探条方向一致且出现在同一切面上。另外，术者需要有较好的心脏解剖基础和基本超声图像知识，并要有足够的耐心和信心，若导丝或探条通过VSD有困难，有时需要更换穿

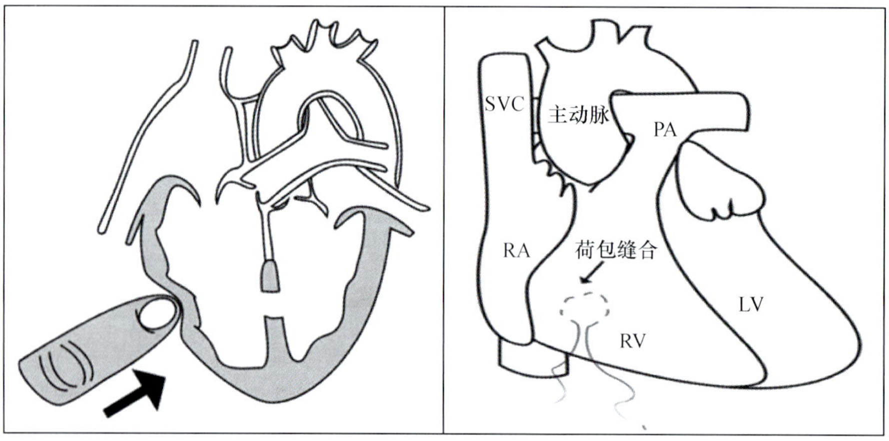

图 6-9 选取穿刺位点缝制荷包

SVC：上腔静脉；RA：右心房；RV：右心室；LV：左心室；PA：肺动脉

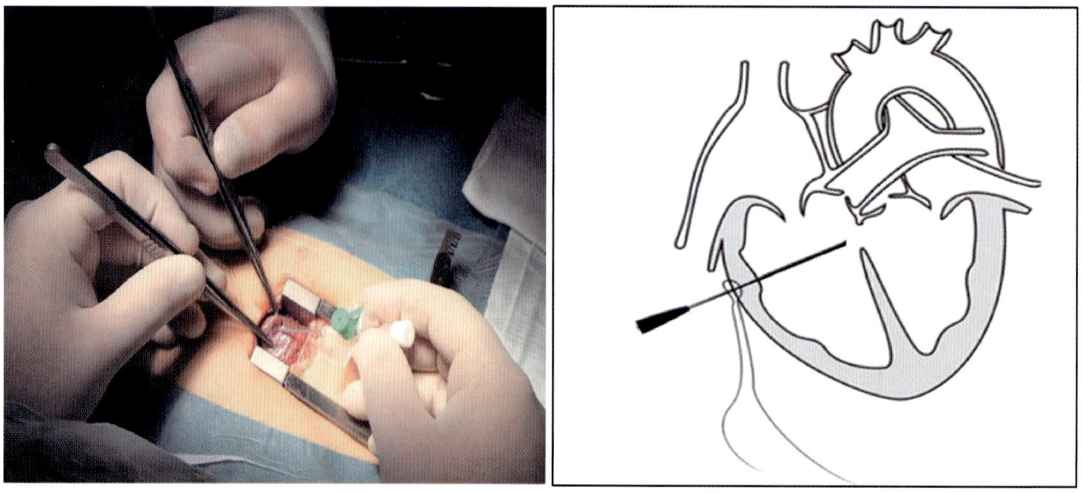

图 6-10 套管针经穿刺位点穿刺

刺点或不同角度的探条。导丝通过缺损后，沿导引钢丝送入预先备好的扩张鞘管和输送鞘管，通过 VSD 到达左心室腔，建立输送轨道，退出导丝和扩张鞘，保留输送鞘管在左心室腔内，此时输送鞘管在超声下显示为“双轨征”（图 6-12）。操作过程要轻柔，避免过度刺激心脏，导丝或鞘管到达左心室腔后要控制其深度，进入太深易刺激心脏引发心律失常或损伤瓣膜，进得太浅容易退回到右心室腔而致操作失败。

（5）装载封堵器：用 5/0 或 6/0 Prolene 线作为保险线穿过备好的封堵器螺母下方的合金丝间隙，尽量靠近螺母，但不要缝在封堵器内的阻流膜上，确保封堵器释放后保险线可以轻松撤出（图 6-13）。将推送钢缆穿过装载鞘，利用螺丝螺母原理与封堵器对接，注意既不能拧太紧以免释放困难，也不要太松以免发生意外脱落等情况。在肝素盐水中反复收放封堵器，观察其形态结构有无异常，并达到排气和抗凝的目的，若封堵器收放自如则备用。

（6）植入封堵器：输送鞘排气后，将装载鞘与其对接，在经食管超声实时引导下缓慢推送封堵器，输送过程中输送鞘“双轨征”逐渐消失，释放出左盘面后缓慢整体回撤鞘管使左盘面贴紧室间隔左心室面，观察 VSD 分流情况、主动脉瓣及二尖瓣功能状态等，若无异常情况，则固定推送杆并回撤输送鞘管释放出封堵器的腰部和右盘面，这样，依靠封堵器腰部的支撑力和左右盘面的夹合力实现 VSD 的封闭（图 6-14）。经食管

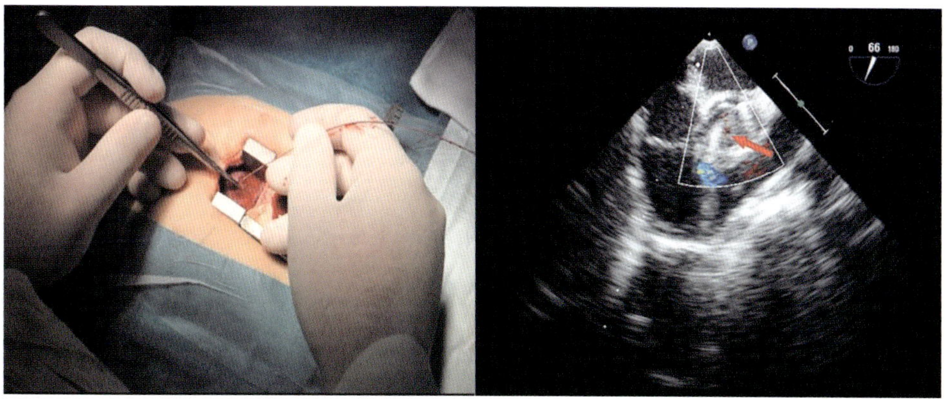

图 6-11　导引钢丝通过缺损入左心室

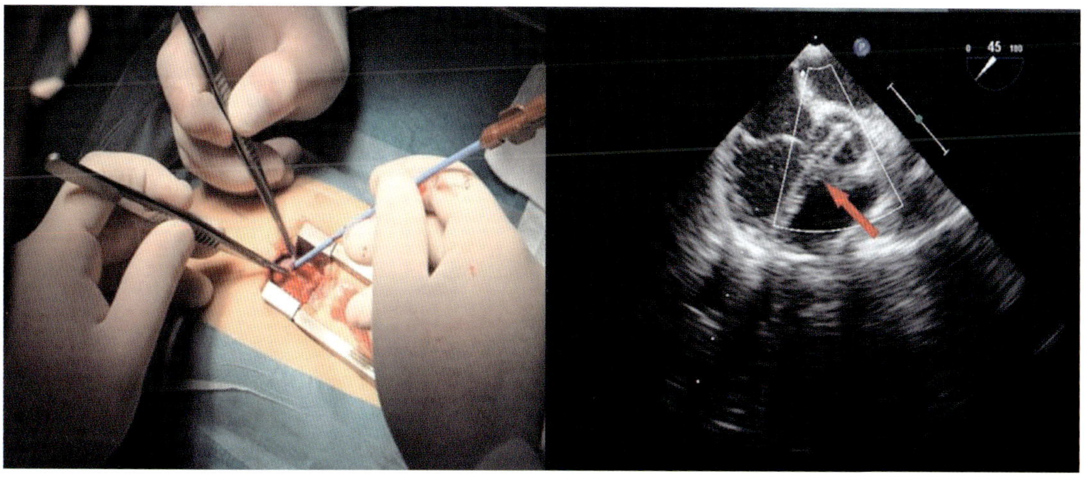

图 6-12　输送鞘沿导引钢丝送入左心室，可见“双轨征”

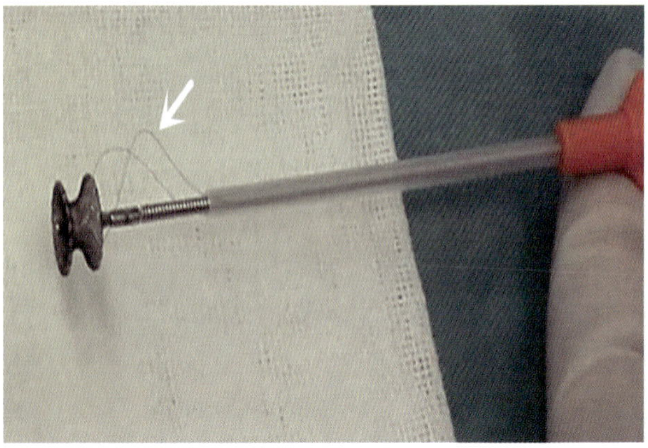

图 6-13　缝制保险线

超声在不同切面再次评估封堵器伞盘形态和位置、有无残余分流和瓣膜反流等，反复进行推拉试验检测其稳固性。术中注意封堵器左盘面释放后回撤过程中要缓慢回撤并且无阻力感，因为左盘可能会牵绊二尖瓣腱索造成腱索断裂。同时观察心电图是否有心律失常，若心电图显示有频发室性早搏、左束支传导阻滞或房室传导阻滞则建议取出封堵器改行体外循环下 VSD 修补手术。

（7）释放封堵器：若封堵效果满意，则逆时针旋转推送钢缆释放封堵器，撤出输送鞘管。经食管超声再次评估封堵器形态和位置以及瓣膜功能，若情况良好则剪断保险线，轻轻拉出心腔外，穿刺点荷包线打结，注意加固缝合防止穿刺点渗血。

（8）常规关胸：鱼精蛋白 1∶1 中和肝素。切开的心包无需缝合，应用可吸收缝线 1～2 针闭合胸骨，留置纵隔引流管。

（二）胸骨旁小切口微创封堵干下型 VSD 和膜周部 VSD

（1）全身麻醉：同胸骨下端或剑突下小切口微创封堵膜周部 VSD。

（2）选择封堵器：根据经食管超声评估结果选择合适的封堵器和输送系统备用（图 6-15A、B）。经食管超声相对于经胸超声能够提供更为全面的解剖信息，可以更为准确地测量 VSD 的大小，其中左心室长轴切面可以清晰显示主动脉瓣

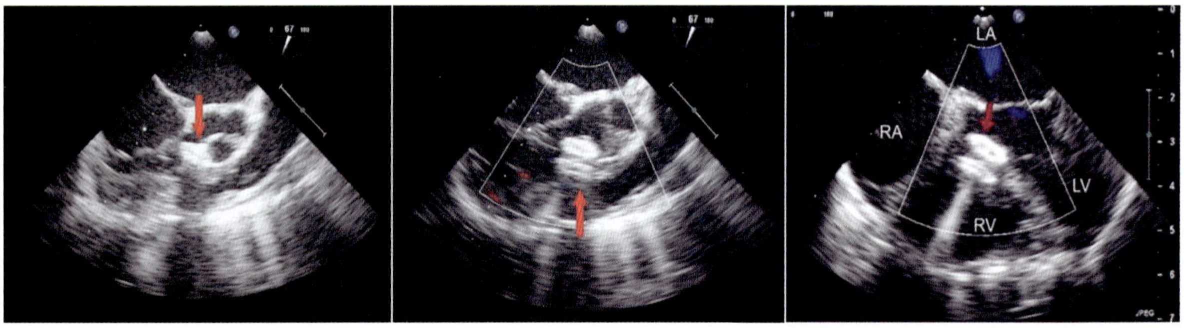

图 6-14　沿输送鞘放置封堵器

LA：左心房；LV：左心室；RA：右心房；RV：右心室

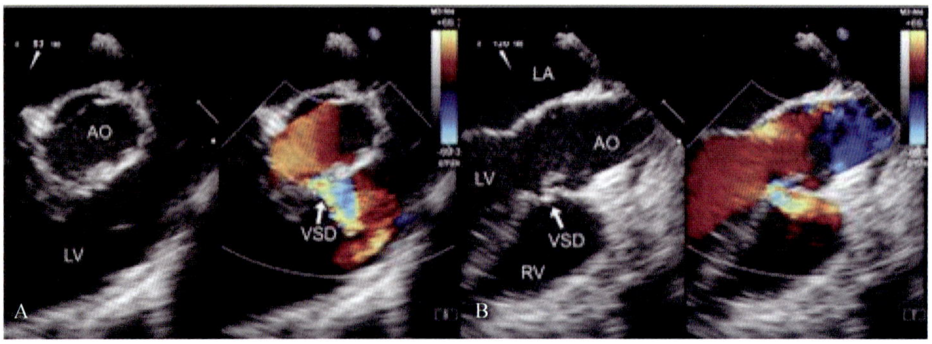

图 6-15　经食管超声心动图多切面评估缺损

A. 大动脉短轴切面，**B**. 左心室长轴切面。

LA：左心房；LV：左心室；RV：右心室；AO：主动脉；VSD：室间隔缺损

的功能与形态，判断是否存在右冠瓣脱垂，同时也是引导心内操作的最佳切面，因为该切面可以同时显示 VSD、主动脉瓣、二尖瓣以及输送系统。封堵器的选择原则与胸骨下端或剑突下小切口微创封堵膜周部 VSD 时的选择原则相似，为避免对主动脉瓣和肺动脉瓣的影响，一般选择偏心型封堵器，封堵器腰部直径大于 VSD 最大径 2～3 mm，较对称型封堵器大一个规格，必要时可以选择更大的封堵器。

（3）手术切口：干下型 VSD 可以选择经胸骨左缘第 2、3 肋间 2～3 cm 横行小切口（图 6-8），膜周部 VSD 可以选择胸骨右缘第 3、4 肋间 1.5～2 cm 横行小切口。撑开器牵开肋骨，切开部分心包并悬吊，显露右心室流出道，静脉常规应用肝素 1 mg/kg。

（4）建立输送轨道：同膜周部 VSD 微创封堵。注意操作过程要轻柔，导丝或鞘管到达左心室腔后不宜太深，避免损伤主动脉瓣（图 6-16）。

（5）装载封堵器：对于偏心型封堵器需要注意以下几点：①保险线可选用 5/0 PDS Ⅱ 可吸收缝线尽量缝合在与标记（Marker）同侧的螺母根部（图 6-17），因其左盘面靠近主动脉侧没有上缘，在体的稳固性差，避免保险线撤出过程中对封堵器产生牵拉以致发生位移甚至脱落，为防止偏心型封堵器脱落也可以保留可吸收的保险线。②偏心型封堵器需要调整偏心侧对准心尖方向或远离主动脉瓣方向，尽量一次性放置到位避免在心腔内反复调整，所以装载偏心型封堵器时预先确定好标记的方向（图 6-18）。

（6）植入封堵器：将装载鞘与输送鞘对接，在经食管超声实时引导下缓慢推送封堵器，注意偏心型封堵器在装载鞘内已确定好方向，输送过程中尽量固定好鞘管及推送钢缆不要发生旋转，确保释放出左盘面后，不需要调整或者只需微调，即可使封堵器的标记侧朝向心尖方向，而伞盘的零边偏心侧正好处于主动脉瓣右冠瓣下方，从而避免干扰主动脉瓣膜的功能，这样左侧伞盘才可释放成功（图 6-19）。缓慢整体回撤鞘管使左盘

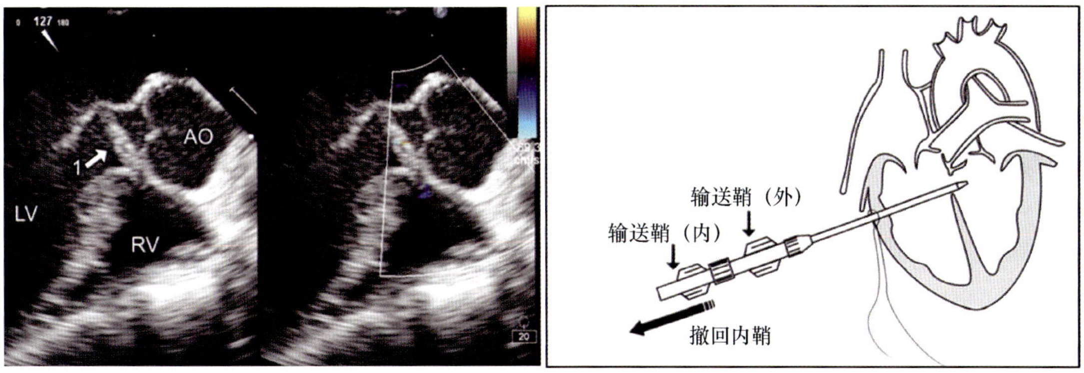

图 6-16 输送鞘通过缺损入左心室
LV：左心室；RV：右心室；AO：主动脉

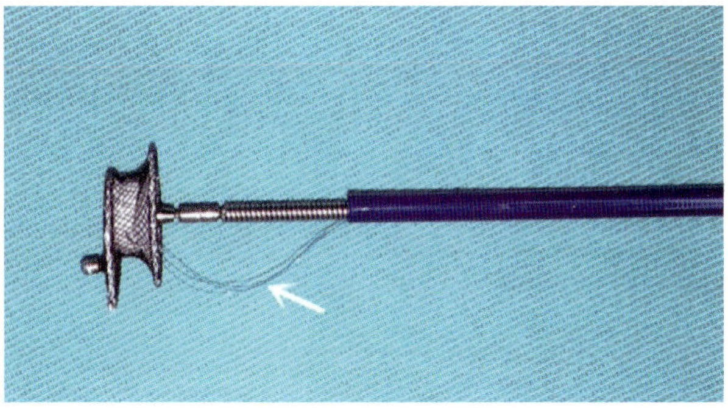

图 6-17 偏心型封堵器缝制可吸收保险线

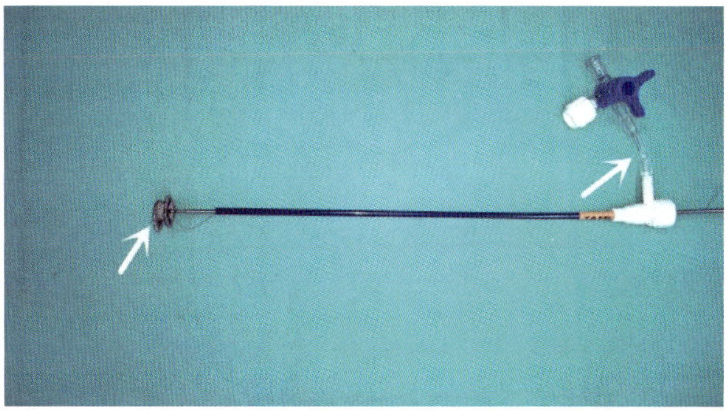

图 6-18 选取定位点，预先确定偏心型封堵器的标记方向

面轻轻靠近室间隔左心室面（不要用力牵拉，否则容易将封堵器拉脱至右心室），然后术者右手固定好推送杆，左手轻轻将输送鞘回撤，让右盘自行"弹出"鞘管（图 6-20）。伞盘全部展开完成后，经食管超声在不同切面（五腔心、大动脉短轴和长轴切面）再次评估封堵器伞盘形态和位置，有无残余分流，以及主动脉瓣和肺动脉瓣功能等，反复进行推拉试验检测其稳固性，同时观察心电图是否有心律失常。

（7）释放封堵器：若封堵效果满意，则逆时针旋转推送钢缆释放封堵器，撤出输送鞘管，整个过程中注意保持输送鞘管固定，因偏心型封堵器稳固性差，易于在释放过程中出现移位甚至脱落。封堵器释放后，经食管超声再次评估封堵器形态和位置以及瓣膜功能，若情况良好则剪断保险线，轻轻将其拉出心腔外，也可以保留可吸收保险线，穿刺点荷包线打结，注意加固缝合防止穿刺点渗血。

（8）常规关胸：一般无需鱼精蛋白中和肝素。切开的心包无需缝合，应用可吸收缝线 1～2 针闭合肋间隙，留置引流管。

（三）右侧腋下小切口微创封堵膜周部和肌部 VSD

2014 年河南省人民医院范太兵团队在全国率先开展单纯超声引导下经腋下小切口微创封堵治疗 VSD。

（1）全身麻醉：同经胸小切口微创封堵术。但 TEE 需要评测平卧位和侧卧位 VSD 的大小以及瓣膜功能是否有差异。根据超声评估结果选择合适的封堵器和输送系统备用。

（2）选择封堵器：原则同经胸小切口膜周部

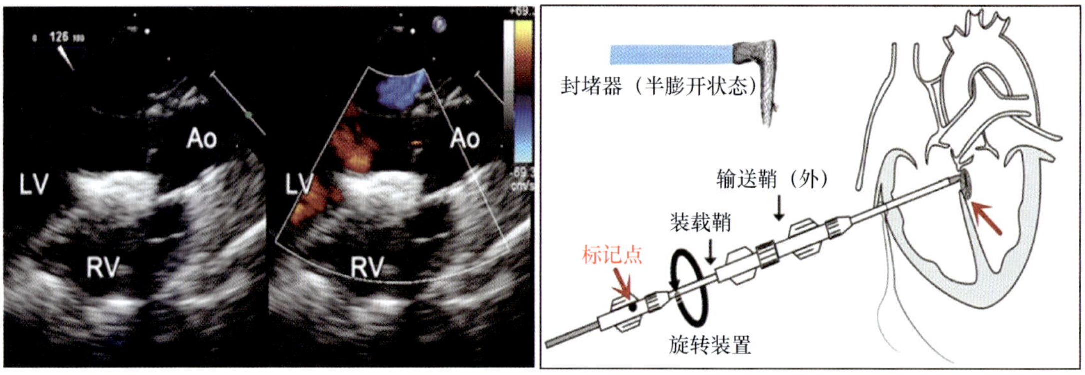

图 6-19　植入封堵器左侧伞盘

LV：左心室；RV：右心室；Ao：主动脉

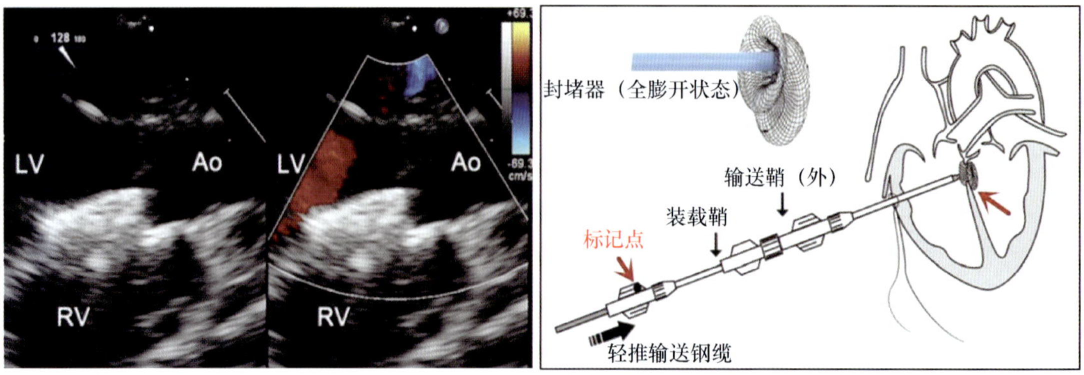

图 6-20　植入封堵器右侧伞盘

LV：左心室；RV：右心室；Ao：主动脉

VSD微创封堵术。

（3）手术切口：膜周部和肌部VSD患者一般选择经右侧腋下第4肋间3～4 cm纵行小切口（图6-21），撑开肋骨，切开部分心包并悬吊，显露右心房或右心室（图6-22），静脉常规应用肝素1 mg/kg。

（4）建立输送轨道：一般选择经右心房穿刺途径，与经右心室穿刺相比可以避免冠状动脉损伤。在右心房中下部距离房室沟1 cm处选取穿刺点，在该处用5-0 Prolene线带垫片缝制荷包。选用多角度中空导引探条（图6-23），在TEE引导下将中空探条送入右心房经三尖瓣入右心室，再通过VSD送入左心室，此时左心室血液经中空探条喷出（图6-24），这是整个手术成功与否的关键环节，在TEE实时引导下调整中空探条的位置，使分流束与探条方向一致且出现在同一切面上。若中空探条通过VSD有困难，有时需要更换穿刺点或不同角度的探条。中空探条通过缺损后，沿探条送入导引钢丝至左心室，再沿导引钢丝送入预先备好的扩张鞘管和输送鞘管，通过VSD到

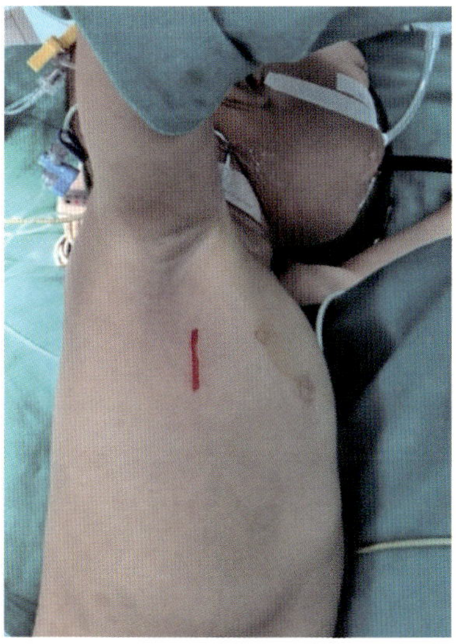

图6-21 右侧腋下小切口

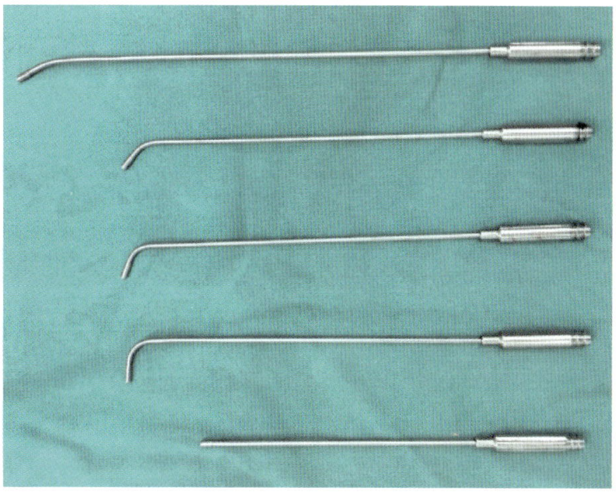

图6-23 多角度中空探条

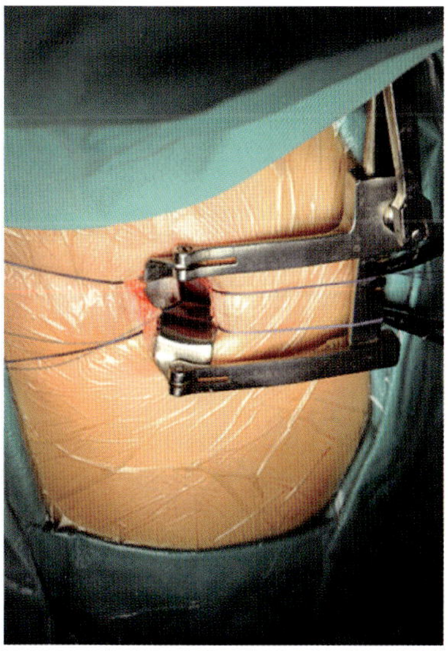

图6-22 悬吊心包暴露右心房

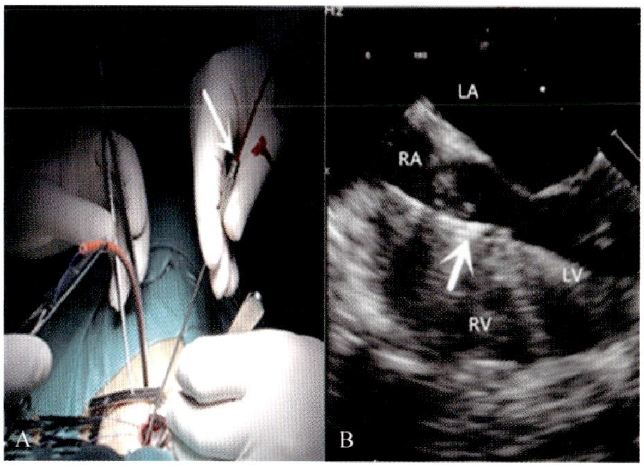

图6-24 左心室血液由中空探条喷出

LA：左心房；RA：右心房；LV：左心室；RV：右心室

达左心室腔，建立输送轨道，退出导丝和扩张鞘，保留输送鞘管在左心室腔内，此时输送鞘管在超声下显示为“双轨征”（图 6-25）。输送轨道建立过程中注意观察对比三尖瓣反流情况，因输送鞘管穿过三尖瓣可能会影响三尖瓣功能，若三尖瓣新发轻度反流，一般撤出鞘管后反流减轻或消失，若出现中度及以上反流，建议重新建立输送轨道。其他操作过程注意事项同经胸小切口微创封堵术。

（5）装载、植入及释放封堵器：此过程同经胸小切口膜周部 VSD 微创封堵术（图 6-26）。

（6）常规关胸：一般无需鱼精蛋白中和肝素。切开的心包无需缝合，留置胸腔引流管，以可吸收缝线闭合肋间隙。

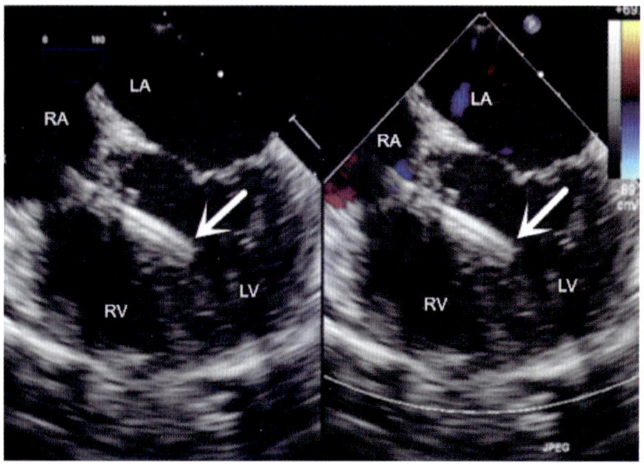

图 6-25　输送鞘通过缺损进入左心室，可见“双轨征”
LA：左心房；RA：右心房；LV：左心室；RV：右心室

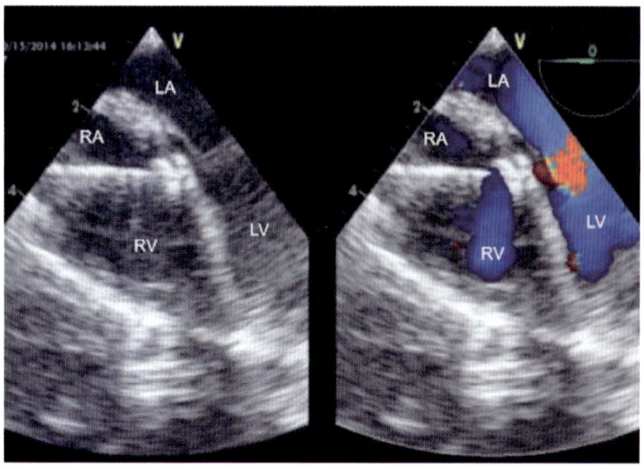

图 6-26　沿输送鞘植入封堵器
LA：左心房；RA：右心房；LV：左心室；RV：右心室

（四）左侧腋下小切口微创封堵术

（1）全身麻醉及封堵器选择：同经胸小切口干下型 VSD 微创封堵术。

（2）手术切口：选择左侧腋下第 4 肋间 3～4 cm 纵行切口（图 6-27），切开部分心包，显露右心室流出道（图 6-28），静脉常规应用肝素 1 mg/kg。

（3）装载封堵器：可以不需要装载鞘而是直接将封堵器装入输送鞘备用，原则同经胸小切口干下型 VSD 微创封堵术，同样是预先确定好标记的方向（图 6-18）。

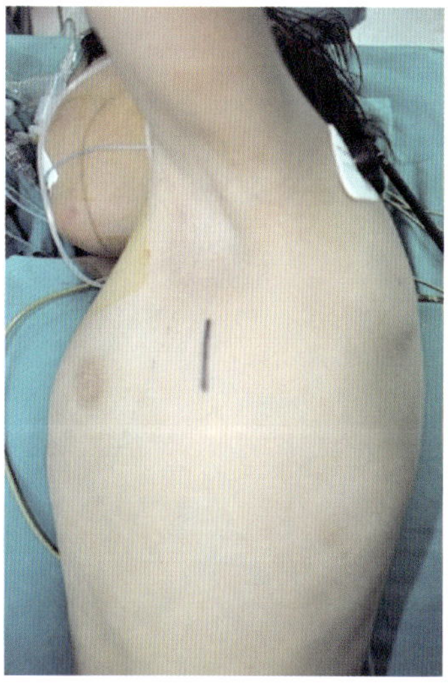

图 6-27　左侧腋下小切口

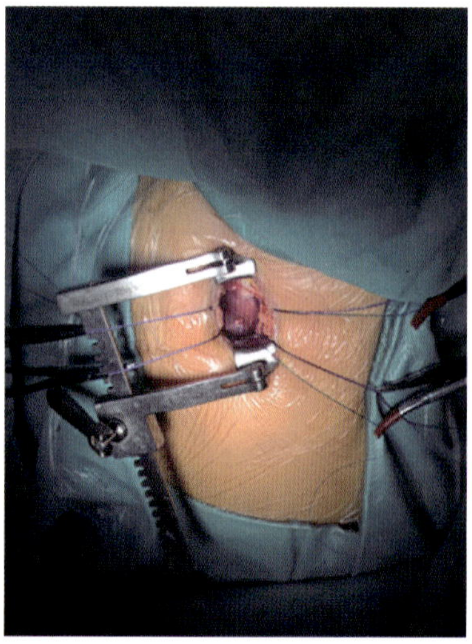

图 6-28　悬吊心包，暴露右心室流出道

（4）建立输送轨道：经右心室流出道穿刺途径，首先在 TEE 监测下通过触摸震颤部位和按压右心室流出道选择合适的穿刺部位，注意避开冠状动脉血管和避免损伤肺动脉瓣，一般在肺动脉瓣环下方 1 cm 处用 5-0 Prolene 线带垫片缝制荷包。在 TEE 实时引导下直接将预先装载好封堵器的输送鞘经穿刺点送入右心室，调整输送鞘通过 VSD 进入左心室，则建立输送轨道（图 6-29），注意事项同经胸小切口干下型 VSD 微创封堵术。

（5）放置封堵器：此过程同经胸小切口干下型 VSD 微创封堵术（图 6-30）。

（6）常规关胸：此过程同右侧腋下小切口膜周部 VSD 微创封堵术。

六、术后处理

（1）大多数可以在术后几小时内拔除气管

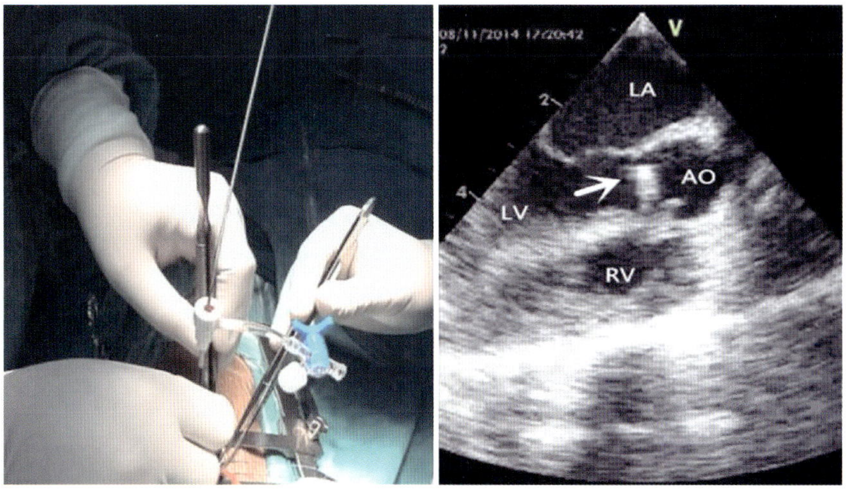

图 6-29　输送鞘管通过缺损入左心室

LA：左心房；LV：左心室；RV：右心室；AO：主动脉

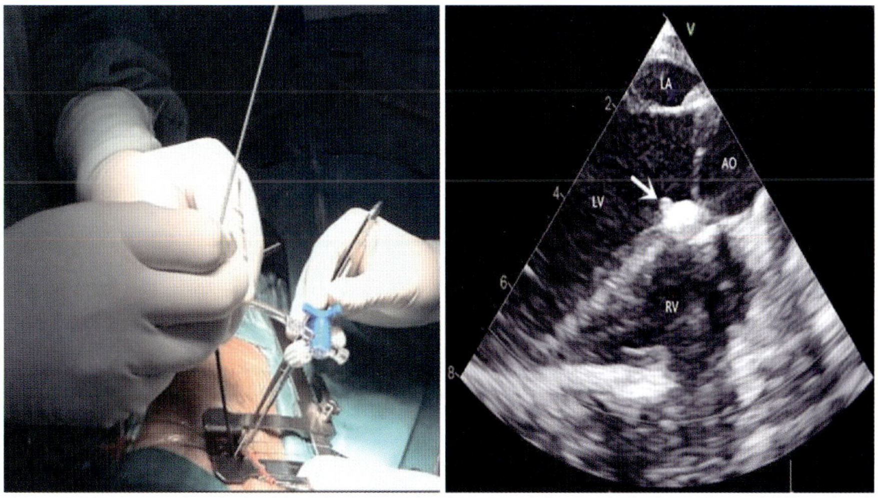

图 6-30　沿输送鞘放置封堵器

LA：左心房；LV：左心室；RV：右心室；AO：主动脉

插管。

（2）肺部护理：尽量避免拍背，可给予化痰药物及雾化治疗。

（3）合理镇痛：必要时适当镇静，降低疼痛对机体的影响。

（4）常规每日口服肠溶阿司匹林 3～5 mg/kg，维持 3～6 个月。

（5）应用抗生素，预防感染。

（6）多数可在 48 h 内拔除引流管，引流量多者适当延长。

（7）拔除气管插管前行床旁 X 线胸片检查，出院前复查超声心动图、心电图、X 线胸片及血常规。

（8）术后第 1 个月、3 个月、半年、1 年复查超声心动图、心电图及 X 线胸片；1 年后建议每年复查一次超声心动图、心电图。

七、术后并发症及处理[8-15]

非体外循环微创介入治疗 VSD 术后主要并发症包括封堵器移位或脱落、栓塞发生、心律失常（房室传导阻滞等），其他并发症包括残余分流、溶血、心包积液、心脏压塞、影响瓣膜运动、流出道梗阻、血胸、气胸等。并发症的处理关键是早期识别，及时处理，必要时行外科干预。

（一）早期识别

（1）心律失常：是膜周部 VSD 介入治疗术后最常见的并发症之一，与心肌水肿及传导束一过性因操作刺激受损有关。频繁发作的房性或室性早搏可能是封堵器脱落后刺激心脏的表现，应该高度重视。

（2）封堵器选择型号或者操作不当：可能造成术后残余分流、瓣膜反流、流出道梗阻。充分了解手术过程，与外科医生充分沟通术中情况，术后及时复查超声心动图可早期发现相关并发症。

（3）封堵器移位或脱落：对 VSD 较大、主动脉瓣下 VSD 等患者，术后早期封堵器尚未完全固定，容易发生封堵器移位或脱落，导致心脏栓塞等，临床上当出现循环严重波动、心音改变、心电图动态改变、严重血尿、血红蛋白数值变化等，应早期警惕此类恶性事件发生可能，确诊方法为超声心动图。

（4）血栓形成：术后抗凝不足可能造成封堵器相关血栓形成，应及时复查凝血功能及超声心动图以明确诊断。

（5）心音改变：强调术后听诊的作用，尤其要与术后早期听诊心音相对比，一旦发现明显杂音或杂音改变，应复查超声，以及早发现封堵器移位、脱落等并发症，为后续治疗赢得宝贵的时间。经胸小切口行 VSD 封堵术后应注意肺部听诊，及时发现血胸、气胸。

（6）低血压：当出现低血压时，应首先明确引起低血压的原因，再针对不同的病因进行处理。如果低血压因心律失常引起，通过纠正心律失常可使血压恢复正常。对于婴幼儿患者，如果禁食和禁饮时间过长，可通过静脉补液纠正。极少数情况下，可能因介入操作过程中缝合口或肋间血管出血，继而出现严重的低血压，应立即进行对症处理并联系外科医生。

（二）及时处理及外科干预

（1）超声引导非体外循环微创介入治疗 VSD 术后出现心律不齐、房室传导阻滞：封堵器对膜周部缺损周围组织的压迫引起的周围组织的水肿、炎症反应，继而发生纤维化被认为是导致传导束功能障碍的主要原因，可早期应用激素，多为一过性，治疗后可好转，如心动过缓或房室传导阻滞持续存在，或者出现阿-斯综合征时，应考虑外科手术取出封堵器，大多数患者可恢复窦性心律，术后心律未恢复者可先安装临时起搏器，观察 4～8 周仍未见恢复者，需安装永久起搏器。三度房室传导阻滞多发生于术后早期，也有晚期发生者，术后应长期随访观察。（河南省人民医院曾为一例 6 岁经皮室间隔缺损封堵术后 11 个月发生三度房室传导阻滞的患儿取出封堵器，术后 2 个月恢复窦性心律。）

（2）植入的封堵器影响瓣膜运动，导致三尖瓣及主动脉瓣反流：预防瓣膜反流最重要的措施是术前患者的选择，另外，在释放封堵器前，仔细评估封堵器伞盘和瓣膜的位置关系尤为重要。对于残余分流，一般分流束小于 2 mm 或速度低于 3 m/s 时可不予特殊处理，有可能自行愈合，对于出现内科治疗无法改善的溶血者，尽早决定转为体外循环手术取出封堵器，行传统的修补手术。

（3）循环波动剧烈，超声下提示封堵器脱落、血气胸、心脏压塞、心脏破裂等严重并发症：封堵器脱落栓塞或移位罕有发生，封堵器可能脱落到左心室、主动脉、右心室、肺动脉，可使用圈套器经皮取出或行外科手术取出，术后早期给予患者适当镇静类药物，半年内需禁止剧烈活动。对于有影响的血胸、气胸应及时放置引流管，出现心脏压塞、心包破裂时需开胸及时清除心包积液、修补心脏。

（4）出现心脏血栓：可加强抗凝治疗强度、时间，结合超声心动图表现判断治疗效果，必要时开胸清除血栓。

八、病例演示（视频 6-1）

1. 病例简介

患者，男，2 岁 4 个月，体重 13 kg。因“发现心脏杂音 2 年”入院，平素偶尔感冒，生长发育略差，胸骨左缘第 3～4 肋间可闻及 3 级收缩期杂音，超声心动图提示：膜周部室间隔缺损，右室面呈囊袋样膨凸，有效分流口约 4 mm；心电图示窦性心律；胸片提示两肺血增多，室间隔缺损可能性大。

2. 手术过程

手术采取全身麻醉。麻醉满意后，取仰卧位，常规消毒铺单，取剑突下微创性胸骨切口进胸。术中经食管超声提示：室间隔缺损为膜周部型，大小 3 mm。暴露右心室，肝素化，右心室表面缝荷包，在 TEE 引导下使用 16 号套管针穿刺右心房后依次置入导丝及 6 F 鞘管通过室间隔缺损，将输送鞘送至左心室，在超声监测下送入 5 mm 室间隔缺损封堵器进行封堵，经食管超声提示无残余分流，各瓣膜无异常，依次撤出导丝及鞘管。右心室以荷包打结。彻底止血，以鱼精蛋白中和肝素，放置心包引流管，常规止血关胸，缝合皮肤。患者术后转回心外科重症监护治疗病房，拔管后转回普通病房。

视频 6-1

参考文献

[1] Lopez L，HouyelL，ColanSD，et al. Classification of Ventricular Septal Defects for the Eleventh Iteration of the International Classification of Diseases-Striving for Consensus：A report from the International Society for Nomenclature of Paediatric and Congenital Heart Disease. AnnThorac Surg，2018，106（5）：1578-1589.

[2] Rallis D，Deierl A，Atreja G，et al. The efficacy of inhaled nitric oxide treatment in premature infants with acute pulmonary hypertension. Early Hum Dev，2018，127：1-5.

[3] Suh C H，Yang D H，Kang J W，et al. Demonstration of doubly committed juxta-arterial ventricular septal defect with aortic valve prolapse by cardiac computed tomography. J Cardiovasc Comput Tomogr，2014，8（1）：83-84.

[4] Sattwika P D，Hartopo A B，Anggrahini D W，et al. Right-sided infective endocarditis in patients with uncorrected ventricular septal defect and patent ductus arteriosus：Two case reports. Clin Case Rep，2018，6（11）：2168-2173.

[5] Berglund E，Johansson B，Dellborg M，et al. High incidence of infective endocarditis in adults with congenital ventricular septal defect. Heart，2016，102（22）：1835-1839.

[6] Chen S Y，Chan K L，Beauchesne L M. Right ventricular outflow tract obstruction secondary to a membranous ventricular septal aneurysm. Eur J Echocardiogr，2011，12（11）：886.

[7] 中国医师协会心血管外科医师分会 . 经胸微创室间隔缺损封堵术中国专家共识 . 中华胸心血管外科杂志，2011，27（9）：516-518.

[8] Shubo Song，Taibing Fan，Bin Li，et al. Minimally

Invasive Peratrial Device Closure of Perimembranous Ventricular Septal Defect Through a Right Infraaxillary Route: Clinical Experience and Preliminary Results. Ann Thorac Surg, 2017, 103 (1): 199-204.

[9] Zhou S, Zhao L, Fan T, et al. Perventricular device closure of doubly committed sub-arterial ventricular septal defects via a left sub-axillary approach.J Card Surg, 2017, 32 (6): 382-386.

[10] Deri A, English K. Educational Series In Congenital Heart Disease: Echocardiographic assessment of left to right shunts: atrial septal defect, ventricular septal defect, atrioventricular septal defect, patent arterial duct. Echo Res Pract, 2018, 5 (1): R1-R16.

[11] Xing Q 1, Wu Q 2, Shi L, et al. Minimally invasive transthoracic device closure of isolated ventricular septal defects without cardiopulmonary bypass: long-term follow-up results. J Thorac Cardiovasc Surg, 2015, 149 (1): 257-264.

[12] Yin S, Zhu D, Lin K, et al. Perventricular device closure of congenital ventricular septal defects. J Card Surg, 2014, 29 (3): 390-400.

[13] Omelchenko A, Gorbatykh Y, Voitov A, et al. Perventricular device closure of ventricular septal defects: results in patients less than 1 year of age. Interact Cardiovasc Thorac Surg, 2016, 22 (1): 53-56.

[14] Zhang S, Zhu D, An Q, et al. Minimally invasive perventricular device closure of doubly committed sub-arterial ventricular septal defects: single center long-term follow-up results. J Cardiothorac Surg, 2015, 10: 119.

[15] 邢泉生 . 先天性心脏病经胸微创封堵术 . 北京：人民卫生出版社，2014：58-72.

7 单纯超声引导经皮介入治疗室间隔缺损

（张凤文）

一、适应证和禁忌证

2018 年由国家卫生健康委员会 国家心外介入质控中心牵头组织专家学者撰写了《单纯超声心动图引导经皮介入技术中国专家共识》，共识指出了单纯超声引导经皮介入 VSD 封堵术的适应证和禁忌证。

（一）适应证

（1）有血流动力学异常的单纯性膜部 VSD，直径＞3 mm，＜10 mm。

（2）VSD 上缘距主动脉右冠瓣≥2 mm，无主动脉右冠瓣脱入 VSD 及主动脉瓣反流。

（3）原则上年龄≥2 岁，体重≥10 kg。如体重＜10 kg 患者，可选择经颈静脉途径。

（二）禁忌证

（1）感染性心内膜炎，心内有赘生物，或存在其他感染性疾病。

（2）封堵器安置处有血栓存在。

（3）巨大 VSD，缺损解剖位置不良，封堵器放置后可能影响主动脉瓣或房室瓣功能。

（4）重度肺动脉高压伴双向分流。

（5）合并出血性疾病和血小板减少。

（6）合并明显的肝肾功能异常。

（7）心功能不全，不能耐受操作。

（8）对镍过敏患者。

（9）伴有其他心内畸形需要同期心内直视手术者。

二、术前准备

术前进行体格检查，完善经胸超声心动图、X 线胸片、心电图、血常规、肝肾功能、电解质、凝血功能和传染病指标检查。

经胸超声心动图评价室间隔缺损的位置、大小、形态以及缺损边缘距主动脉瓣的距离，判断室间隔缺损与 Koch 三角顶点的关系，伴有膜部瘤者需要检测基底部缺损直径、出口数目及大小等。经胸超声心动图必须观察的切面有心尖或胸骨旁五腔心切面、心底短轴切面和左心室长轴切面。心尖或胸骨旁五腔心切面观察室间隔缺损的大小以及缺损边缘距主动脉瓣的距离；心底短轴切面观察缺损的位置、大小和分流束的方向，以便操作时引导导丝的走向；左心室长轴切面观察缺损与主动脉瓣的关系以及是否合并主动脉瓣脱垂。三尖瓣与室间隔缺损的关系通常可选择主动脉短轴切面、心尖或胸骨旁五腔心切面等。

三、手术方法

（一）经股动脉法

（1）患者在术前再次行超声心动图检查，确认室间隔缺损的位置并测量直径。患者取仰卧位，行局部麻醉或保留自主呼吸的全身麻醉，经胸超声心动图提供引导。在此项技术开展早期，为保证患者安全可同时消毒股动脉穿刺区及胸骨正中区域，为经胸小切口封堵或行外科手术做好准备，经胸超声图像不清楚的患者同时需要全麻、气管插管及颈静脉置管，以使用经食管超声引导，经食管超声图像比经胸超声图像清晰，便于引导操作。患者需接受肝素化（80 U/kg）处理。

（2）测量胸骨左缘第 2 肋间至右侧股动脉穿刺点的距离，作为工作距离。穿刺右侧股动脉，置入 5 F 动脉鞘，根据超声主动脉长轴切面的室间隔缺损分流方向，部分修剪 5 F 猪尾导管，使其头部呈 1/3～1/2 圆弧（图 7-1）。

（3）经动脉鞘送入 5 F 猪尾导管及导丝。从股动脉穿刺处到降主动脉为超声引导的盲区，输送导管和导丝务必轻柔，切忌盲目输送导丝。可以将导丝伸出导管 2～3 cm 后同时输送。

（4）当导管和导丝的输送距离达到工作距离时，超声心动图经胸骨上窝显示主动脉弓长轴切面，旋转导管可帮助发现导管的位置，将导丝及猪尾导管送达升主动脉，调整猪尾导管方向，使其开口朝向主动脉弓小弯侧，轻轻推送导丝，即可进入升主动脉。沿导丝推送导管进入升主动脉后，退出导丝，超声以胸骨旁切面显示升主动脉长轴，在超声引导下，旋转推送导管，引导导管通过主动脉瓣进入左心室，注意动作轻柔，切忌暴力。

（5）导管进入左心室后，调整猪尾导管方向，使其开口朝向缺损（图 7-2），显示主动脉长轴切面或五腔心切面，轻轻推送，将导丝经 VSD 送入右心室内，此过程为关键步骤，应注意结合推送导丝的阻力判断导丝是否顶住室间隔，并在超声引导下调整导丝方向，出现明显落空感时，受超声切面的限制，有时候并不能准确判断导丝是否通过室间隔缺损，应通过四腔心切面在右心室寻找导丝，确定导丝是否通过缺损（图 7-3）。

（6）根据术前超声测量的缺损直径，加 1～2 mm 选择封堵器及相应的输送系统。

（7）退出猪尾导管，并用工作距离法标记猪尾导管曾经插入体内的深度。沿导丝送入输送鞘，输送鞘送入深度比猪尾导管插入深度长 2～4 cm，超声即可发现导管通过室间隔缺损进入右心室，退出输送鞘内芯及导丝，沿输送鞘送入封堵器。于右心室内释放封堵器伞盘，后撤输送系统，使伞盘紧贴缺损右心室开口（图 7-4），若

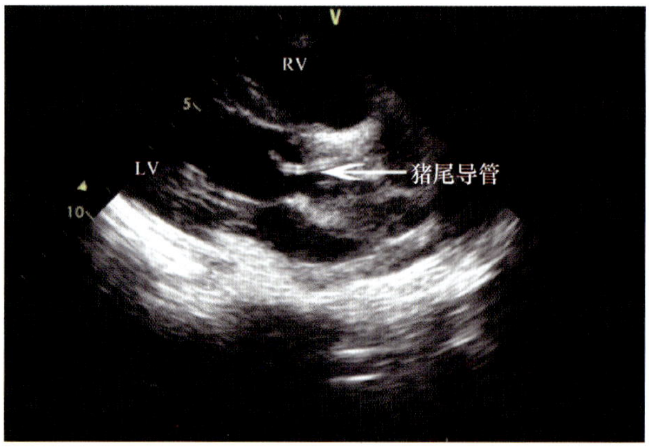

图 7-2　导管进入左心室后，调整猪尾导管方向，使其开口朝向缺损

RV：右心室；LV：左心室

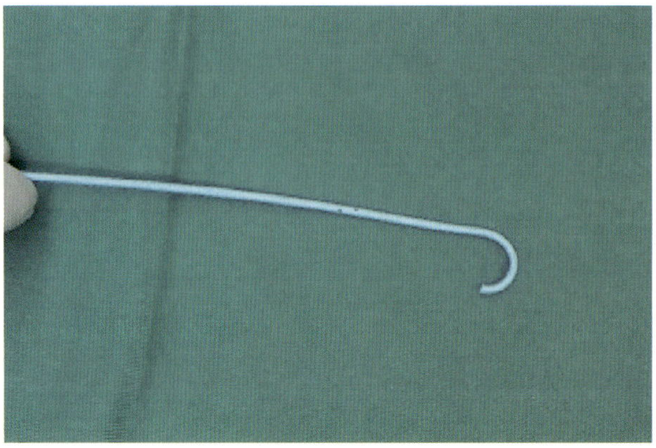

图 7-1　猪尾导管修剪后形态

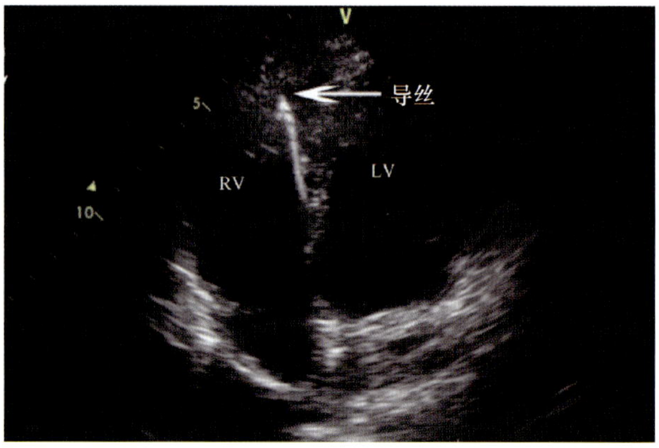

图 7-3　通过四腔心切面在右心室寻找导丝，确定导丝是否通过缺损

RV：右心室；LV：左心室

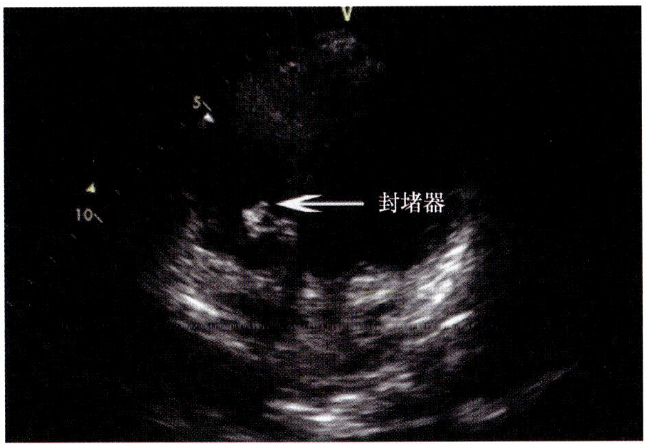

图 7-4 于右心室内释放封堵器伞盘，后撤输送系统，使伞盘紧贴缺损右心室开口

箭头指向封堵器右心室侧伞盘

后撤途中遇到阻力，可能伞盘被三尖瓣腱索阻碍，此时应收回伞盘，将输送鞘稍回撤，使其头端刚刚通过缺损进入右心室，再次释放封堵器右侧伞盘。当封堵器右侧伞盘确认紧贴缺损右心室开口后，后撤输送鞘，释放封堵器左心室面。

（8）以超声心动图显示多个切面如主动脉长轴、四腔心切面评价封堵器形态以及是否远离主动脉瓣，以多普勒超声检查有无残余分流、三尖瓣是否有新发反流或既往反流加重。由于封堵器输送钢缆通过主动脉瓣连接封堵器，所以在封堵器释放前，主动脉瓣会出现反流，因此重点在于用二维超声观察主动脉瓣瓣叶根部是否受封堵器压迫，如果没有压迫，释放封堵器后，主动脉瓣反流即可消失。

（9）若封堵效果满意，逆时针旋转输送杆释放封堵器，撤出输送系统，再次以超声评估封堵器形态、位置及主动脉瓣功能。如果情况良好，予以压迫止血，绷带包扎。

（二）经颈静脉法

（1）患者取仰卧位，全麻气管插管，插入经食管超声探头；部分成人患者可以局部麻醉，无需气管插管，采用经胸超声引导。需要强调的是，由于经颈静脉介入时，操作区域位于头侧，患者面部被无菌单覆盖，麻醉师难以观察并保障气道通畅，患者亦有强烈的恐惧感，所以绝大多数患者应该采用全麻气管插管的方式进行麻醉。

（2）术前经食管超声心动图检查室间隔缺损的位置、大小、形态以及缺损边缘距主动脉瓣的距离（图 7-5A）。

（3）消毒铺巾，穿刺右侧颈静脉，测量穿刺点到右侧第 3 肋间的距离，标记为工作距离，以便于计算输送系统进入体内的深度。

（4）建立输送轨道，常规应用肝素 80 U/kg，于颈静脉内置入 5 F 动脉鞘管，注意由于患者年龄、体重较小，而现有 5 F 动脉鞘管的扩张器很长，故动脉鞘管的外鞘管插入血管后，再继续插入时，应逐渐退出扩张器，以免损伤心脏，动脉鞘管亦不可全部插入体内，以免鞘管损伤三尖瓣，动脉鞘管插入深度以 3～5 cm 为宜，并以缝线将动脉鞘管固定于治疗巾上。根据室间隔缺损方向，部分修剪 5 F 猪尾导管，使其头部呈 1/2～3/4 圆弧形。经动脉鞘管送入 5 F 猪尾导管及导丝。将导丝及导管送入达到工作距离后，在超声心动图引导下，退出导丝，旋转导管，方便超声心动图在右心房内探测导管位置及方向（图 7-5B），调整导管方向并推送导管通过三尖瓣进入右心室，再次调整导管方向，使其开口朝向室间隔缺损，在超声心动图引导下，轻轻推送导丝，于主动脉短轴切面显示导丝位置并调整方向，使导丝经室间隔缺损进入左心室内（图 7-5C），退出猪尾导管。

部分患者经过反复调整导管方向后导丝仍难以通过室间隔缺损，可采用 5 F 可调弯导管，该导管可以 0～90° 调整头部弯度，以直线型经颈静脉送入右心室，通过旋转操纵器，导管头部逐渐弯曲，达到适合的弧度，方便导丝通过室间隔缺损（图 7-6）；但是可调弯导管直径较粗（外径比内径粗 2 个 F）、费用较贵并有可能损伤三尖瓣腱索，可作为常规方法的有益补充。

导丝通过室间隔进入左心室后，退出导管，留置导丝，以送入输送鞘管。退出导管时，需注意测量导管曾经插入体内的深度，在插入输送鞘管时作为参考。部分小年龄患者因左心室较小，导丝进入左心部分较短，不能提供足够的支撑力，

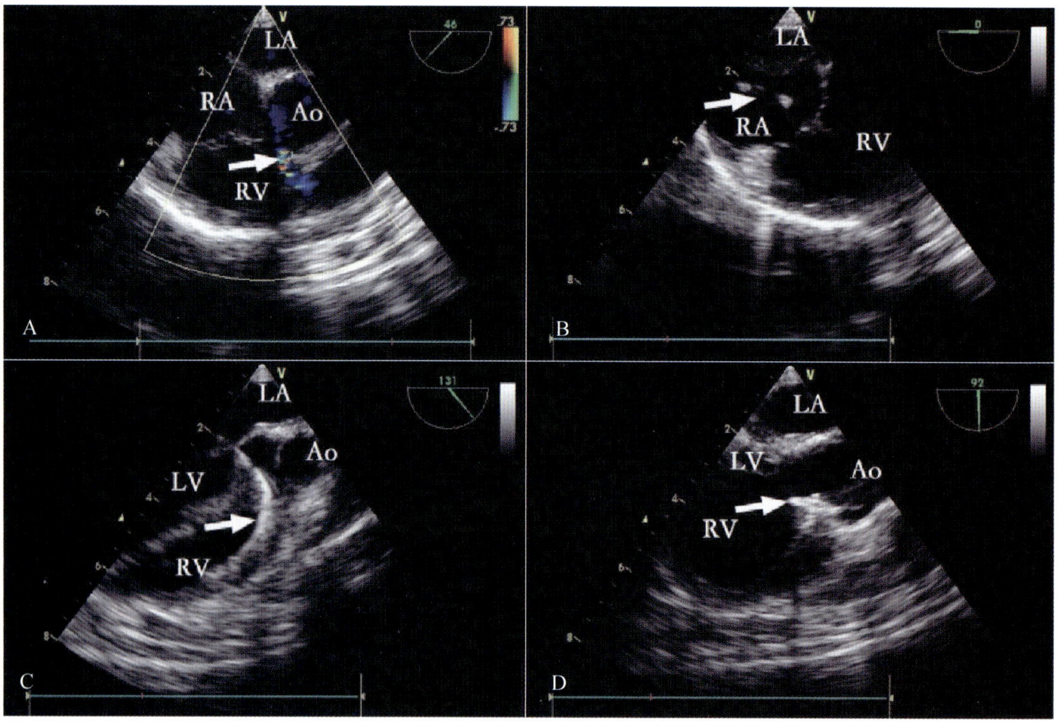

图 7-5　经颈静脉室间隔缺损封堵的术中超声心动图影像

A. 术前超声测量室间隔缺损大小及位置；**B**. 导管进入右心房；**C**. 导丝通过室间隔缺损进入左心室；**D**. 释放封堵器左心室侧。Ao：升主动脉；LA：左心房；LV：左心室；RA：右心房；RV：右心室

对于这类患者，可经股动脉送入圈套器，于升主动脉内张开圈套器，调整导丝方向，使其通过室间隔缺损后经主动脉瓣进入升主动脉，圈套器抓捕导丝后，建立经颈静脉-室间隔缺损-股动脉的轨道，沿导丝经颈静脉送入导管即可通过室间隔缺损进行封堵。

（5）封堵器的选择：根据术前超声心动图测量的室间隔缺损直径，加 1～3 mm 选择封堵器及相应的输送系统。室间隔缺损远离主动脉瓣，首选对称型室间隔缺损封堵器，靠近主动脉瓣者，选择偏心型封堵器，多孔型缺损可选择左右两侧不对称的细腰型封堵器。

（6）植入封堵器：在超声心动图监测下，沿导丝送入输送鞘，输送鞘通过室间隔缺损进入左心室后，退出输送鞘内芯及导丝，沿输送鞘送入封堵器。于左心室内释放封堵器左心室侧伞盘（图 7-5D），后撤输送系统，使伞盘紧贴室间隔缺损左心室侧开口，后撤输送鞘，释放封堵器右心室面。如果使用偏心封堵器，在释放左心室面后，应显示主动脉长轴切面，旋转导管及输送杆，使封堵器标记点远离主动脉瓣。

（7）超声心动图评估残余分流、封堵器是否远离主动脉瓣、主动脉瓣是否存在反流。反复进行推拉试验，如果封堵器无移位，无残余分流，无瓣膜反流，心律正常，即可逆时针旋转输送杆，释放封堵器。

（8）撤出输送系统，压迫止血，以绷带包扎。

四、术后处理

（1）术后以砂袋加压包扎 6 h，卧床 24 h，可适当镇静，保持患者安静。

（2）术后复查 ACT，ACT 小于 180 s 后开始普通肝素（250 U/kg）加入 24 ml 生理盐水中，

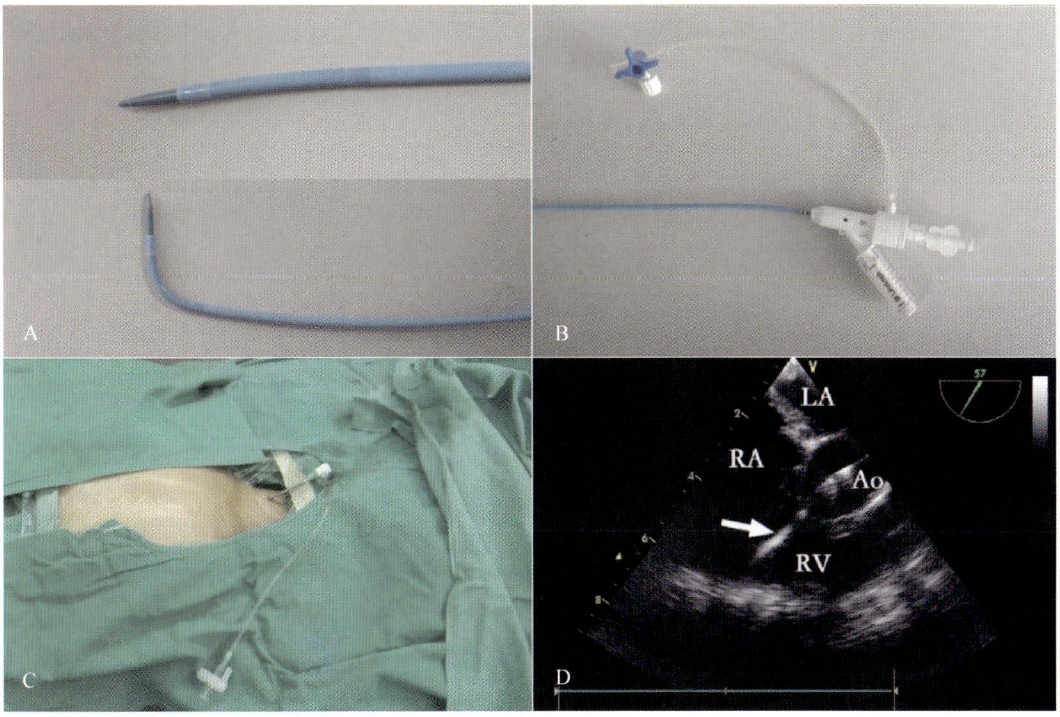

图 7-6 可调弯导管实物图像及术中图像

A. 可调弯导管头端呈笔直及 90° 状态；B. 可调弯导管尾端；C. 右侧颈静脉置入操作鞘管；D. 可调弯导管辅助导丝通过室间隔缺损（箭头所示为可调弯导管）。Ao：升主动脉；LA：左心房；RA：右心房；RV：右心室

0.5～1 ml/h 泵入持续至术后第一天晨 6 点。

（3）术后第一天口服阿司匹林 3～5 mg/kg，持续 6 个月。

（4）术后 24 h 内复查超声心动图、心电图、X 线胸片。

（5）术前半小时及术后 6 h 各静脉注射一次抗生素预防感染。

（6）术后 1、3、6 个月复查超声心动图、心电图。

五、术后并发症及处理

（一）封堵器脱落栓塞和封堵器移位

封堵器脱落栓塞或移位罕有发生。封堵器可能脱落到左心室、主动脉、右心室、肺动脉，可使用圈套器经皮取出或行外科手术取出。术后早期可给予患者适当镇静类药物，术后半年内禁止剧烈活动。

（二）外周血管损伤

超声心动图引导经股动脉行室间隔缺损封堵术不需行股静脉穿刺，避免了股静脉穿刺的损伤。行股动脉穿刺时，应严格按照改良 Seldinger 穿刺法进行。从股动脉穿刺处送入导管及导丝到升主动脉这一过程是超声心动图监测盲区，务必动作轻柔，送入过程中若感到阻力增大，切勿盲目用力，应稍退回再次尝试。

（三）三尖瓣反流

超声心动图引导经股动脉行室间隔缺损封堵术不需要从股静脉送入圈套器建立股静脉-室间隔缺损-动脉轨道，避免了此过程中对三尖瓣及其腱索的潜在损伤。在释放封堵器右侧伞盘后，回撤覆盖伞盘的过程中若遇到阻力，可能是伞盘被三尖瓣腱索阻挡，此时应收回伞盘，回撤输送鞘管，使其头端刚通过室间隔缺损进入右心室时，再次释放封堵器右侧伞盘。对于术前存在三尖瓣反流的患者，释放封堵器后三尖瓣反流应无明显增加，否则应重新释放。

（四）主动脉瓣反流

预防主动脉瓣反流最重要的措施是术前患者的选择，缺损边缘距主动脉瓣的距离应大于2 mm。另外，在释放封堵器前，仔细评估封堵器左侧伞盘和主动脉瓣的位置关系尤为重要。

（五）传导阻滞

封堵器对膜周部缺损周围组织的压迫引起的周围组织水肿、炎症反应，继而发生纤维化被认为是导致传导束功能障碍的主要原因。右束支传导阻滞是膜周部缺损封堵术后最常见的传导功能障碍，完全性房室传导阻滞是经皮室间隔缺损封堵术后最严重的并发症，文献报道发生率为0%～22%。发生封堵相关的传导阻滞的危险因素有：低体重和使用过大的封堵器，但并不确切。一般推荐使用比缺损直径大1～2 mm的封堵器。回顾文献报道发现，使用改进的封堵器，如增加封堵器腰高或使用导管封堵器或其他新型封堵器（如Nit-Occlud®Lê室间隔缺损封堵器和Amplatzer 2代膜部室间隔缺损封堵器）发生传导阻滞的比率较低。此外，超声引导下经股动脉行室间隔缺损封堵术不需要建立股动脉-室间隔缺损-股静脉轨道，可减少对缺损周围组织的压迫和刺激，有利于减少术后传导阻滞的发生。

（六）残余分流

残余分流是室间隔缺损封堵术后最常见的并发症。据Yang等的系统评价，35个研究共4138例接受经皮室间隔缺损封堵术的患者中，有1134例（27.4%）出现术后残余分流。术后微量残余分流有可能自行愈合。我们的经验是术中大于2 mm的残余分流应改行经胸封堵术或行外科手术。

（七）空气栓塞

仔细操作导管和交换导丝，在封堵器到达输送鞘末端未释放出右侧伞盘时，用注射器回抽使输送鞘中充满血液可最大限度地减少空气栓塞的发生。

（八）溶血

溶血是心内植入术后常见的并发症，最早由Sayed报道发生在房间隔缺损处植入特氟龙补片术后，已被报道发生在房间隔缺损、室间隔缺损、动脉导管未闭封堵术后。文献报道室间隔缺损封堵术后溶血发生率为0.7%～15%，多发生在术后早期，尤其是存在残余分流的患者。大部分患者可通过使用糖皮质激素得到控制，否则应行外科手术取出封堵器，修补室间隔缺损。所有残余分流患者术后应常规检查血常规、尿常规及游离血红蛋白。

（九）心包积液

经皮封堵术后心包积液极少发生，可能由术中导管和导丝刺激、穿破心脏引起。因此，术中仔细、轻柔操作尤为重要。

六、总结

单纯超声引导下行经股动脉膜周部室间隔缺损封堵术具有良好的安全性和有效性，可以达到和放射线引导相似的疗效，并避免使用放射线和造影剂，而且无需建立股动脉-室间隔缺损-股静脉的轨道，在预防瓣膜损伤方面具有明显优势。该技术在开展早期难度较大，需要较长的学习曲线，实行该技术的团队应进行严格培训。制订严格的指征、掌握成熟的操作技术后，该技术具有广阔的发展和应用前景。

七、病例演示

病例 1（视频 7-1）

1. 病例简介

患者，男，32 岁，89 kg，四肢 SpO_2 98%。因查体发现心脏杂音 6 年入院。无发绀、咯血及晕厥。行心电图检查示：窦性心律，电轴左偏。X 线胸片显示肺血偏多。经胸超声检查提示：室间隔膜部回声中断，基底宽约 13 mm，破口约 5 mm，距主动脉瓣 4 mm。

2. 手术过程

手术在普通心脏外科手术室进行，患者穿刺点局麻。测量右锁骨中线第 3 肋间至右股动脉穿刺点距离，并在导管及导丝上标记。于患者脐部以下、膝盖以上消毒铺单。16 号套管针穿刺右侧股动脉，置入动脉鞘管，静脉注射肝素 80 U/kg。经动脉鞘管送入 6 F 下肢动脉鞘，在超声引导下将猪尾导管及超硬导丝送过房间隔中部的 VSD，可以用彩色多普勒帮助判断导管是否在大孔内，退出导管及动脉鞘管。沿超硬导丝将 5 F 输送鞘送至左心室，退出导丝及输送鞘内芯后，在超声监测下送入 7 mm VSD 封堵器进行封堵。封堵器位置、形态良好，封堵器释放后残余分流消失，室间隔软边被封堵器覆盖，且对各瓣膜及周围组织无影响。拔出长鞘、缝合穿刺点后压迫止血，加压绷带包扎。患者术后直接转回普通病房。

病例 2（视频 7-2）

1. 病例简介

患者，男，5.6 岁，17 kg，四肢 SpO_2 98%。因查体发现心脏杂音 10 个月入院。哭闹后无发绀、咯血及晕厥。行心电图检查示：窦性心律，左心室高电压。X 线胸片显示肺血偏多。经胸超声检查提示：室间隔膜部回声中断，基底宽约 13 mm，破口约 3.5 mm，距主动脉瓣约 3 mm。

2. 手术过程

手术在普通心脏外科手术室进行，患者全麻，气管插管。测量右锁骨中线第 3 肋间至右股动脉穿刺点距离，并在导管及导丝上标记。于患者脐部以下、膝盖以上消毒铺单。16 号套管针穿刺右侧股动脉，置入动脉鞘管，静脉注射肝素 80 U/kg。经动脉鞘管送入 6 F 下肢动脉鞘，在超声引导下将猪尾导管及超硬导丝送过房间隔中部的 VSD，可以用彩色多普勒帮助判断导管是否在大孔内，退出导管及动脉鞘管。沿超硬导丝将 5 F 输送鞘送至左心室，退出导丝及输送鞘内芯后，在超声监测下送入 6 mm VSD 封堵器进行封堵。封堵器位置、形态良好，封堵器释放后残余分流消失，室间隔软边被封堵器覆盖，且对各瓣膜及周围组织无影响。拔出长鞘、缝合穿刺点后压迫止血，加压绷带包扎。患者术后直接转回普通病房。

视频 7-1

视频 7-2

8 非体外循环微创介入治疗动脉导管未闭

（谢少波）

一、解剖特点

动脉导管是胎儿循环中的重要通道，其连接主动脉和肺动脉，导管中层为弹力纤维结构，大部分于出生后48 h闭合，如未闭合，称之为动脉导管未闭（patent ductus arteriosus，PDA）（图8-1）。其保持持续开放状态，将造成左向右分流的血流动力学障碍。

PDA是最常见的先天性心脏病之一，约占全部先天性心脏病的7%～12%，其动脉导管连接于肺动脉主干分叉处的左侧肺动脉近端与降主动脉的起始部。导管与主动脉弓连接的近端成锐角（＜40°），远端呈钝角（110°～160°）。导管的长度一般为4～10 mm，直径由数毫米至1～2 cm。其主动脉端开口往往大于肺动脉端开口。大多数动脉导管位于左侧，若为右位主动脉弓，动脉导管可能位于左侧或右侧，双侧动脉导管非常罕见。动脉导管壁在幼儿期比较厚而且弹性好，而在成人或肺动脉高压者则导管壁薄且脆。

根据导管的外形，大致可分为五型：①管型，外形如圆柱状，最常见；②漏斗型，导管的主动脉侧粗大而肺动脉侧狭细，也较多见；③窗型，主动脉干与肺动脉干紧贴在一起，较少见；④哑铃型，导管中间细，主、肺动脉两侧粗，很少见；⑤动脉瘤型，导管本身呈瘤状膨大，壁薄而脆，张力高，容易破裂，极少见（图8-2）[1-3]。

二、病理生理学和临床特征[4-6]

出生后，随着肺血管阻力的降低，在心动周

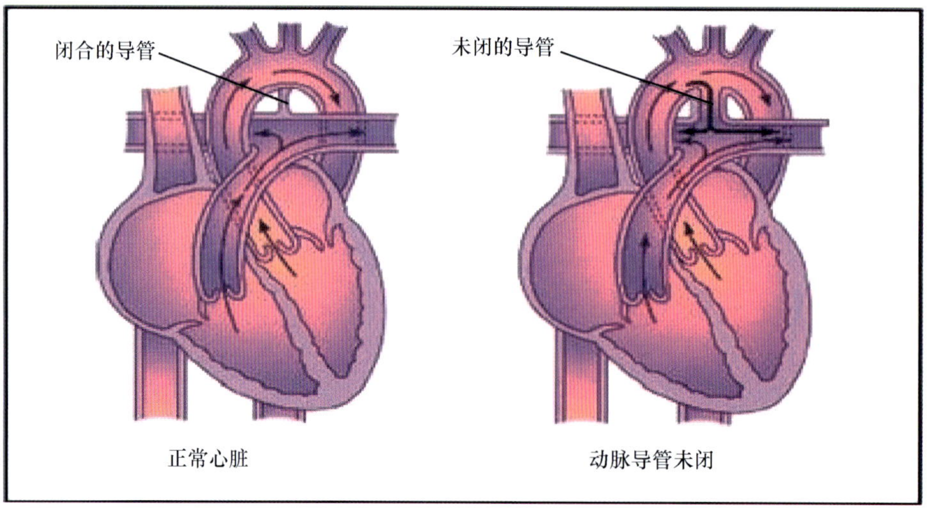

图8-1　正常心脏与先天性PDA畸形对比

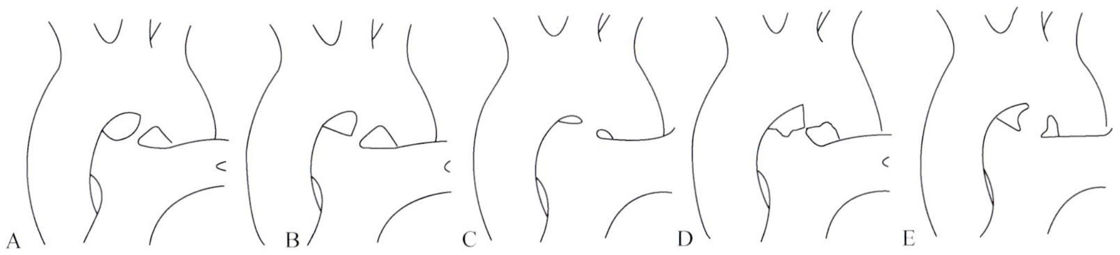

图 8-2 根据导管的外形，大致可分为五型：A. 管型；B. 漏斗型；C. 窗型；D. 哑铃型；E. 动脉瘤型

期的两个时相内从主动脉经 PDA 到肺动脉的血流均增多。结果，即使是同样大小的缺损，PDA 所造成的肺循环超负荷比同样大小的室间隔缺损或房间隔缺损更重。所造成的肺充血又导致了充血性心力衰竭的一些典型症状。持续开放的动脉导管所造成的肺动脉高压会发生得更早。在新生儿和早产婴儿中，体循环的舒张期窃血进入肺循环，被认为是造成肾和胃肠道功能障碍的机制。因为小型或限制型 PDA 中的血流速度加快，所以会发生内皮损伤。这可能是发生感染性心内膜炎的成因。

PDA 患者的临床特征变化不一，取决于体循环和肺循环的阻力、患者的年龄和 PDA 的解剖。PDA 的早产婴儿可能最初需要其 PDA 作为一个必需分流，因为最初存在肺血管高阻力。重度肺动脉高压时，PDA 作为维持心输出量和防止右心衰竭的一个机制。但是，尽管是早产儿，但许多这种婴儿在出生后很早就出现经 PDA 的左向右分流，有时在出生几小时就这样。随着肺血管阻力降低，如果 PDA 是明显的，那么这些婴儿就会出现充血性心力衰竭，或“肺循环过度”的体征。这通常表现为无法脱离呼吸机或对通气的需求增高。在极端情况下，可能会看到有体循环心输出量差，以及外周灌注差和多器官衰竭的体征。有显著左向右分流的婴儿，表现出充血性心力衰竭的体征（例如，心动过速、喂养困难和发育差）。患儿可能表现出左向右分流的症状，诸如发育差和疲劳，如果 PDA 粗大，则表现得特别明显。大型 PDA，且未经治疗的患者，则存在肺动脉高压的特征，实际上，可能已经发生了艾森门格（Eisenmenger）综合征。

未闭的动脉导管造成主动脉和肺动脉之间的一个左向右分流。这一额外的容量负荷作功必须完全由左心室来承担。当导管粗大时，肺动脉压力升高，造成右心室压力负荷作功增加。回到左心房的肺血增加，造成左心房和左心室扩张。与室间隔缺损类似，在出生后的数周和数月内，随着肺血管阻力从较高的新生儿水平开始下降，左向右分流增多。另外，粗大的 PDA 会导致肺动脉压和血流的显著增加，最终会发生肺血管病变。大型的 PDA 会降低舒张压，并减少冠状血管的灌注，这可能使左心室应对增多的容量负荷的能力下降。

三、诊断学检查

1. 胸部 X 线

轻症者可为正常，PDA 分流较大者可表现为心脏中度扩大和肺血增多。出现心功能不全者，可见全心扩大，肺水肿等表现。重度肺动脉高压者，可见中央肺动脉扩张、外周肺血管消失，形成“残根征”表现。

2. 心电图

细小 PDA 患者心电图多为正常，随着左向右分流量增多，心电图可见轻到中度，严重者甚至出现重度左心室肥厚。重度肺动脉高压者，可出现提示双侧心室重度肥厚的表现。

3. 经胸超声心动图（TTE）

二维和多普勒超声心动图是证实导管开放及左侧心腔扩大的诊断标准。二维超声可探查明确主动脉和肺动脉之间的未闭导管，并能测量其内径。多普勒超声可探查动脉导管的分流量及肺动脉压。超声心动图除能明确 PDA 的诊断外，还可同时排除其他心脏及大血管畸形。

4. CT 或 MRI

在有主动脉弓解剖异常和对动脉导管的确切位置有怀疑时，计算机断层成像（computed tomography，CT）或磁共振成像则是一个有用的辅助手段。磁共振成像还有助于确定有无血管环并了解其管腔狭窄的程度。

5. 右心导管造影

一般不需进行该项检查，多见于重度肺动脉高压者，需进一步明确肺动脉阻力及压力时进行，明确是否已进入艾森门格综合征阶段。

四、手术适应证和禁忌证

儿童和成人 PDA 的存在是手术闭合的适应证，诊断明确即应手术治疗。因有增加死亡率和发生心内膜炎的危险，没有症状的儿童若有要求，亦应在学龄前进行手术治疗。

严重肺动脉高压和逆向分流者，未闭导管已成为右心排血的重要通道，如予阻断必将加速右心衰竭而死亡，故为手术禁忌。发绀型心脏病（如法洛四联症、大动脉错位），未闭导管起着患者生存所必需的代偿作用，不能单独阻断导管，除非同时纠正其他畸形。

五、手术方式[7-16]

分为开胸结扎、缝扎法，体外循环手术法及微创介入手术法，一般的开胸手术方法不在此介绍。微创手术可分为经胸介入手术及经皮介入手术。需根据患者年龄、导管类型及大小、肺动脉压力高低、是否合并其他心脏或血管畸形、技术设备条件加以选择。此处主要介绍微创介入手术治疗方式。

（一）经胸 PDA 介入封堵术

经胸介入手术，是经胸骨左缘第 2 肋间进胸，经由肺动脉穿刺封堵 PDA（图 8-3）。亦有部分专家经胸骨下段小切口，经右心室表面穿刺封堵 PDA。此技术是在房间隔缺损和室间隔缺损经胸封堵技术的基础上衍生出来的一种新的选择。此手术方式有其无法取代的优势，例如 PDA 异常粗大或合并重度肺动脉高压，经皮介入封堵时可能出现封堵器移位或脱落；外科手术直接结扎可能出现血管破裂或残余分流；低体重婴幼儿患者，合并重症肺炎或心力衰竭，此手术操作简便，时间短，对心脏刺激小，可作为首选手术方式。

手术步骤：

（1）以全麻气管插管，常规置入经食管超声探头（TEE），常规消毒铺巾。

（2）采用左胸骨旁第 2 肋间小的横切口（图 8-4）。

（3）以牵开器牵开切口，暴露心包，切开并悬吊心包，暴露主肺动脉前壁（图 8-5）。

（4）先用手指触摸，找到震颤最明显处，然后于肺动脉瓣上方用 4-0 Prolene 双头针带垫片在主肺动脉前壁上缝荷包（图 8-6）。

（5）静脉予肝素钠 1 mg/kg，在经食管超声引导下，于荷包中心以 16 号穿刺针穿刺入主肺动脉并置入导丝（图 8-7），调整导丝角度，通过动脉导管进入主动脉。

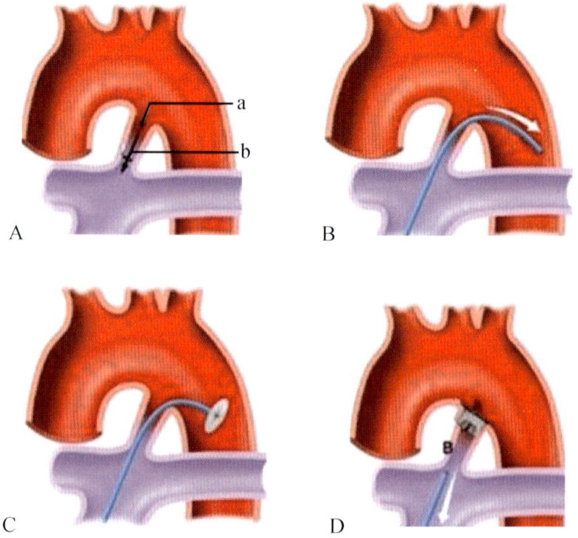

图 8-3 **A.** 以最常见的管型 PDA 为例，a 端为降主动脉端，b 端为主肺动脉端。**B.** 鞘管进入主动脉腔。**C.** 主动脉腔内打开主动脉端伞面。**D.** 回拉紧贴于主动脉壁后，释放封堵器腰部

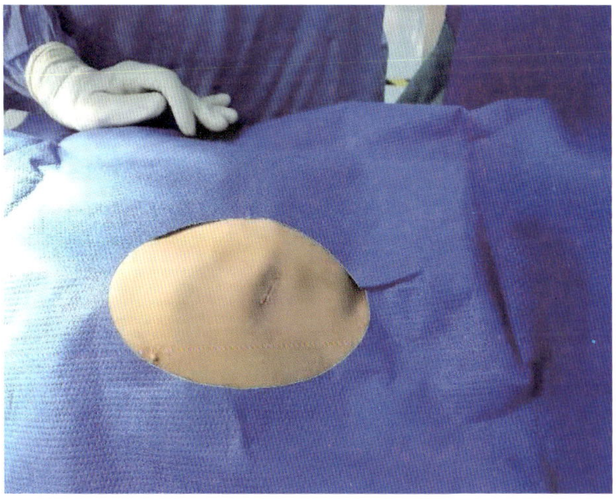

图 8-4　平卧位，取胸骨左缘第 2 肋间小切口

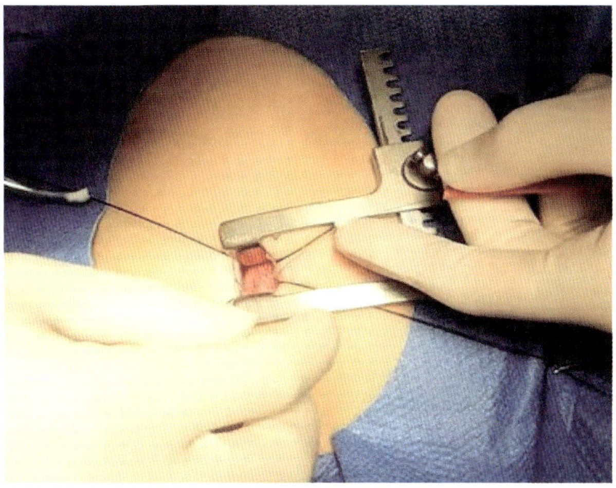

图 8-5　以牵开器牵开切口，暴露主肺动脉前壁

（6）根据 TEE 下对 PDA 的测量结果（图 8-8），选择适当大小的封堵器，一般选择封堵器直径较 PDA 主动脉侧大 3～4 mm，将封堵器安装于输送杆上（图 8-9 至图 8-11）。另外，对于粗大的 PDA，我们的经验是在封堵器的螺母处以 4-0 Prolene 线缝合，预留作为保险线。释放封堵器后将预留的保险线固定于肺动脉表面，如此可避免因肺动脉压突发升高引起封堵器移位脱落进入主动脉中。

（7）沿导丝送入输送鞘，进入主动脉，将装载好封堵器的输送杆置入输送鞘尾部（图 8-12，图 8-13），在降主动脉内释放主动脉端伞面，待其完全打开后，回拉封堵器紧贴主动脉壁。

（8）在 PDA 内释放封堵器腰部，TEE 仔细观察封堵器形状良好，大动脉水平分流消失，反复推拉封堵伞无移位，固定良好（图 8-14），即可释放封堵伞。

（9）撤除输送鞘管，结扎荷包线，仔细止血，切开胸膜，让心包腔与胸腔相通，逐层缝合，充分排气，无需安放引流管。

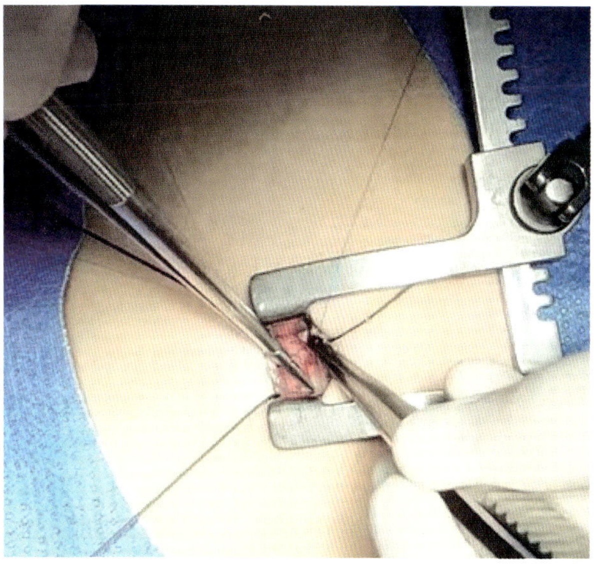

图 8-6　于肺动脉缝合荷包

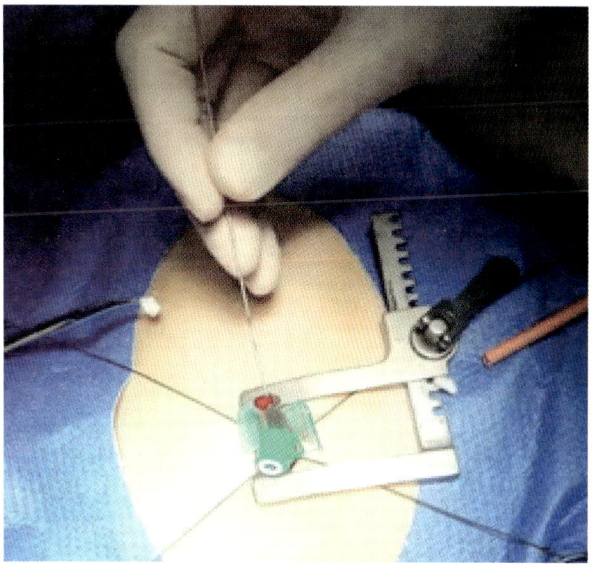

图 8-7　于荷包中心穿刺，调整导丝进入动脉导管

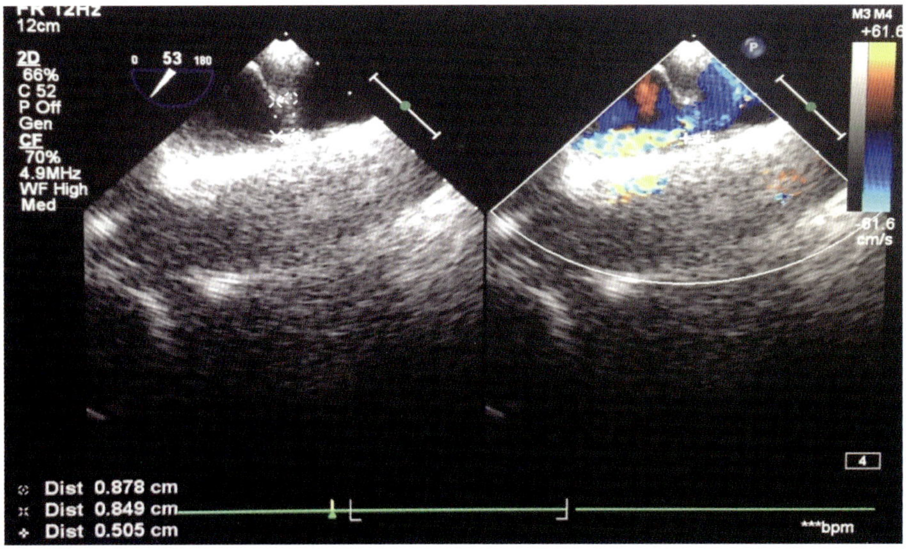

图 8-8　TEE 下探及 PDA 并进行测量

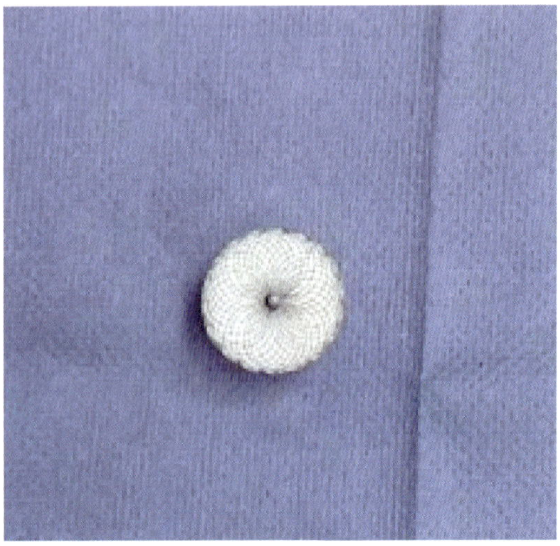

图 8-9　PDA 封堵器主动脉端观

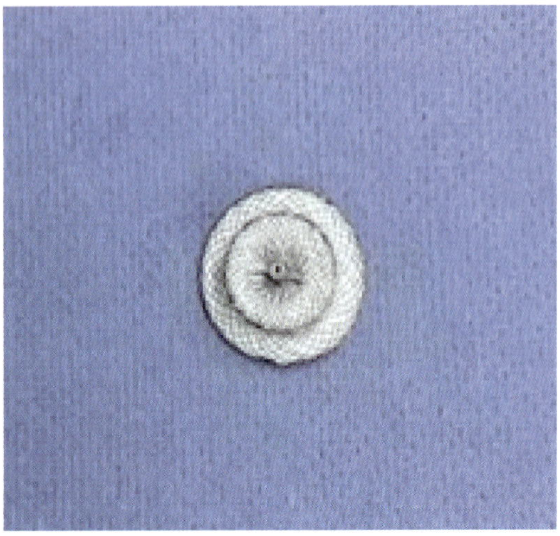

图 8-10　PDA 封堵器肺动脉端观

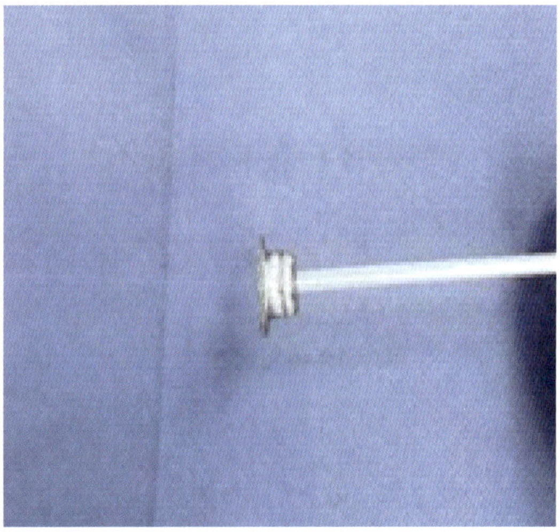

图 8-11　封堵器固定于输送杆

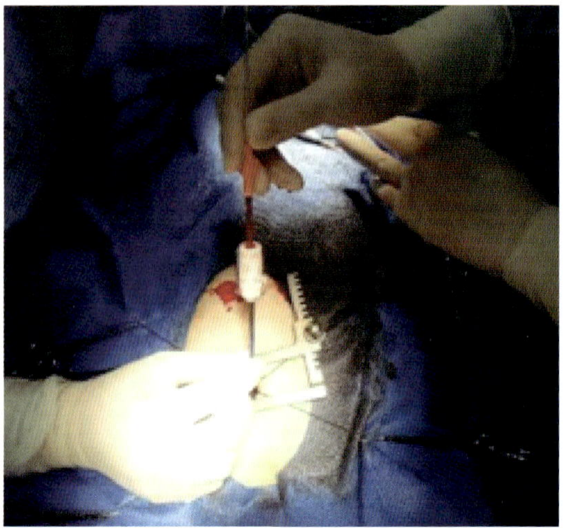

图 8-12　置入输送鞘管并穿过 PDA 至降主动脉侧

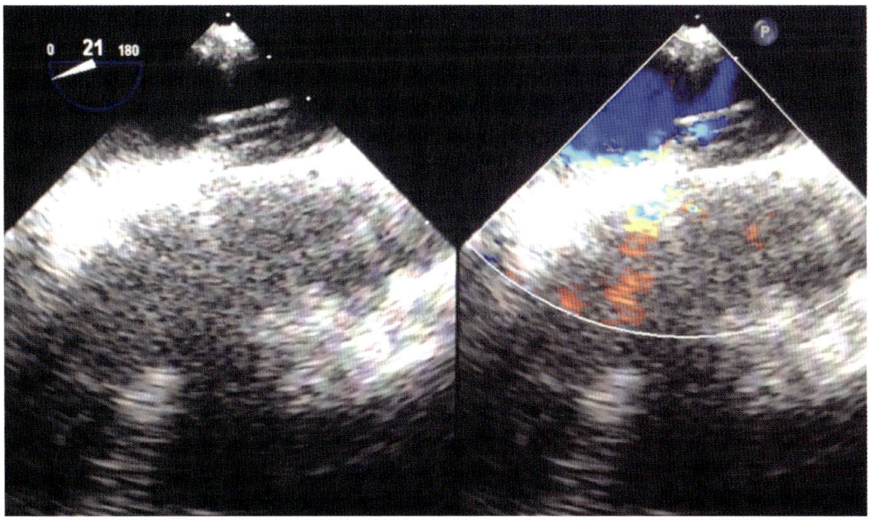

图 8-13　TEE 显示输送鞘经动脉导管进入主动脉腔内

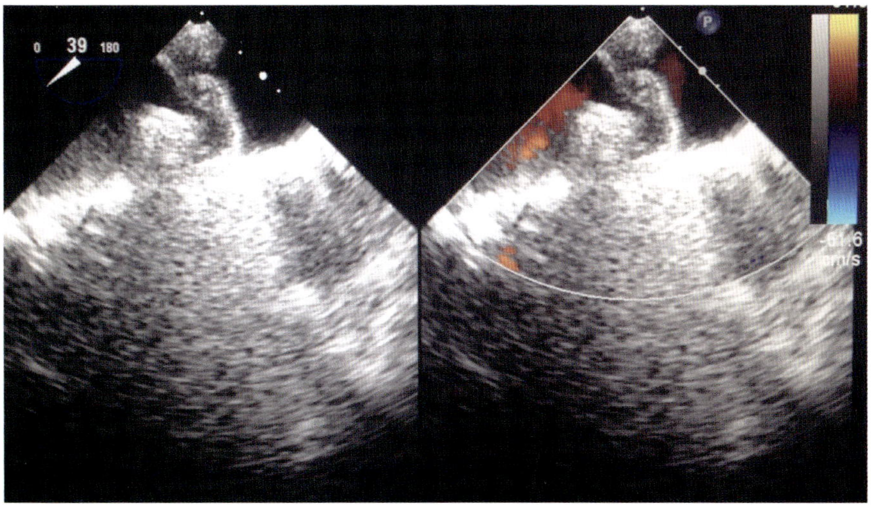

图 8-14　TEE 显示封堵器位置良好

（二）经皮 PDA 介入封堵术

经皮介入 PDA 封堵术，其治疗具有创伤小、失血少等优点，但对患者导管直径、年龄及体重均有一定要求。PDA 直径建议在 2 mm 以上。年龄通常需在 6 个月以上，体重在 4 kg 以上。手术可于数字减影血管造影（digital subtraction angiography，DSA）指导下操作（图 8-15），部分亦可于 TTE 或 TEE 引导下操作。

操作方式分为两种：

1. 经股静脉途径

手术中无需穿刺股动脉，仅经股静脉即可完成检查及治疗，因幼儿股动脉较细小，损伤后较易出现血管痉挛影响下肢血运，故此方式对幼儿比较有利。缺点是释放封堵伞后不能再次造影评估手术效果，术中 TTE 或 TEE 可弥补此不足。

手术步骤：

（1）麻醉：建议静脉复合麻醉，避免患者出

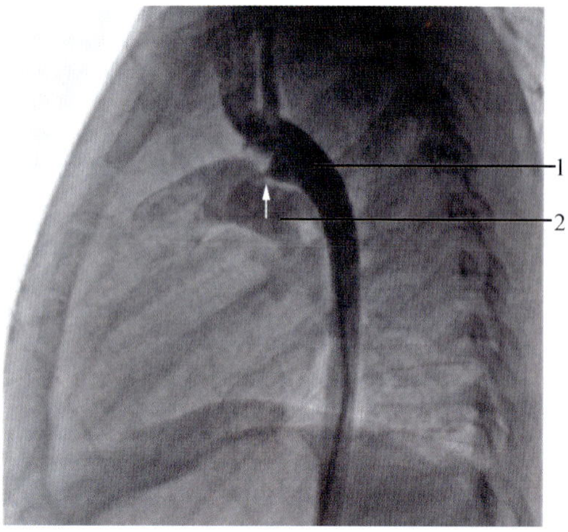

图 8-15　PDA 主动脉造影（左侧位）

1. 主动脉；2. 肺动脉。白色箭头处为 PDA

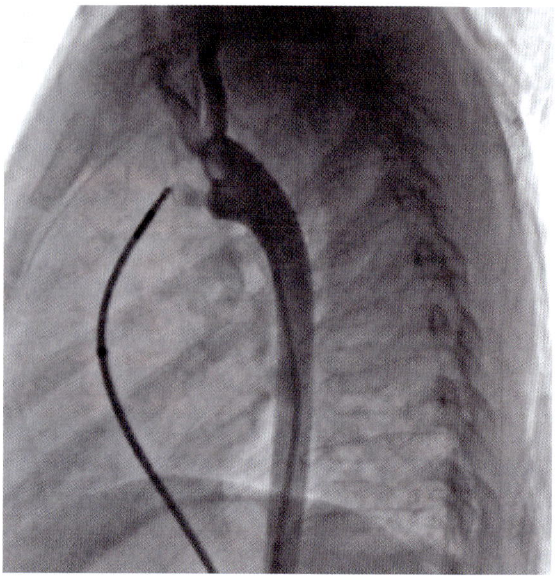

图 8-16　PDA 封堵器植入主动脉造影（左侧位）

现不适，特别是小儿；年长儿及成人可考虑局部麻醉。

（2）穿刺股静脉，根据患者体重情况，选择合适鞘管。

（3）静脉给药，予全身肝素化（1 mg/kg）。

（4）将导管送至肺动脉内，在 DSA、TTE 或 TEE 引导下，将导丝经未闭的动脉导管送入主动脉，沿导丝方向送入导管，确认导管位置及形态。

（5）选择合适封堵器，一般选择封堵器的直径比测量动脉导管的直径大 2～4 mm。

（6）将装载好封堵器的输送杆置入导管尾部，注意排气。推送封堵器进入主动脉内，张开主动脉端伞面，同时回拉导管及输送杆，使封堵器覆盖动脉导管的主动脉端，经 TTE 或 TEE 证明分流消失，回拉有阻力，表示封堵器大小合适。固定输送杆，回撤导管，使封堵器腰部进入动脉导管内，检测封堵器稳定性后，可释放封堵器（图 8-16）。

（7）撤除鞘管，压迫止血。

2. 经股动静脉途径

方法基本同经股静脉途径，不同之处在于增加了股动脉穿刺，可植入较细小的鞘管，行主动脉造影。

经皮介入 PDA 封堵术较常见的问题是导管未能进入动脉导管内，特别是细小直径的动脉导管。对 2 mm 以下 PDA 是否需治疗，从预防感染性心内膜炎方面考虑，建议行封堵治疗。如术中难以通过，可从动脉侧进入肺动脉，通常从动脉进入肺动脉比较容易，可经股动脉放置导管至未闭的动脉导管，通过导管及圈套器，建立动脉-动脉导管-静脉轨道，经轨道导丝送入导管，再经导管送入封堵器或弹簧圈。但弹簧圈容易并发残余分流和溶血。

六、术后处理

借鉴介入导管治疗后的抗凝方案，参照 2009 年《常见先天性心脏病介入治疗中国专家共识》[4] 中对于术后抗凝治疗的建议：术后 6 个月内口服阿司匹林 3～5 mg/（kg·d）治疗；对于封堵器直径大于或等于 30 mm 时可酌情加服氯吡格雷 75 mg/d，合并心房颤动的患者服用华法林抗凝治疗。抗凝治疗过程中严密随访患者，加强患者依从性的同时避免过度抗凝导致的出血事件。术后 24 h、1 个月、3 个月、6 个月、1 年复查心电图及超声心动图，必要时复查胸部 X 线片。

七、术后并发症及处理[17-18]

1. 封堵器移位、脱落或残余分流

主要为封堵器选择不当及操作不规范引起，术后出现心脏杂音再现，超声心动图提示动脉导管再通，需行外科体外循环下手术治疗。因术中可留置 4-0 或 5-0 Prolene 线作为保险线，并固定于肺动脉壁，故封堵器多位于原位附近或肺动脉内，避免了封堵器进入主动脉内。

2. 溶血

主要与术后存在残余分流或封堵器过多突入主动脉内有关。尿色为洗肉水样，严重者可呈酱油色，可伴有发热、血红蛋白下降、黄疸等。一旦出现，可予以激素、碳酸氢钠、止血药等治疗，充分补液及利尿，保护肾功能，一般多可自愈。如经保守治疗后，患者病情无改善，并出现持续发热、溶血性贫血及黄疸加重，则需取出封堵器及闭合 PDA。

3. 降主动脉狭窄

多见于婴幼儿，因封堵器过多突入主动脉腔内引起，特别是使用较大的封堵器时。轻度狭窄（压差小于 10 mmHg）可严密观察，随患儿生长发育可缓解。如狭窄严重，可出现主动脉缩窄的表现，影响下半身供血，需外科手术治疗。

4. 左肺主动脉狭窄

因封堵器突入肺动脉过多引起，也与 PDA 解剖形态有关，故术中需充分了解 PDA 形态，并根据类型选择合适封堵器，有助于避免此类并发症。轻度狭窄可严密观察，如严重狭窄需外科手术治疗。

5. 术后高血压

多见于粗大导管闭合后，因主动脉系统血容量增多所致，可持续数天，应用硝普钠、利舍平及镇静、利尿以防止高血压引起的脑部并发症，部分患者可缓解，少数患者需长期服用降压药物治疗。

6. 急性左心衰竭

常发生在阻断导管后，患者心率增快，气管插管内吸出泡沫痰或血性分泌物，听诊闻及肺部啰音。如不及时处理，会引起血压下降、心律失常等危象。防治措施是在阻断导管前降压，术者逐步阻断导管，一旦发生心力衰竭征象，予对症治疗。

7. 感染性心内膜炎

PDA 患者多数体质较差，常出现呼吸道感染，若手术器械消毒不严，操作时间长，围术期抗生素使用不规范等，都有可能引起感染性心内膜炎。故加强无菌观念，规范手术操作及抗生素使用，是预防感染性心内膜炎的重要措施。

八、视频演示（视频 8-1）

视频 8-1

参考文献

[1] Celiker A，Ozkutlu S，Karagoz T. Transcatheter closureofinterat-rial communications with Amplatzer device：results，unfulfilled attempts and special considerations in children and adolescents. Anatolian Journal of Cardiology，2005，(3)：159-164.

[2] Kluckow M，Evans N.（2001）Low systemic blood flow in the pretern infant. Semin Neonatol，6：75-84.

[3] Brickner ME，Hillis LD，Lange RA .（2000）Congenital heart disease in adults. Second of two parts. N Engl J Med，342：334-342.

[4] 中国医师协会心血管内科医师分会先心病工作委员会 . 常见先天性心脏病介入治疗中国专家共识 . 介入放射学杂志，2011，20（3）：172-176. DOI：10.3969/j.issn.1008-794X.2011.03.002.

[5] Bass J L，Wilson N. Transcatheter occlusion of the patent ductus arteriosus in infants：Experimental testing of a new Amplatzer device. Catheterization and Cardiovascular Interventions，2014，83（2）：250-255.

[6] Liem N T，Tung C V，Van Linh N，et al. Outcomes of thoracoscopic clipping versus transcatheter occlusion of patent ductus arteriosus：Randomized clinical trial. Journal of Pediatric Surgery，2014，49（2）：363-366.

[7] 朱晓东，张宝仁 . 心脏外科学 . 北京：人民卫生出版

社 . 2007：516-524.

[8] 马将伍，莫军，李艳华，等 . 先天性心脏病介入封堵术常见并发症防治分析 . 实用心脑肺血管病杂志，2010，18（5）：626-627.

[9] 张玉展，李红昕，刘海涛，等 . 经胸微创封堵术治疗动脉导管未闭疗效观察 . 中华实用诊断与治疗杂志，2012，26（3）：295-297.

[10] 李红昕，訾捷，郭文彬，等 . 经胸骨旁途径微创动脉导管未闭封堵术 . 中华胸心血管外科杂志，2010，26（6）：422-423.

[11] Drighil A，Jufan M A，Omrane K A，et al. Safety of Transcatheter Patent Ductus Arteriosus Closure in Small Weight Infants. Journal of Interventional Cardiology，2012，25（4）：391-394.

[12] 胡江苇 . 超声心动图在经胸微创封堵治疗先天性心脏病中的应用 . 临床医学工程，2015，22（1）：124-126.

[13] 杨秋蓝，张燕搏，潘湘斌，等 . 经胸微创封堵术治疗先天性心脏病临床分析 . 中华实用诊断与治疗杂志，2016，30（4）：363-365.

[14] 赵烨，高明磊，文平，等 . 先天性心脏病经胸微创封堵术中食管超声引导手法技巧的分析 . 中国医药指南，2017，15（9）：289-290

[15] 王祥，陈智，肖云彬，等. 第二代 Amplatzer 动脉导管未闭封堵器介入治疗小儿先天性心脏病 . 中国介入心脏病学杂志，2017，25（9）：498-501.

[16] 于波，孔祥清，张智伟，等. 中国动脉导管未闭介入治疗指南 2017. 中国介入心脏病学杂志，2017，25（5）：241-248.

[17] 刘洋，张刚成，尚小珂，等. 动脉导管未闭 1251 例经导管介入治疗并发症分析 . 中国介入心脏病学杂志，2014，22（12）：796-800.

[18] 邝素华，马伦超，陆国梁，等 . 经左胸胸骨旁途径动脉导管未闭微创封堵手术及术后管理 . 广东医学，2015，（13）：2011-2013.

9 单纯超声引导经皮介入治疗动脉导管未闭

（王　城）

一、适应证和禁忌证

1. 适应证

（1）左向右分流的漏斗型及管型 PDA。

（2）原则上年龄＞6 个月，体重＞4 kg。

（3）不合并其他必须行外科手术的复杂先天性心脏病。

（4）外科术后有 PDA 残余分流。

（5）一般情况下，PDA 最窄处直径≤4.5 mm，一般选用经股动脉途径；PDA 最窄处直径＞4.5 mm，一般选用经股静脉途径。

2. 禁忌证

（1）对 PDA 存有依赖的先天性心脏病。

（2）严重肺动脉高压并已出现右向左分流。

（3）败血症未治愈，封堵术前 1 个月内患有严重感染。

（4）合并需要手术的其他心脏畸形。

3. 婴儿 PDA 的封堵治疗

1 岁以内的婴儿，尤其是小于 6 个月的患儿，其血管直径比较窄，右心室流出道不长，与肺动脉连接处有一定角度，传输装置通过时容易成角，这使得 PDA 介入治疗的难度增加。若行介入需注意：选择大小适合患者的封堵器，尽量使主动脉侧的封堵器左盘在动脉导管未闭的壶腹部，以防造成主动脉狭窄；减少封堵器不适当地向肺动脉端突出致左侧肺动脉狭窄；操作动作轻柔并选择适当的输送鞘管，避免鞘管过大导致静脉撕裂、断裂而造成静脉破裂、血栓等严重并发症。如果 PDA 没有导致肺动脉高压等血流动力学改变、心脏肥大、心功能减低或者心力衰竭，可于定期随访下等到 1～2 岁再进行手术。婴幼儿巨大 PDA，如果没有合适的封堵器选择，外科手术结扎或许更加安全有效。

4. 巨大 PDA

巨大 PDA 介入治疗通常难度较大，特别是年龄较小的患儿，PDA 介入封堵后可导致主动脉狭窄、溶血等。此时关键在于选用合适的封堵器材。要考虑 PDA 直径、形态，以及脱落、破裂风险等诸多因素。最常选用的 PDA 封堵器通常用于 PDA 直径≤11 mm 的患者。而对于直径＞11 mm 的 PDA，Huang 等报道利用房间隔缺损封堵器封堵 PDA，但是术后残余分流率较高。Thanopoulos 等报道利用 Amplatzer 肌部室间隔缺损封堵器封堵伴有严重肺动脉高压的巨大 PDA 患者获得了不错的疗效。对内径较大、容易发生肺动脉夹层的 PDA，尤其是伴重度肺动脉高压者，应避免反复多次释放和回收封堵器。对于高危患者应选择外科结扎手术。

5. 使用特殊封堵器

使用 ADO Ⅱ 封堵器时，其最大型号为 6 mm，故不适用于大于 5.5 mm 的 PDA，如果使用室间隔缺损封堵器，则不受型号限制，可以封堵更大直径的 PDA，但要注意其输送系统亦更粗、更硬，易损伤动脉导管。

二、术前准备

1. 常规实验室检查项目

包括心脏 X 线片，心电图，超声心动图，血常规，肝、肾功能和血电解质，出、凝血时间和传染病指标等。检查目的为全面评价患者的心脏和其他脏器功能，必要时根据病情增加相关项目，如心肌酶、肺功能检查等：患者近期患过感冒、发热时，可检查心肌酶，若异常增高则暂不宜手术；既往有呼吸疾病史或胸廓明显畸形患者，应行肺功能检查。

2. 术前行经胸超声心动图（TTE）和（或）经食管超声心动图（TEE）检查

在胸骨上窝切面及胸骨旁肺动脉长轴切面重点观察以下内容：动脉导管类型，血流方向，动脉导管肺动脉侧及主动脉侧直径，动脉导管的长度（图 9-1）等。

三、手术方法

（一）经股动脉途径法

（1）患者取仰卧位，术前行超声心动图检测再次确认动脉导管大小、长度。成人和可以配合的大龄儿童局部麻醉，婴幼儿行全身麻醉。

（2）麻醉满意后，以 20 G 套管针穿刺右侧股动脉。测量穿刺点至胸骨左缘第 2 肋间的距离，标记为操作的工作距离。右侧股动脉置入 5 F 下肢动脉鞘，根据超声显示动脉导管走行方向，部分修剪 5 F 猪尾导管，使其头部呈 1/3 圆弧。

（3）将超声探头置于胸骨上窝，显示主动脉弓长轴切面。将导丝插入导管内，经动脉鞘管将导管及导丝送至 PDA 开口处，退出导丝，轻轻旋转导管，调整导管方向，使导管开口朝向肺动脉，推送导丝通过 PDA 进入肺动脉内。输送导管和导丝务必轻柔，切忌盲目推送导丝。导丝通过 PDA 后，将超声探头置于胸骨左缘第 3 肋间，显示肺动脉长轴切面，即可见导丝位于主肺动脉内。

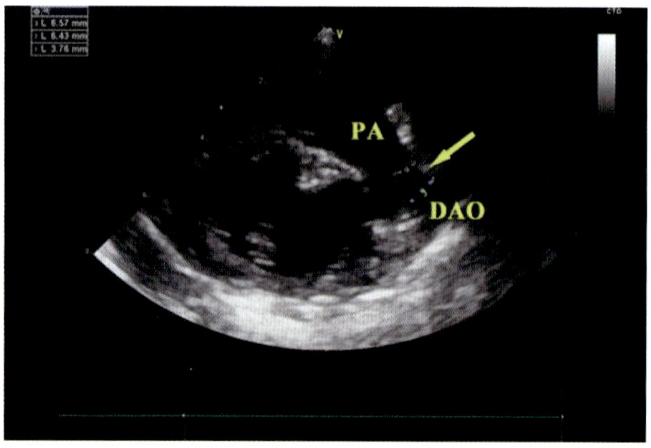

图 9-1　PDA 的超声心动图表现

二维胸骨旁短轴切面显示动脉导管并测量其主动脉侧、肺动脉侧直径和动脉导管的长度。DAO：降主动脉；PA：肺动脉

（4）保留导丝，退出导管，注意在体外测量导管曾经插入体内的深度。送入 4～5 F 输送导管（AmplatzerTorqVue LP 输送系统，美国 AGA 医药有限公司），在超声监测下，将导管经 PDA 送入主肺动脉内（图 9-2B）。该输送导管的插入深度不超过前述猪尾导管插入深度 3～8 cm。如果超声显示不清，可以经导管测压，若导管插入过深进入右心室，应该在超声及压力监测帮助下，将导管缓慢后撤至主肺动脉内。

（5）根据超声测量的 PDA 直径（图 9-2A）选择封堵器。按照测量的 PDA 最窄处的直径选取合适的封堵器，选择的原则为比 PDA 最窄处大 1～2 mm。

（6）退出导丝，沿导管送入封堵器（ADO Ⅱ封堵器，美国 AGA 医药有限公司），在超声监测下释放封堵器肺动脉侧伞盘（图 9-2C），后撤导管使伞盘紧贴 PDA 肺动脉侧开口，后撤导管，释放封堵器剩余部分（图 9-2D）。

（7）超声检查封堵器位置、形态，残余分流情况和肺动脉分支血流流速，超声测量主动脉弓部是否存在压差。若封堵效果满意，逆时针旋转输送杆释放封堵器，撤出输送系统，超声再次评估封堵器形态、位置及主动脉肺动脉流速。如果情况良好，予以压迫止血，绷带加压包扎。

（8）动脉导管未闭血栓封堵法：部分患者虽然超声测量 PDA 直径大于 2 mm，但是实际直径较小，导丝通过 PDA 后，导管无法沿导丝通过 PDA 进入肺动脉内，此时严禁暴力推送导管，造成 PDA 撕裂，应该将导管推送至 PDA 动脉侧入口处，适当后撤导丝，但仍使导丝位于肺动脉内，保留导丝及导管 20 min，待导丝上形成血栓后，固定导管，缓慢退出导丝，利用血栓封堵 PDA。在没有给予患者肝素的情况下，该方法的即刻成

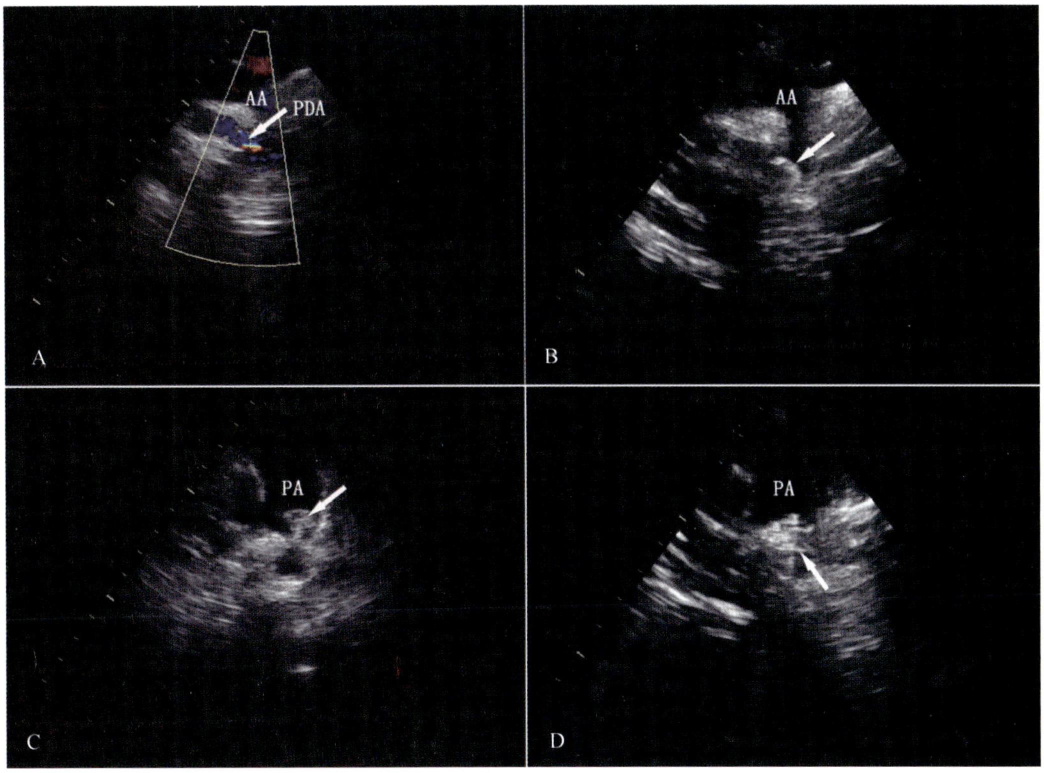

图 9-2 经股动脉介入封堵 PDA 的术中超声心动图影像

A. 胸骨上窝切面，术前超声测量 PDA 直径；**B**. 胸骨上窝切面，输送鞘管通过 PDA（箭头所示为输送鞘管）；**C**. 释放封堵器肺动脉侧（胸骨左缘肺动脉长轴切面，箭头所示为封堵器）；**D**. 释放封堵器主动脉侧（胸骨左缘肺动脉长轴切面，箭头所示为封堵器主动脉侧）。PDA：动脉导管未闭；AA：主动脉弓；PA：肺动脉

功率可达 80%～90%，但存在术后再通的风险。

（二）经股静脉途径法

（1）术前行超声心动图检查再次确认动脉导管大小、长度（图 9-3A）。患者取仰卧位，青少年、儿童及婴幼儿选择全身麻醉，成人需选择 1% 利多卡因施行局部麻醉。依据引导方式（经胸超声心动图声窗显示不满意时，可以选择经食管超声心动图引导）决定是否给予气管插管。

（2）麻醉满意后，20G 套管针穿刺右侧股静脉。测量胸骨右缘第 3 肋间至右侧股静脉穿刺点的距离，并在导管上标记相应距离，作为操作的工作距离。经股静脉置入 6 F 动脉鞘，经动脉鞘送入 6 F 右冠导管或猪尾导管。当导管进入体内达到该距离后，即可旋转导管，方便超声探查导管在右心房内的位置，并可防止导管插入过深而在旋转时损伤上腔静脉。

（3）在超声心动图引导下，将导丝及导管自右心房通过三尖瓣送入右心室。由于超声每次只能检查单个切面，往往不能清楚地显示导管和导丝顶端所到达的位置，所以可以先将猪尾导管按照工作距离送至右心房，由于导管头端体积大，超声很容易探测到导管的位置。沿导管送入导丝，利用猪尾导管的弯度将导丝送入右心室。推送导管时注意轻柔操作，避免损伤三尖瓣瓣叶及腱索。

（4）调整导管方向，使导管开口朝向右心室流出道，轻轻推送导丝，将导丝通过肺动脉瓣送入肺动脉内，沿导丝将导管送入肺动脉内，退出导丝测量肺动脉压。

（5）退出右冠导管，沿导丝送入多功能导管，其送入深度与右冠导管插入深度一致。在经胸超声心动图胸骨旁肺动脉长轴切面上显示主肺动脉及动脉导管，旋转并调整多功能导管方向，同时推送导丝，使导丝通过PDA进入降主动脉内（图9-3B）。超声应经胸骨上窝显示降主动脉，确定降主动脉内有高亮的导丝影像。

（6）根据术前超声测量的PDA直径，加4～6 mm选择封堵器及相应的输送系统。将其连接于输送杆前端，回拉输送杆，使封堵器进入装载鞘内，用生理盐水冲洗去除封堵器及其装载鞘内气体。使用肝素盐水冲洗输送长鞘管，保证鞘管通畅而且无气体和血栓。

（7）退出多功能导管及动脉鞘，沿导丝送入输送鞘，输送鞘送入深度比多功能导管送入深度长5～8 cm。退出输送鞘内芯及导丝。

（8）沿输送鞘送入封堵器。从输送鞘管中送入封堵器至降主动脉，打开封堵器前端，将封堵器缓缓回撤至PDA主动脉侧，嵌在导管主动脉端，回撤输送鞘管，使封堵器腰部镶嵌在动脉导管内并观察是否有明显腰征（图9-3C，D）。

（9）以经胸超声心动图评估残余分流，主动脉弓及左、右肺动脉流速。若封堵效果满意，逆时针旋转输送杆释放封堵器，撤出输送系统，压迫止血，绷带包扎。

四、术后处理

术后患者常规卧床休息24 h，监测心电、血压24 h，注意观察患者的生命体征，主要包括心率、心律、血压、血氧饱和度等，以便及时掌握病情变化。并注意观察穿刺部位是否有血肿及足背动脉搏动情况，防止压迫穿刺点造成下肢缺血。术前半小时及术后6 h各静脉注射一次抗生素预防感染，所有患者于术后24 h内复查超声心动图、心电图及X线胸片，在术后1个月、3个月、6个月、12个月以及以后的每隔1年进行1次超声心动图随访，目的是观察封堵器位置有无改变、残余分流情况、心腔内径大小，探查降主动脉及左、右肺动脉的血流速度等指标。

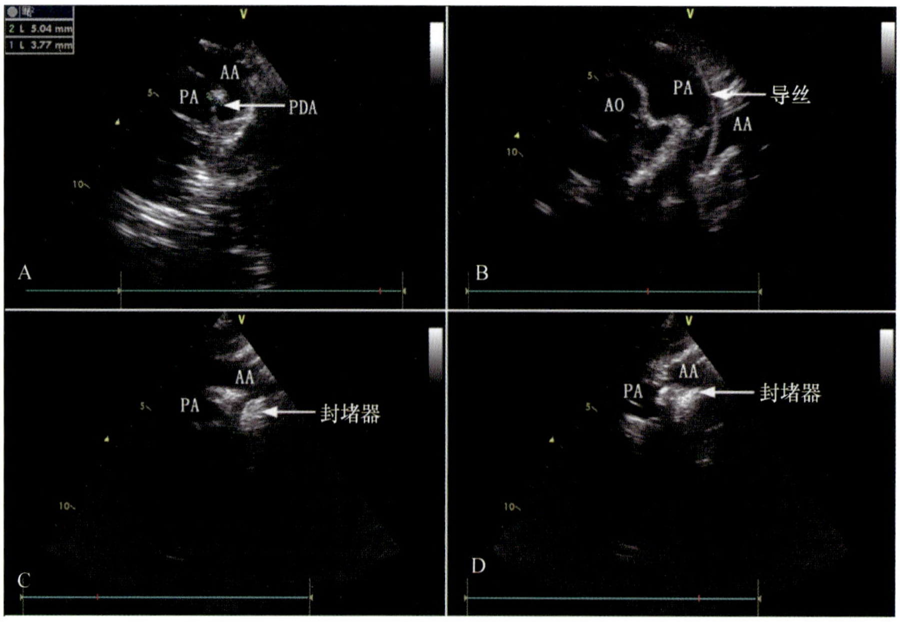

图9-3　经股静脉介入封堵PDA的术中超声心动图影像

A. 胸骨上窝切面，术前超声测量PDA直径；**B.** 胸骨左缘肺动脉长轴切面，导丝通过PDA（箭头所示为导丝）；**C.** 释放封堵器主动脉侧（箭头所示为封堵器主动脉侧伞盘）；**D.** 释放封堵器肺动脉侧伞盘后（箭头所示为封堵器）。PDA：动脉导管未闭，AA：主动脉弓，PA：肺动脉，AO：主动脉

五、术后并发症及处理

1. 残余分流

残余分流是PDA的主要并发症，这与PDA的形态，封堵器形状、移位等多种因素有关。如果封堵器释放前出现显著残余分流，这可能与封堵器的大小及位置不当有关，这时就需要提高警惕，再次确认封堵器的位置、封堵伞的膨胀情况使其处于最佳状态，有时甚至需要调整封堵器大小，更换更大型号的封堵器。这样释放后，如果还有少量残余分流存在，尤其是穿过封堵器的残余分流，一般不必太过担心，术后随访观察即可，残余分流多可以自行消失。中量及以上的残余分流，可能与封堵器移位、动脉导管形状等相关，此时的残余分流，应再次行封堵术或者外科手术治疗。

2. 封堵器脱落和移位

封堵器脱落的发生率约为0.3%。导致封堵器脱落的主要原因为选择封堵器过小或者术中操作不当引起，术中推送封堵器时切忌旋转动作以免发生脱载。肺动脉、腹主动脉及其分支是封堵器脱落的常见部位。脱落至肺动脉的封堵器可经肺动脉插入圈套器或异物钳将其取出，如上述方法失败则需经外科手术取出封堵器，同时结扎PDA。封堵器移位的发生率约为0.4%，如移位后发现残余分流明显或影响到正常心脏内结构，须行外科手术取出封堵器。

3. 溶血

PDA封堵术后进行性的机械性溶血比较少见，发生率<0.8%。由于残余分流大、流速快，造成红细胞破坏而发生的机械性溶血，多发生在术后24 h内，是PDA介入治疗的重要并发症。因此，要求术中封堵完全，避免出现喷射性的残余分流。术后出现残余分流的患者应注意观察尿量、尿色，每天复查血、尿常规，观察血红蛋白、血小板变化等。轻度溶血患者可先采取保守治疗措施，如碱化尿液、应用激素、酌情输成分血等措施多数可以恢复正常。残余量较大，内科药物控制无效者，可再置入一个或多个封堵器（常用弹簧圈）封堵残余缺口。若经治疗后患者病情不能缓解，出现持续发热、溶血性贫血及黄疸加重等，应及时请外科处理。

4. 降主动脉狭窄

应用蘑菇伞封堵器时降主动脉狭窄的发生率约为0.2%，主要发生在婴幼儿，系封堵器过多突入降主动脉所造成的。轻度狭窄（跨狭窄处压差小于10 mmHg，1 mmHg=0.133 kPa）可严密观察，如狭窄较重需考虑接受外科手术。术中严格进行超声检查可以有效避免此类并发症。

5. 左肺动脉狭窄

主要由于封堵器突入肺动脉过多造成。应用蘑菇伞封堵器的发生率为0.2%。左肺动脉狭窄的发生与PDA解剖形态有关，术前应对其形态有充分的了解，根据解剖形态选择合适的封堵器有助于避免此种并发症。轻度狭窄可严密观察，若狭窄较重则需要外科手术。

6. 主动脉和肺动脉夹层

如果多次在主动脉、肺动脉内反复回收封堵器，会导致血管内膜损伤，严重者出现主动脉和肺动脉夹层。这种情况下应根据夹层情况，给予药物保守、支架或者外科手术治疗。因此术中操作轻柔、规范，尽量避免反复回收封堵器，可有效避免此类并发症的出现。

7. 感染性心内膜炎

PDA患者多数机体抵抗力差，容易反复发生呼吸道感染，若消毒不严格，操作时间过长，围术期抗生素应用不当，都有引起感染性心内膜炎的可能。导管室的无菌消毒，规范操作，术后应用抗生素，是防止感染性心内膜炎的有力措施。若术前1个月无感染发热史，术中严格消毒、规范操作一般可避免。对于术后出现发热、乏力、肌肉关节痛者应严密观察病情，及时进行心脏彩超、血培养检查，明确诊断后尽早应用敏感抗生素治疗。

8. 三尖瓣损伤

超声心动图引导经股静脉介入封堵治疗动脉导管未闭需要从股静脉送入导管经右心房-三尖瓣-右心室-肺动脉途径进行操作，此过程中有可能对三尖瓣及其腱索造成一定的潜在损伤。导管通过过程中若遇到阻力，可能是导管被三尖瓣腱索阻挡，此时应送入导丝，拉直猪尾导管后再尝试调整导管方向。术中切记轻柔操作，避免损伤三尖瓣。

9. 心前区闷痛

蘑菇伞封堵器的心前区闷痛发生率为0.3%。主要由于植入的封堵器较大，扩张牵拉动脉导管及周围组织造成，一般随着植入时间的延长逐渐缓解。

六、病例演示

病例1（视频9-1）

1. 病例简介

患者男性，28岁，体重74 kg。因发现心脏杂音半年余入院。患者半年前在当地医院体检发现心脏杂音，彩超检查发现“先天性心脏病，动脉导管未闭”；患者平素无感冒，无口唇发绀、呼吸困难、乏力、多汗、心悸等不适表现，今为进一步治疗来我院门诊，门诊以“先天性心脏病，动脉导管未闭”收入院。自发病以来，患者饮食可，大小便正常，体重无明显变化，睡眠好。体格检查：体温36.3℃，脉搏68次/分，呼吸16次/分，血压123/66 mmHg，胸骨左缘第2肋间可闻及连续性机械样3/6级杂音。超声心动图：动脉导管呈漏斗状，主动脉侧10 mm，肺动脉侧最窄处约4 mm，长约13 mm，左向右分流。心电图：窦性心律。

2. 手术过程

患者取仰卧位，局麻＋镇静，行经胸超声引导，右侧股动脉穿刺后置入5 F下肢动脉鞘，使用修剪后的5 F猪尾导管引导导丝从降主动脉侧通过PDA，进入主肺动脉，退出导管，沿导丝送入5 F输送鞘，置入6 mm×6 mm AGA公司PDA封堵器，封堵成功，经胸超声提示动脉水平分流消失，无传导阻滞、心包积液、溶血等并发症。

病例2（视频9-2）

1. 病例简介

患者女性，10岁，体重35 kg。患者1周前因“感冒、发热”到当地儿童医院就诊，体检发现心脏杂音，彩超检查提示“先天性心脏病，动脉导管未闭”；患儿平素易感冒，无口唇发绀、呼吸困难、乏力、多汗、心悸等不适表现，今为进一步手术治疗来我院门诊，门诊以“先天性心脏病，动脉导管未闭”收入院。自发病以来，患者饮食可，大小便正常，体重无明显变化，睡眠好。体格检查：体温36.3℃，脉搏100次/分，呼吸24次/分，血压95/58 mmHg。心浊音界轻度扩大，胸骨左缘第2肋间可闻及双期连续性机械样3/6级杂音。超声心动图：动脉导管内径4 mm，长约4 mm，呈管状。左向右高速分流。心电图：窦性心律，大致正常心电图。胸片：肺血多型先天性心脏病，动脉导管未闭可能性大。

2. 手术过程

患儿取仰卧位，接受全身麻醉，保留自主呼吸，行经胸超声引导，右侧股动脉穿刺后置入5 F下肢动脉鞘，使用修剪后的5 F猪尾导管引导导丝从降主动脉侧通过PDA，进入主肺动脉，退出导管，沿导丝送入5 F输送鞘通过PDA，置入6 mm×4 mm AGA公司PDA封堵器，封堵成功。术后无残余分流、传导阻滞、心包积液、溶血等并发症。

视频9-1

视频9-2

病例 3（视频 9-3）

1. 病例简介

患者男性，4 岁，体重 15.5 kg。患者 1 年前体检发现心脏杂音，彩超检查提示“先天性心脏病，动脉导管未闭”；患儿平素易感冒，无口唇发绀、呼吸困难、乏力、多汗、心悸等不适表现，今为进一步手术治疗来我院门诊，门诊以“先天性心脏病，动脉导管未闭”收入院。自发病以来，患者饮食可，大小便正常，体重无明显变化，睡眠好。体格检查：体温 36.3℃，脉搏 115 次 / 分，呼吸 25 次 / 分，血压 95/58 mmHg。心浊音界扩大，胸骨左缘第 2 肋间可闻及连续性机械样 4/6 级杂音。超声心动图：动脉导管内径 3 mm，长约 4 mm，呈漏斗状。动脉水平左向右高速分流。心电图：窦性心律不齐。胸片：先天性心脏病，动脉导管未闭可能性大。

2. 手术过程

患儿取仰卧位，接受全身麻醉，保留自主呼吸，行经胸超声引导，右侧股动脉穿刺后置入 5 F 下肢动脉鞘，使用修剪后的 5 F 猪尾导管引导导丝从降主动脉侧通过 PDA，进入主肺动脉，退出导管，沿导丝送入 5 F 输送鞘通过 PDA，置入 5 mm×4 mm AGA 公司 PDA 封堵器，封堵成功。术后无残余分流、传导阻滞、心包积液、溶血等并发症。

病例 4（视频 9-4）

1. 病例简介

患者女性，3 岁，体重 15 kg。患者 1 年前感冒发热后在当地医院体检发现心脏杂音，彩超检查提示“先天性心脏病，动脉导管未闭”；患儿平素易感冒，无口唇发绀、呼吸困难、乏力、多汗、心悸等不适表现，今为进一步手术治疗来我院门诊，门诊以“先天性心脏病，动脉导管未闭”收入院。自发病以来，患者饮食可，大小便正常，体重无明显变化，睡眠好。体格检查：体温 36.5℃，脉搏 89 次 / 分，呼吸 20 次 / 分，血压 90/60 mmHg。胸骨左缘第 2 肋间可闻及连续性机械样 3/6 级杂音。超声心动图：动脉导管主动脉侧内径 10 mm，肺动脉侧内径 6 mm，长约 7 mm，呈漏斗状。动脉水平左向右高速分流。心电图：窦性心律不齐。胸片：先天性心脏病，动脉导管未闭可能性大。

2. 手术过程

患儿取仰卧位，接受全身麻醉，保留自主呼吸，行经胸超声引导，右侧股静脉穿刺后置入 6 F 上肢动脉鞘，使用 6 F 右冠导管引导导丝通过 PDA 进入降主动脉侧，退出导管，沿导丝送入 5 F 输送鞘通过 PDA，置入 12 mmPDA 封堵器，封堵成功。术后无残余分流、传导阻滞、心包积液、溶血等并发症。

视频 9-3

视频 9-4

10 非体外循环微创介入治疗肺动脉瓣狭窄

（李晓　安琪）

肺动脉瓣狭窄（pulmonary valve stenosis）通常指室间隔完整而肺动脉瓣口狭窄，是常见的先天性心脏病之一，约占所有先天性心脏病的8%～14%，在儿童和成人中均存在。肺动脉瓣膜水平的狭窄也是右心室出口端梗阻最常见的情况，约占80%～90%。肺动脉瓣狭窄可以单独发生，也常作为其他复合畸形的一部分存在，其病变形式多样。

一、解剖特点

正常的肺动脉瓣为三叶式，半月瓣型，三个瓣叶几乎等大。瓣叶附着点位于右心室漏斗部和肺动脉根部交界部位，瓣下为右心室流出道部的圆锥肌肉组织。肺动脉瓣狭窄可以发生在肺动脉瓣、瓣上、瓣下，也可同时合并外周分支肺动脉狭窄或右心室流出道狭窄。

肺动脉瓣狭窄可大致分为三种形态：

（1）穹顶状狭窄：占40%～60%。肺动脉瓣叶之间分离不全，但尚具备活动性，瓣叶交界粘连。收缩期时肺动脉瓣呈穹顶状凸入肺动脉主干，瓣口呈小圆孔状或鱼唇样。此类肺动脉瓣通常仍具备三叶结构，瓣叶之间可见中缝线从窦管交界处延伸至瓣口。

（2）肺动脉瓣叶发育不良：约占20%，大部分努南（Noonan）综合征的患者为此类病变。患者瓣叶显著增厚，可能存在轻微交界粘连，活动度明显受限。部分患者肺动脉瓣环直径狭小、发育不良。

（3）二叶式肺动脉瓣：较为少见，往往与其他复杂先天性心脏病如法洛四联症合并出现。

除肺动脉瓣病变外，右心室肥厚是肺动脉瓣狭窄常见的继发性改变。重度肺动脉瓣狭窄可继发漏斗部肌肉肥厚，有可能进一步加重右心室流出道的收缩期梗阻。肺动脉穹顶状狭窄或二叶式畸形中，由于肺动脉瓣口的高速和偏心射流，常出现肺动脉扩张甚至瘤样膨出，通常以主肺动脉和左肺动脉最为显著。扩张的程度与肺动脉瓣狭窄的程度和病程有关，也很大程度上受到肺动脉血管壁本身的异常发育的影响。

二、病理生理学

肺动脉瓣狭窄导致血液收缩期进入肺动脉受限，右心室压升高，造成显著的跨肺动脉瓣/右心室流出道的压力梯度，超过20 mmHg即可诊断肺动脉瓣狭窄。按照右心导管测量的收缩期右心室压力、右心室-主肺动脉压力阶差，或超声心动图测得的肺动脉瓣口前向血流峰值流速（V_{max}），肺动脉瓣狭窄的程度可以分为[1-3]：

- 轻度：跨肺动脉瓣压力阶差<40 mmHg，或右心室压占体循环血压<50%，或超声心动图测得 V_{max}<3 m/s。
- 中度：跨肺动脉瓣压力阶差40～60 mmHg，或右心室压占体循环血压50%～75%，或超声心动图测得 V_{max} 3～4 m/s。
- 重度：跨肺动脉瓣压力阶差> 60 mmHg，或右心室压占体循环血压>75%，或超声心动图测得 V_{max}> 4 m/s。

新生儿合并极重度肺动脉瓣狭窄者，由于依赖动脉导管分流维持肺循环，可能早期缺氧不明显。而后不久随着动脉导管的逐渐萎缩或关闭，可出现明显的发绀、呼吸困难，可能导致内环境紊乱和死亡。

较大儿童、成人的轻到中度肺动脉瓣狭窄通常血流动力学稳定，耐受良好，常无症状或有轻度的劳力性呼吸困难，一般不应造成显著发绀，若存在发绀者大部分合并有心房水平右向左分流。重度狭窄导致心输出量降低，肺循环血量减少，可能出现发绀和晕厥症状，甚至发生猝死。由于右心室压力升高以及右心室肥厚、顺应性降低而导致其充盈压上升，右心房压力也会随之增高，可通过卵圆孔未闭或房间隔缺损形成右向左分流，进一步出现发绀体征。合并漏斗部严重肥厚梗阻者，哭闹或激惹时可能出现一过性的流出道痉挛、肺血减少，导致缺氧发作的症状，表现为突然的面色苍白、青紫、呼之不应，甚至抽搐，大部分可自行缓解。长期的严重肺动脉瓣狭窄可导致右心室压力负荷增大，右心室肥厚、劳损，最终导致右心衰竭。由于右心室压高，患者也常常出现不同程度的三尖瓣反流。

三、适应证和禁忌证

中度以上肺动脉瓣狭窄伴随右心室肥厚或合并发绀、劳力性呼吸困难或晕厥者应考虑手术治疗。然而大部分患者都可以经股静脉行肺动脉瓣球囊扩张术完成治疗。通过经胸切口入路进行介入治疗仅在少数情况下考虑采用，有时可作为姑息治疗的选择。

（一）适应证

（1）低龄、低体重危重婴幼儿，外科根治手术风险大，且无条件采用经外周血管介入者。

（2）肺动脉瓣极重度狭窄甚至闭锁，常规介入器械难以通过者。

（3）动脉导管依赖型的患儿，预计在肺动脉瓣介入后肺动脉的前向血流仍然不够，还有可能需要建立 B-T 分流者。

（二）相对适应证

合并肺动脉瓣下漏斗部狭窄，但暂不适合根治手术者，可考虑球囊扩张，必要时于右心室流出道植入支架进行姑息治疗。

（三）禁忌证

（1）室间隔完整的极重度肺动脉瓣狭窄或闭锁，合并右心室依赖的冠状动脉循环。

（2）伴有显著瓣上狭窄。

（3）重度瓣环发育不良。

（4）合并右心室严重发育不良。

四、术前准备

（1）诊断和评估：完善脉氧饱和度、X 线胸片、经胸超声心动图、心电图、血常规、生化、尿钠肽检查等，结合病史和查体，进一步明确诊断，评估严重程度。X 线胸片可以直观显示患者肺血多寡，如患者肺门外的肺纹理稀疏，透光度高，可推测其肺血少，可能存在外周肺血管床的发育不佳，且应有与之相符的临床表现。轻、中度狭窄者可能心影不大，右心室严重肥厚者可呈现类似靴型心的表现。经胸超声心动图是决定性的辅助检查，首先采取主动脉瓣水平胸骨旁短轴切面和右心室流出道长轴切面，检查肺动脉瓣叶开闭、活动度、增厚情况，有无反流、脱垂等，使用彩色多普勒测量跨肺动脉瓣的血流速度；评估右心室流出道是否狭窄，多普勒测量血流加速情况；测量肺动脉瓣环直径，确认是否存在瓣环发育不良；评估是否存在瓣上狭窄；评估三尖瓣反流的程度和速度。将探头进一步向头侧倾斜，可进一步评估肺动脉主干和左右分支的发育情况。如胸骨旁切面存在肺气干扰，可尝试剑突下显示右心室流出道和肺动脉瓣。从胸骨旁短轴和心尖四腔心切面评价右心室发育情况和右心室肥厚。还应注意从胸骨上窝切面探查是否存在动脉导管未闭，若存在则评估其大小和血流，这对危重婴幼儿十分关键。三尖瓣瓣环径 Z 值小于−3 可以诊断严重的右心室发育不良，但仍需进一步评估心尖小梁部和漏斗部的发育情况，综合判断。对于室间隔完整的肺动脉瓣重度狭窄 / 闭锁的患者，如在右心室的图像发现肥厚的右心室心肌内花色血流信号，需高度怀疑存在窦状间隙开放，需进一步评估是否为右心室依赖的冠状动脉循环。肺动脉分支显示不佳者，需考虑行增强 CT 排除分支狭窄。

（2）对于肺动脉瓣严重狭窄，伴随明显发绀的新生儿，应给予前列腺素 E1，即便动脉导管已经接近关闭，也有一定机会再次开放。在此基础上，给予适当吸氧，积极纠正内环境紊乱。对于大龄儿童、成人，如有流出道肥厚狭窄伴有缺氧发作表现，可预防性给予口服 β 受体阻滞剂。

（3）伴随严重心力衰竭者，应有效内科治疗控制心力衰竭。

五、手术方法[4-7]

（1）手术在具备 X 线造影系统的嵌合手术室进行，同时体外循环备机待命。也可采用心脏表面超声进行引导。

（2）患者取仰卧位，全身麻醉，常规消毒铺巾。

（3）于胸骨下段切开皮肤 3～4 cm，切开剑突或部分剪开胸骨。切开心包并做悬吊，暴露右心室流出道位置。对于有可能同期结扎动脉导管、建立 B-T 分流者，应采用胸骨正中切口。

（4）给予 80～100 U/kg 肝素完成肝素化。

（5）于右心室流出道表面距肺动脉瓣环 1～2 cm 左右处缝制荷包缝线。使用股动脉血管鞘配备的短小穿刺针穿刺右心室流出道表面，并用导丝引导放置 4～5 F 股动脉鞘，由助手协助固定以免脱出。通过鞘管注射少量造影剂，显示数个心动周期内的右心室形态及肺动脉瓣口、肺动脉情况，在造影图像上再次测量流出道、瓣环、窦管交界部的直径。

（6）对准肺动脉瓣方向置入直头超滑导丝，穿过肺动脉瓣口，放入肺动脉远端足够远处，建立轨道。对于开口面积极小的危重新生儿，可直接采用 0.014 英寸直径的直头亲水导引导丝，使用其软头反复试探通过肺动脉瓣口，轻轻推送导丝，进入肺动脉远端。

（7）将造影剂 1：4 稀释，抽入压力泵 / 螺纹注射器中预备。选择 20 mm 的球囊，按照测得的肺动脉瓣环直径，选择相同直径的球囊，以此开始，逐渐换用更大球囊，分多次序贯式扩张，最大不超过瓣环直径的 1.2～1.4 倍。开始扩张时，球囊应在肺动脉瓣位置出现明显的“腰征”，随后“腰征”缩小或消失，表明此次扩张起效。

（8）多次扩张后，通过鞘管注射少量造影剂，造影显示扩张效果，注意是否存在右心室流出道的梗阻或痉挛。使用多功能导管测量右心室-肺动脉的压力阶差，小于 25 mmHg 较为理想。如果压差仍＞ 40 mmHg，考虑选用偏大球囊再次扩张。需注意分辨残余梗阻部位是否确为肺动脉瓣。

（9）对于合并右心室流出道狭窄梗阻的危重婴幼儿，单纯球囊扩张效果不佳，可考虑放置右心室流出道支架。通常根据造影显示的流出道形态，选用 5 mm 直径、13～18 mm 的裸支架，支架需跨过肺动脉瓣环，覆盖肺动脉近端至漏斗部。有时需要两个支架相互交叠覆盖，延长长度。

（10）如果充分解除瓣膜梗阻，右心室流出道也不存在显著狭窄，但氧饱和度仍然低于 80%，应考虑同期行 B-T 分流术。

（11）如结果满意，退出导丝、导管、鞘管，收束荷包打结，止血关胸。

六、术后处理

术后返回重症监护治疗病房，早期密切观察，监测血流动力学和氧饱和度，注意酸碱、电解质平衡。对于危重新生儿患者，术后考虑继续给予前列腺素 E1，直到病情稳定、充分评估后再撤出机械通气和逐步撤离前列腺素 E1 支持。右心室显著肥厚者，术后慎用扩血管药物和米力农等药物。

必要时给予β受体阻滞剂。24 h 内复查超声心动图，评估肺动脉瓣形态、前向血流速度、反流情况，以及瓣上瓣下有无残余梗阻。

术后长期随访，1 个月、3 个月、6 个月、12 个月行超声心动图检查，评估右心室流出道、肺动脉瓣情况，重点测量三尖瓣和右心室径线，评估右心室发育。随访时应测量氧饱和度，必要时行 X 线胸片检查。

七、术后并发症及处理

1. 肺动脉瓣环 / 右心室流出道破裂

多由于高估瓣环直径，或激进使用过大的球囊扩张导致机械损伤，需外科修补，必要时需紧急建立体外循环。术前应仔细评估，严格根据超声测量的流出道和瓣环直径，谨慎选择球囊型号，从较小直径开始序贯式扩张是更安全的做法。

2. 心律失常

术中操作引起快速性心律失常，多为一过性，暂停操作可能终止，如引发室性心动过速、心室颤动应紧急除颤。

3. 右心室流出道梗阻

又称为"自杀右心室"。显著右心室肥厚的患者，术中、术后早期可能出现右心室流出道痉挛，导致右心室压急剧升高，出现缺氧发作等情况，严重者可导致晕厥、抽搐甚至猝死。术前应详细评估漏斗部肌肉情况，术中发生此类情况时应暂停扩张操作，撤回器械。右心室肥厚者可给予β受体阻滞剂预防或纠正。

4. 一过性血流动力学障碍

球囊扩张过程中发生血压下降、心率降低等情况，一般是由于球囊梗阻流出道引起，应立即收回球囊，并避免过长时间扩张。

5. 感染、出血等

术中预防性使用抗生素。术前备血，关胸前注意仔细查看穿刺部位是否存在渗血。

6. 残余梗阻

正常情况下患者常残余轻度的肺动脉瓣狭窄，无需处理。中度或以上的残余梗阻考虑换用偏大的球囊再次扩张。但如果术后超声评估发现其他部位的显著残余梗阻，如瓣下右心室流出道、窦管交界部梗阻等，则可能需要重新考虑手术方式，必要时再次干预。因此，明确的术前诊断是关键。

7. 再狭窄

仅行介入治疗的患者术后远期可能发生再狭窄，对于轻-中度的肺动脉瓣狭窄，无明显症状，氧饱和度和生长发育尚可者，可密切随访观察，定期复查超声心动图，重度者应考虑再次介入。

8. 肺动脉瓣反流

部分患者终身存在一定程度的肺动脉瓣反流。轻-中度的肺动脉瓣反流者大多可以长期良好耐受，如存在重度肺动脉瓣反流，远期需随访观察，评估是否存在右心室持续扩张、右心功能不全、活动耐量下降、右束支传导阻滞导致 QRS 波宽度显著增宽等情况。除超声心动图外，心脏磁共振成像、心肺运动试验和心电图是良好的评估手段。如确实存在右心室进行性扩张，或者新发心律失常，说明不能耐受肺动脉瓣反流，必要时应行肺动脉瓣置换。

手术并发症重在预防，关键在于术前全面评估，充分掌握肺动脉瓣狭窄的解剖以及合并畸形的情况，严格把握适应证，对可能发生的并发症有所预估。选择适当的器械，谨慎操作。外科医生需与儿科、心脏内科、超声、麻醉、监护医师密切沟通配合。

八、病例演示

病例 1

患儿男，9 天龄，体重 3.5 kg，足月儿。出生后不久患儿出现明显口唇发绀，入院时氧饱和度 69%，听诊可闻及三尖瓣区收缩期杂音。超声心动图见：肺动脉瓣极重度狭窄，几近闭锁，瓣叶呈穹顶状，尚有活动，瓣环直径 6 mm（图 10-1）。室间隔完整，右心室肥厚，发育不良，三尖瓣瓣环直径 Z 值−3，但心尖小梁部、流出道结构仍存在；三尖瓣重度反流，速度 4.4 m/s（图 10-2）。卵

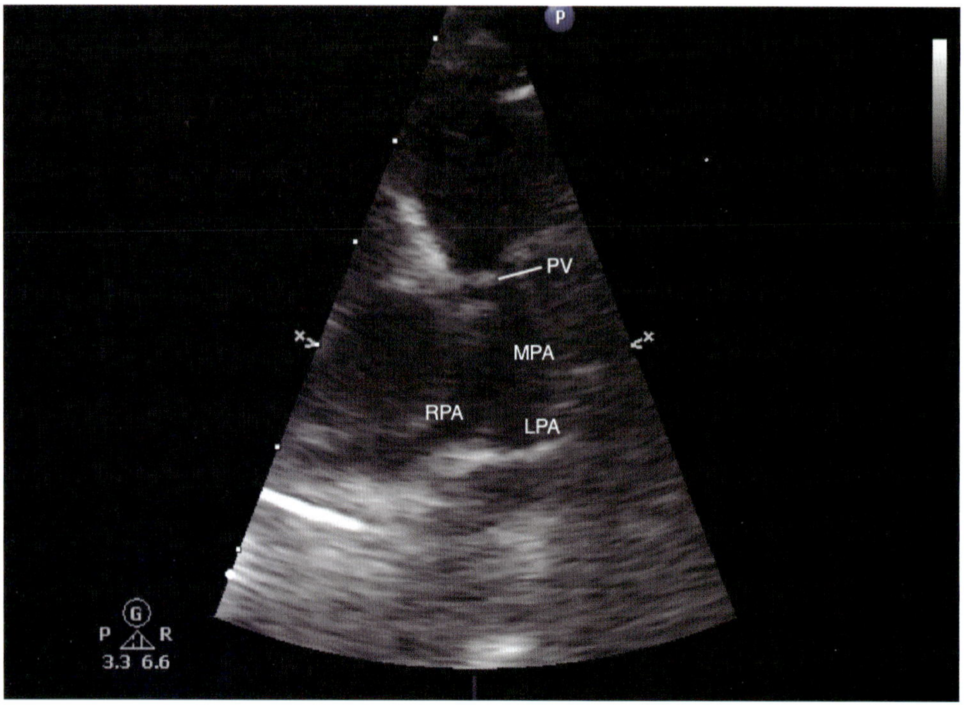

图 10-1　经胸超声心动图示肺动脉瓣极重度狭窄，几近闭锁，瓣叶增厚，尚有活动度。漏斗部和瓣环发育可
PV：肺动脉瓣；MPA：主肺动脉；LPA：左肺动脉；RPA：右肺动脉

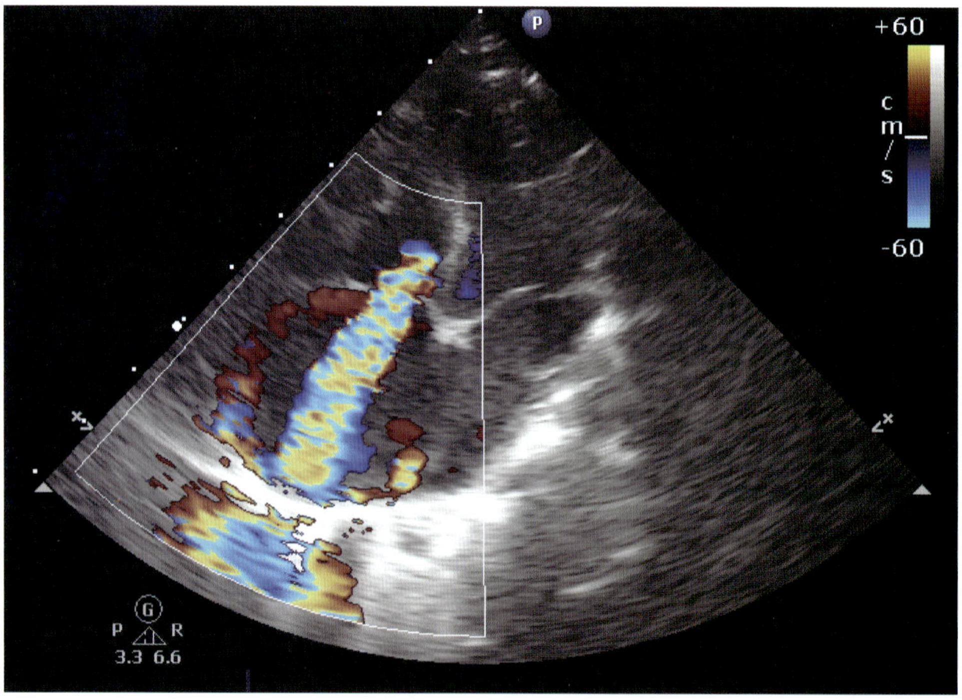

图 10-2　三尖瓣重度反流

圆孔未闭，心房水平右向左分流。动脉导管未闭，直径 2 mm，大血管水平连续左向右分流。肺动脉主干及分支发育尚可。未见明确窦状间隙开放征象。入院后立即给予前列地尔 10 μg/（kg · min）持续泵入，维持动脉导管开放，进行心电监护、纠正内环境。手术于嵌合手术室进行，采用胸骨正中切口，经右心耳穿刺，置入导管穿过三尖瓣，行右心室造影（图 10-3）。于右心室流出道表面距离肺动脉瓣瓣环 2 cm 处缝制荷包，穿刺右心室流出道，通过导丝导入 4 F 血管鞘，在透视引导下，直接穿过肺动脉瓣口。测得右心室收缩压 89 mmHg，跨肺动脉瓣压差 74 mmHg。使用 0.014 英寸亲水导引导丝穿过肺动脉瓣口，送入右肺动脉远端。依次使用 6 mm、7 mm、8 mm 的球囊扩张肺动脉瓣（图 10-4）。反复扩张后，右心室造影示肺动脉瓣口显著打开，肺动脉远端充分显影，未见明显漏斗部狭窄（图 10-5）。此时测得氧饱和度 76%。拔出鞘管，缝扎荷包，结扎动脉导管，使用 3.5 mm 人工管道建立 B-T 分流。术后患儿氧饱和度 80%～85%，次日撤除机械通气支持，术后 2 周超声示肺动脉瓣前向血流通畅，少量反流，三尖瓣轻-中度反流，卵圆孔未闭，心房水平双向分流，B-T 管道通畅。患儿出院后随访至 1 岁，生长发育可，三尖瓣瓣环 Z 值－2，近期拟行双心室修复。

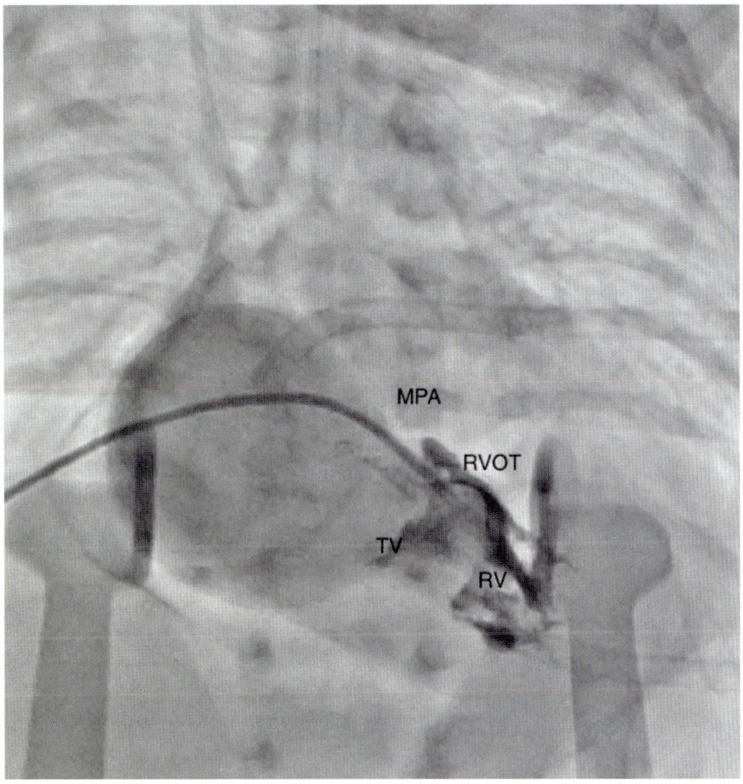

图 10-3　经右心耳右心室造影，仅微量血液通过肺动脉瓣口

RV：右心室；TV：三尖瓣；RVOT：右心室流出道；MPA：主肺动脉

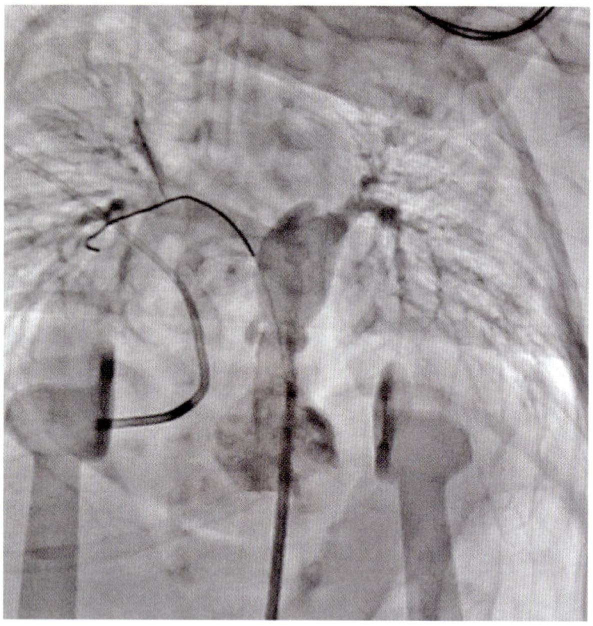

图 10-4　球囊扩张肺动脉瓣

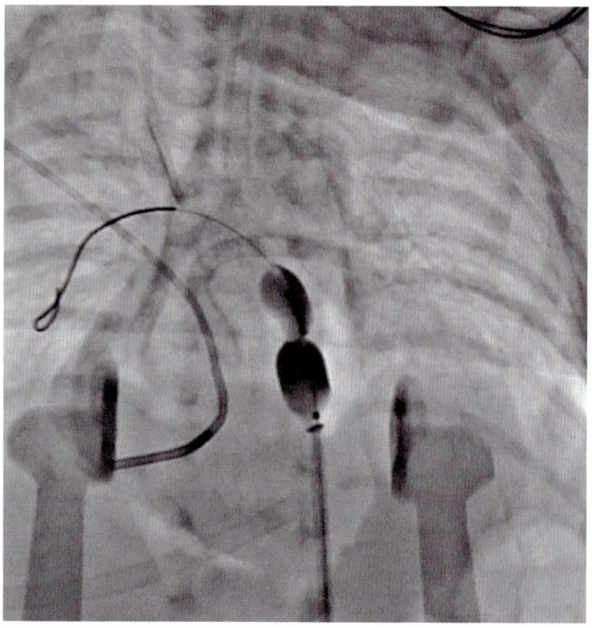

图 10-5　多次扩张后，右心室造影见肺动脉瓣口血流通畅，肺动脉及其分支显影

病例 2（视频 10-1）

1. 病例简介

患者，男，9 个月，体重 7 kg。胎儿时期由胎儿超声心动图诊断为“肺动脉瓣狭窄”，当时未予进一步治疗。平素易感冒，生长发育与同龄人无差异，胸骨左缘第 2 ～ 3 肋间可闻及 3 级收缩期杂音，超声心动图提示：肺动脉瓣环径 9 mm，肺动脉瓣增厚，回声增强；房间隔缺损，分流口约 5 mm；心电图示窦性心律；胸片提示两肺血少。

2. 手术过程

手术采取全身麻醉。麻醉满意后，取仰卧位，常规消毒铺单，取剑突下微创性胸骨切口进胸。术中经食管超声提示：肺动脉瓣环重度狭窄，内径 7 mm。暴露右心室，肝素化，右心室流出道缝荷包，在 TEE 引导下使用 16 号套管针穿刺右心室后依次置入导丝及 7 F 鞘管通过肺动脉瓣，置入 12 mm 球囊，连续扩张肺动脉瓣两次，经食管超声提示肺动脉瓣开放改善，退出球囊后测压示：右心室压 42/5 mmHg，主肺动脉压 21/11 mmHg。撤出动脉鞘管。右心室荷包打结。彻底止血，以鱼精蛋白中和肝素，放置心包引流管，常规止血关胸，缝合皮肤。患者术后转回心外科重症监护治疗病房。

视频 10-1

参考文献

[1] Baumgartner H，Hung J，Bermejo J，et al. Echocardiographic assessment of valve stenosis：EAE/ASE recommendations for clinical practice. J Am Soc Echocardiogr，2009，22（1）：1-23.

[2] Drossner DM，Mahle WT. A management strategy for mild valvar pulmonary stenosis. Pediatr Cardiol，2008，29（3）：649-652.

[3] Freed MD，Rosenthal A，Bernhard WF，et al. Critical pulmonary stenosis with a diminutive right ventricle in neonates. Circulation，1973，48（4）：875-881.

[4] Holzer RJ，Sisk M，Phillips A. Hybrid balloon pulmonary

valvuloplasty in a 700-g infant: Thinking outside the box. Catheter Cardiovasc Interv, 2008, 72 (1): 93-96.

[5] Li S, Chen W, Zhang Y, et al. Hybrid therapy for pulmonary atresia with intact ventricular septum. Ann Thorac Surg, 2011, 91 (5): 1467-1471.

[6] Rao PS. Percutaneous balloon pulmonary valvuloplasty: state of the art. Catheter Cardiovasc Interv, 2007, 69 (5): 747-763.

[7] Xie L, Huang C, Wu S, et al. Hybrid procedure for infants/children treatment with pulmonary stenosis under transesophageal echocardiographic guidance. Zhong Nan Da Xue Xue Bao Yi Xue Ban, 2016, 41 (7): 691-695.

11 单纯超声引导经皮介入治疗肺动脉瓣狭窄

（鲁雯馨）

1982年Kan等首次成功进行经皮肺动脉瓣球囊成形术（PBPV），我国从20世纪80年代中期在各大心脏中心开展PBPV并逐渐成熟。PBPV治疗肺动脉瓣狭窄的中长期效果满意，目前已成为单纯肺动脉瓣狭窄的首选治疗方案。传统PBPV在放射线引导下进行，存在以下局限性：①必须使用放射线引导球囊导管，而放射线对人体骨髓、晶状体、生殖腺及甲状腺等器官的危害是众所周知的；②需要使用造影剂，存在过敏、肾衰竭等风险；③需要使用昂贵的大型造影设备，推广成本高；④放射线不能实时观察器械对三尖瓣、肺动脉瓣等重要组织的影响，如果术中出现瓣环撕裂、心脏压塞等威胁生命的并发症，需紧急转运到外科手术室开胸抢救，转运过程降低了抢救的成功率。

为克服传统放射线引导PBPV的上述局限性，本团队于2013年在国际上率先报道开展单纯超声引导的PBPV，术后患者中期随访发现其肺动脉瓣跨瓣压差明显下降，超声引导下的PBPV与传统的放射线引导PBPV相比，可有效治疗肺动脉瓣狭窄，且没有增加并发症的发生率[1-3]。

本章将介绍单纯超声引导PBPV的技术及方法。

一、适应证和禁忌证

1. 明确适应证

（1）典型肺动脉瓣狭窄，心排血量正常时，经导管或超声多普勒测量的跨肺动脉瓣压差≥40 mmHg（1 mmHg= 0.133 kPa）。

（2）跨肺动脉瓣压差≥30 mmHg，同时合并劳力性呼吸困难、晕厥或先兆晕厥等症状。

2. 相对适应证

（1）重症肺动脉瓣狭窄伴心房水平右向左分流。

（2）轻、中度发育不良型肺动脉瓣狭窄。

3. 禁忌证

（1）肺动脉瓣下漏斗部狭窄。

（2）肺动脉瓣狭窄伴先天性瓣下狭窄。

（3）肺动脉瓣狭窄伴瓣上狭窄。

（4）重度发育不良型肺动脉瓣狭窄。

（5）婴儿极重型肺动脉瓣狭窄合并重度右心室发育不良或右心衰竭。

（6）极重度肺动脉瓣狭窄或室间隔完整的肺动脉瓣闭锁合并右心室依赖性冠状动脉循环。

（7）重度肺动脉瓣狭窄合并中-重度右心室流出道肌肉肥厚性狭窄。

（8）合并重度三尖瓣反流需外科手术处理者。

对于危重患儿，年龄、体重均不是绝对禁忌证。

二、术前准备

（1）辅助检查

1）超声心动图：该检查为术前最为重要的检查。采用胸骨旁长轴、短轴及剑突下切面，观察肺动脉瓣形态结构、瓣叶个数、瓣叶增厚程度、瓣叶启闭活动及弹性，评价肺动脉瓣叶的情况；同时应常规测量肺动脉瓣环内径，判断是否存在瓣环发育不良，并有助于选择球囊直径。通过改良的 Bernoulli 公式可计算跨瓣压差：$\Delta P=4V^2$。其中，ΔP 为压力阶差，V 指肺动脉内测得的多普勒流速峰值。

2）其他：X 线胸片、心电图、常规血化验等辅助检查，结合病史和辅助检查等明确诊断，注意有无合并畸形。

（2）在极重度狭窄、发绀明显或严重低氧血症合并代谢性酸中毒患者应当给予前列腺素 E1［0.1～0.4 μg/（kg · min）］，增加肺血流，纠正缺氧和酸中毒。

（3）伴心力衰竭者，应有效控制心力衰竭，改善心功能。

（4）介入器材的选择

1）球囊大小：通常选择球囊 / 瓣环的比值为 1.2～1.4，瓣膜狭窄严重者，其比值可偏小，瓣膜发育不良者选择的球囊 / 瓣环比值偏大，选择 1.4～1.5 倍的球囊可以获得良好的效果。

2）球囊长度：新生儿及小婴儿宜选择长度为 20 mm 的球囊。儿童使用 30 mm 长度的球囊。青年及成人使用 40 mm 长度的球囊。

3）球囊导管：目前，市场上尚无专用于单纯超声引导 PBPV 术的球囊导管，开展该种手术仍使用传统导管。由于传统导管是为放射线引导的 PBPV 所设计的，当应用于单纯超声引导的 PBPV 术中时，其操作难点主要在于：准确确定导管头端在心脏中的位置较为困难，难以操作导管到达肺动脉内，而且在交换导丝后，难以掌握球囊导管的插入深度，插入过深可能损伤肺动脉分支、插入过浅可能损伤三尖瓣组织。作者所在团队基于长期开展该种手术的经验积累与总结，针对上述操作难点，致力于研制一种新型球囊导管，以提高超声引导 PBPV 术的可行性及安全性。该球囊导管由 3 个通道和 2 个球囊组成，2 个球囊分别为引导球囊和工作球囊，引导球囊可帮助在超声下确定导管头端位置并可利用引导球囊的体积，防止导管进入左右肺动脉，在避免损伤肺动脉分支的同时，自动将工作球囊固定于肺动脉瓣环处，避免超声引导下调整位置时的人为失误，使工作球囊脱入肺动脉内或影响三尖瓣结构。该新型球囊导管已经获得国家专利，并已制造出早期样品（图 11-1）。其具体操作方法将在下文中介绍。

（5）知情同意：因长期预后的资料尚有限，部分患者远期有再狭窄的风险，应常规签署书面手术知情同意书，向患者及其家属或监护人交代治疗中可能发生的危险及并发症，取得家属同意后方可进行手术。

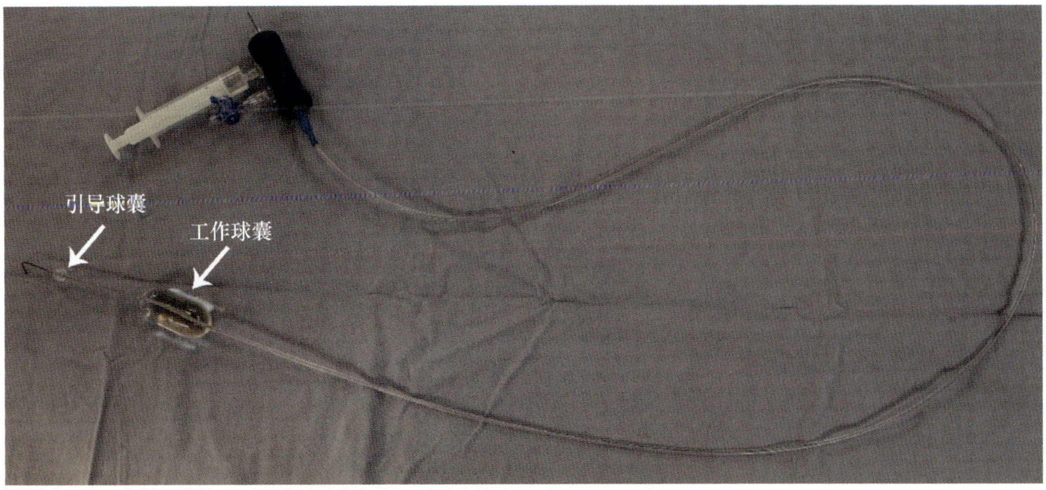

图 11-1　新型球囊导管（专用于单纯超声引导 PBPV 术）早期样品（专利号：CN2014/082727）

三、手术方法[4-10]

手术可在导管室或普通心脏外科手术室进行。

（1）患者在术前均行经胸超声心动图检查，测量肺动脉瓣压差。

（2）麻醉：患者取仰卧位。对成人或能够配合的大龄患儿，且经胸超声心动图图像清晰者，可行局部麻醉；对不配合的婴幼儿，经胸超声心动图图像清晰者，行保留自主呼吸的全身麻醉；对经胸超声心动图图像不清楚，拟行经食管超声心动图引导的患者，予以全身麻醉，气管插管（图 11-2 示经胸超声心动图引导图像；图 11-3 示

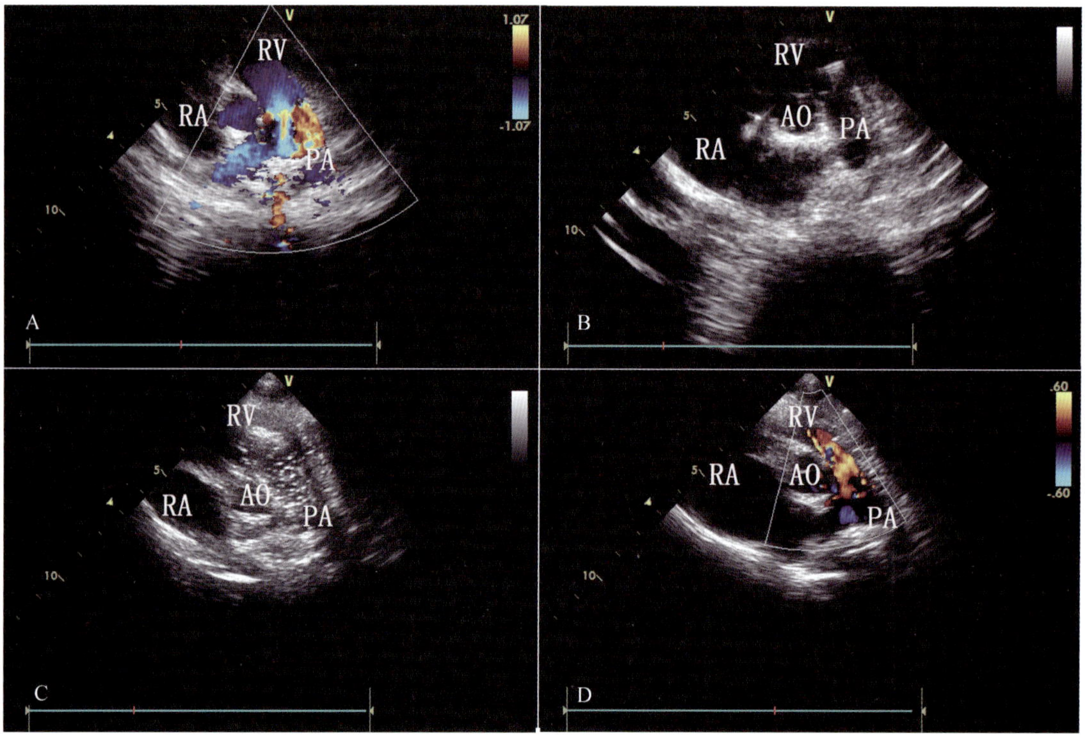

图 11-2　经胸超声心动图引导经股静脉介入治疗肺动脉瓣狭窄

A. 术前肺动脉瓣狭窄情况；**B**. 导丝通过三尖瓣-右心室-肺动脉瓣至肺动脉；**C**. 球囊扩张时形态；**D**. 术后肺动脉瓣狭窄情况。PA：肺动脉；RA：右心房；RV：右心室；AO：主动脉

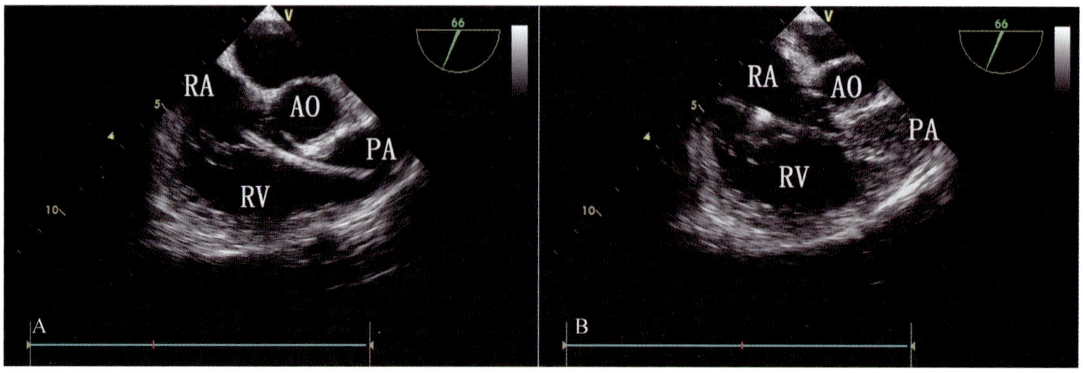

图 11-3　经食管超声心动图引导经股静脉介入治疗肺动脉瓣狭窄

A. 导丝通过三尖瓣-右心室-肺动脉瓣至肺动脉；**B**. 球囊扩张时形态。PA：肺动脉；RA：右心房；RV：右心室；AO：主动脉

经食管超声心动图引导图像）。

（3）标记工作距离。在术前先测量胸骨右缘第3肋间至右侧股静脉穿刺点的距离，并在导管上标记相应距离，当导管进入体内达到该距离后，即可旋转导管，方便超声探查导管在右心房内的位置。

（4）穿刺右侧股静脉，置入动脉鞘（患者体重≤12 kg，使用6 F上肢动脉鞘；患者体重＞12 kg，使用7 F下肢动脉鞘）。经动脉鞘注入肝素80～100 U/kg。

（5）经动脉鞘送入6 F多功能导管及导丝。导丝头部应伸出导管外2～4 cm，将导管及导丝一起向前推送，切忌暴力推送导管。导管及导丝插入体内达到工作距离后，退出导丝，轻轻顺时针旋转导管，超声于四腔心切面即可发现导管。在超声心动图引导下，调整导管方向，使其通过三尖瓣进入右心室。测量右心室压力后，于大动脉短轴切面调整导管方向，使其朝向右心室流出道，轻轻推送导丝，即可将导丝通过肺动脉瓣送入左肺动脉内。

由于超声每次只能检查单个切面，往往不能清楚地显示导管和导丝顶端所到达的位置，所以可以先将猪尾导管修剪后按照工作距离进入右心房，由于导管头端体积大，超声很容易探测到导管的位置。操作猪尾导管通过三尖瓣进入右心室后，将导管头端置于右心室靠近心尖部，沿导管送入导丝，利用猪尾导管的弯度将导丝向上送入肺动脉内。

当术者经验丰富后可以使用右冠状动脉导管，导管通过三尖瓣后，将导管头端置于右心室中部，不可太深，不要接触右心室壁，在主动脉短轴切面上，旋转导管，使其开口朝向肺动脉，送入导丝即可通过肺动脉瓣。

缺乏经验的团队可以使用漂浮导管，但是会明显增加医疗费用，而且导管往往不能通过狭窄的肺动脉瓣而停留于右心室流出道。

若选用超声引导专用新型球囊导管，将球囊导管经动脉鞘送入体内，超声检查显示下腔切面，当球囊导管通过下腔静脉进入右心房后，向引导球囊注入气体，使其完全膨胀，由于体积增大，超声非常容易通过探测引导球囊来确定导管头端的位置，操纵导管使其顺血流通过三尖瓣进入右心室流出道。于超声四腔心切面和肺动脉长轴切面，根据导管位置，调整导管方向并推送导管，引导球囊即可通过肺动脉瓣进入肺动脉。（在后续临床应用中，若肺动脉瓣狭窄非常严重，引导球囊不能通过肺动脉瓣而停留于右心室流出道，此时应通过导管主通道送入直头导丝，当导丝伸出导管时，即可通过肺动脉瓣进入肺动脉，此时吸瘪引导球囊，推送导管即可将球囊导管送入肺动脉内，此后应重新充盈引导球囊辅助定位。）超声显示肺动脉长轴切面，将导管继续向前输送，由于引导球囊直径大于左、右肺动脉开口直径，所以导管不能进入左右肺动脉。当引导球囊位于左、右肺动脉开口时，导管不能再继续往前输送，此时工作球囊应正好位于肺动脉瓣环处。超声显示肺动脉长轴切面，可判断引导球囊的位置，进行适当调整。

（6）确定工作球囊位置。经导管测量右心室及肺动脉压力后，交换超硬导丝，退出导管，并测量该导管曾经插入体内的距离。沿导丝送入球囊，球囊直径为肺动脉瓣环直径的1.2～1.4倍。球囊导管插入体内达到上述引导导管曾经插入体内的距离后，超声可发现球囊头部到达右心室流出道，继续推送球囊到达肺动脉瓣环后，可以部分充盈球囊，压力不超过1个大气压，球囊部分膨胀后内部充满水泡状光点，超声可以清晰显现球囊的位置，调整导管位置，使肺动脉瓣环位于球囊中部，并务必使球囊尾部远离三尖瓣，以免造成损伤。

若选用超声引导专用新型球囊导管，调整引导球囊至合适位置后，固定导管位置，以生理盐水部分扩张工作球囊，可确定肺动脉瓣环是否位于工作球囊中部，适当进行调整。

（7）扩张工作球囊。固定球囊及导丝，以生理盐水快速扩张球囊，随球囊腔内压力的增加（5～8个大气压），腰征随之消失。一旦球囊全部扩张，腰征消失，立即回抽生理盐水，通常从开始扩张至吸瘪球囊总时间为5～10 s，通常反复扩张2～4次，有时一次有效扩张即可达到治疗目的。为防止球囊破裂，球囊的充盈压力应低于制造商规定的爆破压，并应仔细核对相应直径时对应的压力，以需要的压力进行持续的充盈直至球囊的腰征消失，球囊充盈时间应尽可能短，通常在腰征刚消失时即结束充盈。充盈时间缩短可使低血压时间缩短，血压能尽快恢复正常。通常在腰征消失后再进行一次充盈，以保证扩张效果。

若选用超声引导专用新型球囊导管，上一步确认工作球囊位置满意后，以生理盐水扩张工作球囊，达到工作压力后持续 5～10 s。吸瘪引导球囊和工作球囊，退出导管和导丝。

（8）退出球囊后，经导丝送入多功能导管测量肺动脉压力及右心室压力，若压差仍大于 40 mmHg，则增加球囊直径后再次进行扩张。如果术后肺动脉与右心室（漏斗部）之间跨瓣压差≤25 mmHg，超声心动图显示肺动脉瓣狭窄已解除，为肺动脉瓣球囊成形术效果良好。部分（多为重度肺动脉瓣狭窄）患者在肺动脉瓣球囊扩张术后瓣口梗阻虽已解除，且右心室漏斗部无明显狭窄，但监测氧饱和度≤80%，应做改良 B-T 分流术。

（9）若压差满意，退出导丝、导管，超声评估肺动脉瓣反流情况。

（10）退出动脉鞘，压迫止血，绷带包扎。

四、术后处理

（1）术后置砂袋于股静脉穿刺处，压迫 4 h。卧床 12 h。

（2）术后不使用肝素抗凝和阿司匹林抗血小板。

（3）术前半小时及术后 6 h 各静脉注射一次抗生素预防感染。

（4）所有患者均需在 24 h 内复查超声心动图、X 线胸片及心电图检查，并于术后 1 个月、3 个月、半年及每年复查。

五、术后并发症及处理

（一）并发症

1. 一般介入并发症

如麻醉意外、感染、血管损伤等。对存在疑似感染征象（如发热、精神委靡等）的患者，需及时复查血常规、C 反应蛋白、降钙素原等感染相关指标，必要时行血培养、超声心动图，明确感染灶，及时处理；对可疑血管损伤患者，需及时复查血管超声，若发现动静脉瘘、血栓形成等外周血管并发症，应及时行抗凝、溶栓等治疗或外科手术处理。

2. 肺动脉瓣环撕裂及心脏破裂

多由于球囊选择过大，或由于测量时高估瓣环直径所致。一旦扩张后超声发现心脏压塞征象，应立即开胸探查，如确定为肺动脉瓣环破裂，应在体外循环下修补瓣环。

3. 右心室撕裂、出血

多发生在心肌组织脆弱的新生儿或小婴儿，必要时开胸在体外循环下修补右心室。

4. 右心室流出道痉挛

多为右心室流出道处反复暴力操作引起的反应性狭窄，严重时可导致患者死亡。故操作时应轻柔，发现有痉挛表现时应暂停操作，待其恢复后再进行。必要时可以应用 β 受体阻滞剂如普萘洛尔。

5. 一过性反应

在球囊扩张过程中，由于球囊堵塞右心室流出道引起血压下降、心动过缓、缺氧等，一旦球囊吸瘪，上述反应即消失。

6. 呼吸暂停

常由于球囊扩张时间过长或过频引起。

7. 心律失常

扩张术中可引起一过性高度房室传导阻滞或快速性心律失常，多于撤出器械后恢复。

8. 术后肺动脉瓣再狭窄

再次球囊扩张术可缓解复发或残存的狭窄，但术前需要判断再狭窄的病因，如果是基础病变（瓣膜发育不良、连接部位粘连、肺动脉瓣上狭窄、漏斗部狭窄）所致，需要外科手术解决。

（二）预防

为了预防以上并发症，应该注意以下事项：

（1）严格掌握适应证。

（2）术前全面评估肺动脉瓣狭窄的解剖与病

理生理学基础。

（3）选择合适的球囊导管，规范操作。

（4）术中及术后需严密监测血流动力学、血氧饱和度、酸碱及电解质平衡，及时纠正及处理。

（5）术后需要严密观察，包括生命体征监测，必要时术后 2 h 内复查超声心动图。

六、病例演示

病例 1（视频 11-1）

1. 病例简介

患者，男，5 岁，体重 18 kg，发现心脏杂音 1 周余。平素无口唇发绀，无晕厥，无水肿，无咯血，体力、智力及发育正常。超声心动图提示：肺动脉瓣中重度狭窄，跨瓣压差 72 mmHg，肺动脉瓣环直径 14 mm。

2. 手术过程

患者在超声引导下行经股静脉介入球囊扩张术。穿刺右侧股静脉，置入 9 F 动脉鞘，经动脉鞘送入 6 F 右冠导管及导丝。在超声心动图引导下，将导丝通过肺动脉瓣送入左肺动脉内。经导管测量右心室及肺动脉压力后，交换超硬导丝，沿导丝送入 BALT 球囊，球囊直径为 20 mm。以生理盐水快速扩张球囊 5s，超声观察肺动脉瓣开放情况，测量肺动脉与右心室（漏斗部）之间跨瓣压差 9 mmHg，显示肺动脉瓣狭窄基本解除，氧饱和度 100%。送入多功能导管测量跨瓣压差 13 mmHg。退出导管、导丝及动脉鞘，压迫止血，绷带包扎。术后超声显示：肺动脉瓣狭窄明显减轻，测量跨瓣压差 12 mmHg。肺动脉瓣未见明显反流。心电图示：窦性心律。化验血常规及生化正常。

视频 11-1

病例 2（视频 11-2）

1. 病例简介

患者，男，3 岁 6 个月，体重 14.5 kg。发现心脏杂音 1 年余。平素无口唇发绀，无晕厥，无水肿，无咯血，体力、智力及发育正常。超声心动图提示：肺动脉瓣中度狭窄，跨瓣压差 58 mmHg，肺动脉瓣环直径 14 mm。

2. 手术过程

在超声引导下行经股静脉介入球囊扩张术。穿刺右侧股静脉，置入 9 F 动脉鞘，经动脉鞘送入 6 F 多功能导管及导丝。在超声心动图引导下，将导丝通过肺动脉瓣送入左肺动脉内。经导管测量右心室及肺动脉压力后，交换超硬导丝，沿导丝送入 BALT 球囊，球囊直径为 18 mm。以生理盐水快速扩张球囊 5s，反复扩张两次，超声观察肺动脉瓣开放情况，显示肺动脉瓣狭窄明显减轻，氧饱和度 100%。送入多功能导管测量跨瓣压差为 12 mmHg。退出导管、导丝及动脉鞘，压迫止血，绷带包扎。术后复查超声显示：肺动脉瓣狭窄明显减轻，测量跨瓣压差 10 mmHg。肺动脉瓣微量反流。心电图示：窦性心律。化验血常规及生化正常。

视频 11-2

病例 3（视频 11-3）

1. 病例简介

患者，女，14 岁，体重 78 kg。出生即发现心脏杂音，口唇无发绀，无晕厥，无水肿，无咯血，发育及智力正常。超声心动图提示：肺动脉瓣中重度狭窄，跨瓣压差 71 mmHg，瓣下轻度肌性肥厚，肺动脉瓣环直径 19.5 mm。

2. 手术过程

患者声窗差，于经食管超声引导下行经股静

脉介入球囊扩张术。穿刺右侧股静脉，置入 11 F 动脉鞘，经动脉鞘送入 6 F 多功能导管及导丝。在超声心动图引导下，将导丝通过肺动脉瓣送入左肺动脉内。经导管测量右心室及肺动脉压力后，交换超硬导丝，沿导丝送入 BALT 球囊，球囊直径为 28 mm。以生理盐水快速扩张球囊 5s，反复扩张两次，超声观察肺动脉瓣开放情况，测量肺动脉与右心室（漏斗部）之间跨瓣压差 34 mmHg，显示肺动脉瓣开放明显好转。送入多功能导管测量跨瓣压差 29 mmHg。退出导管、导丝及动脉鞘，压迫止血，绷带包扎。术后超声显示：肺动脉瓣狭窄明显减轻，测量跨瓣压差 26 mmHg。肺动脉瓣轻度关闭不全。心电图示：窦性心律。化验血常规及生化正常。

视频 11-3

参考文献

[1] Wang SZ，Ou-Yang WB，Hu SS，et al. First-in-human percutaneous balloon pulmonary valvuloplasty under echocardiographic guidance only. Congenital Heart Disease，2016，11（6）：716-720.

[2] 潘湘斌，胡盛寿，欧阳文斌，等. 单纯超声引导下经皮肺动脉瓣球囊成形术的应用研究. 中华小儿外科杂志，2015，36（4）：286-288.

[3] Taggart NW，Cetta F，Cabalka AK，et al. Outcomes for balloon pulmonary valvuloplasty in adults：comparison with a concurrent pediatric cohort. Catheterization and Cardiovascular Interventions，2013，82（5）：811-815.

[4] Holzer RJ，Gauvreau K，Kreutzer J，et al. Safety and efficacy of balloon pulmonary valvuloplasty：a multicenter experience. Catheter Cardiovasc Interv，2012，80（4）：663-672.

[5] Rao PS. Percutaneous balloon pulmonary valvuloplasty：state of the art. Catheterization and Cardiovascular Interventions，2007，69（5）：747-763.

[6] Harrild DM，Powell AJ，Tran TX，et al. Long-term pulmonary regurgitation following balloon valvuloplasty for pulmonary stenosis risk factors and relationship to exercise capacity and ventricular volume and function. Journal of the American College of Cardiology，2010，55（10）：1041-1047.

[7] McCrindle BW. Independent predictors of long-term results after balloon pulmonary valvuloplasty. Circulation，1994，89（4）：1751-1759.

[8] 安琪，曹华，董念国，等. 单纯超声心动图引导经皮介入技术中国专家共识. 中国循环杂志，2018，33（10）：943-952.

[9] 江勇，欧阳文斌，张丽，等. 单纯超声引导儿童经皮肺动脉瓣狭窄球囊成形术的应用价值. 中华超声影像学杂志，2016，25（6）：475-479.

[10] 郭改丽，刘倩倩，欧阳文斌，等. 完全超声引导与放射线引导行经皮肺动脉瓣球囊成形术的对比研究. 中国循环杂志，2017，32（9）：904-907.

12 单纯超声引导经皮介入治疗二尖瓣狭窄

（刘　垚）

风湿性心脏病（rheumatic heart disease，RHD）简称风心病，是风湿性炎症过程所致瓣膜损害，最易侵犯二尖瓣，其次为主动脉瓣。二尖瓣狭窄（mitral stenosis，MS）多见于女性，男女比例为2∶3至3∶4，急性风湿热是二尖瓣狭窄最主要的病因，约占总数的80%～90%，其他原因少见，包括先天性狭窄、瓣环严重退变钙化、心脏肿瘤、心内膜纤维化等[1-3]。对于风湿性二尖瓣狭窄患者，传统的治疗方法为外科手术，包括直视分离术、闭式分离术、人工瓣膜置换术。虽然外科手术疗效肯定，但是创伤及风险大，术后恢复慢，患者及家属往往难以接受。因此外科手术方法治疗MS受到一定的限制。自1984年日本学者Inoue等成功应用经皮球囊二尖瓣成形术（percutaneous balloon mitral valvuloplasty，PBMV）治疗MS以来，PBMV作为一种新型微创的二尖瓣狭窄的非手术方法得到广泛推广和应用。在我国1985年开始，陈传荣、李华泰和戴汝平等学者相继开展了经皮球囊二尖瓣成形术并取得明显的效果。随着PBMV技术的完善和熟练，PBMV至少可取得与二尖瓣闭式分离术相当的近、远期疗效，甚至可与开胸直视二尖瓣分离术相媲美[4-6]。目前PBMV已成为治疗中青年二尖瓣狭窄患者的首选方法。

一、解剖特点

风湿热病变导致二尖瓣炎症，瓣叶交界边缘的水肿和渗出，在愈合过程中受血流动力学的影响，于瓣叶边缘形成赘生物，随后纤维蛋白沉积、纤维组织形成，致使瓣叶不同程度增厚，交界处粘连，形成结节和钙化。钙化斑块可以延及瓣环和瓣下装置，导致瓣口面积狭小。根据病变程度，二尖瓣狭窄可分为三种类型：

（1）隔膜型：前瓣和后瓣边缘纤维增厚、粘连局限于瓣叶边缘及瓣叶交界处，瓣口狭窄，瓣叶本身病变轻微，启闭活动一般不受限。腱索偶尔有轻度粘连。此类型占多数。

（2）隔膜漏斗型：除瓣口狭窄外，瓣叶普遍增厚，后瓣病变更为严重，可卷缩。腱索粘连缩短，向下牵拉瓣叶，使瓣叶形成局限性的漏斗状。大部分前瓣瓣叶仍可活动，但受到一定限制，可伴有或者不伴有二尖瓣关闭不全。

（3）漏斗型：前瓣和后瓣瓣叶普遍增厚、纤维化，腱索及乳头肌明显纤维化，腱索明显增粗、粘连、缩短，瓣口呈漏斗状狭窄，瓣叶活动明显受限，常伴有二尖瓣关闭不全。

二、病理生理学

正常成年人二尖瓣瓣口面积为4～6 cm^2，可以保证人体在休息和运动时血流动力学不受影响。当瓣口面积减小到2 cm^2 时，患者在运动时即可出现轻微症状，在休息时则消失。当瓣口面积减至1.5～2 cm^2 时，对活动量小的患者来说可能仍无明显不适。当二尖瓣口面积减至1 cm^2 时，血流梗阻已相当明显，左心房、肺静脉压及肺毛细血管楔压均升高，在心室舒张期左心房压高于左心室压，可形成跨瓣压差[7-8]。按照Gorlin公式，二尖瓣跨瓣压差与瓣口面积及跨瓣血流量的平方呈正比关系。跨瓣压差（mmHg）=K× 瓣口面积 × 跨瓣血流量[2][9]。跨瓣血流量为心脏舒张期的单位时间流量（ml/s）。由此可见，患者由于运动、妊娠、感染等原因可造成心动过速，使心动周期变短，左心房排空时间变短，经二尖瓣口血流速度加快，即在舒张时间内跨瓣血流量增加，跨瓣压力阶差明显增加，可导致肺毛细血管楔压上升、肺淤血、肺顺应性下降，进而出现心慌、气促加剧的现象。当患者为窦性心律时，左心房加强收缩可以维持一定的心排血量，一旦发生心房颤动，心房收缩功能消失，不能增加跨瓣血流量，可导致心排血量明显下降。因此，当患者发生心房颤动时，症状会明显加重，病情恶化[10]。例如当二尖瓣口面积小于 1 cm^2 时，左心房-左心室压力阶差已达到 20 mmHg 以上，肺静脉及肺毛细血管楔压明显升高，导致肺淤血。当患者劳累或情绪激动时肺静脉及肺毛细血管血容量明显增加，跨瓣压差可能达到 40 mmHg，就会发生急性肺水肿，出现劳力性呼吸困难、咯血等症状。严重的肺淤血可导致肺小动脉痉挛，肺动脉压力被动性升高，长此以往可导致肺小动脉器质性硬化、狭窄，最终发展为严重肺动脉高压，当肺动脉压力超过 60 mmHg 时，右心室排空严重受阻，可导致右心功能不全，右心衰竭。

三、手术适应证和禁忌证

（一）适应证

有劳力性呼吸困难，夜间阵发性呼吸困难，活动耐量减低等症状，查体心尖部第一心音亢进，可闻及开瓣音及舒张期隆隆样杂音；无风湿活动；无明显收缩期杂音；超声心动图示瓣口面积 0.6～1.5 cm^2 的中重度二尖瓣狭窄，瓣膜柔软无钙化且瓣下损害轻微，无或轻度二尖瓣反流，Wilkins 超声评分≤8 分；左心房无血栓；主动脉瓣无病变或仅合并轻度主动脉瓣反流或狭窄；二尖瓣舒张期跨瓣压差>8 mmHg；心电图示窦性心律；心功能 NYHA Ⅱ～Ⅲ级；年龄为 50 岁以下的中青年患者的 MS 一向被认为是该项技术的理想适应证。

另外 PBMV 也可用于以下情形：①当外科手术有禁忌证，PBMV 可能是唯一的解决方法。② PBMV 可作为危重患者的一种抢救手段来挽救患者生命。③也可作为老年患者的姑息性治疗。④准备怀孕的风心病患者或使用药物治疗后仍有症状的孕期超过 20 周的二尖瓣狭窄的孕妇。⑤再狭窄：如果发生再狭窄，可接受重复 PBMV。⑥希望延期外科心脏二尖瓣手术的患者，若 PBMV 效果不满意再行外科心脏二尖瓣手术。⑦有良好的瓣膜解剖结构而无症状的二尖瓣狭窄患者行 PBMV 的指征为休息时收缩期肺动脉压>50 mmHg 或者运动时>60 mmHg。

（二）禁忌证

（1）有体循环栓塞病史，左心房有附壁血栓。左心房游离血栓或房间隔附壁血栓是明显的禁忌证。小的系列临床试验建议，当血栓位于左心耳时，可以行 PBMV。然而，目前的指南仍视为禁忌证。如果患者临床症状稳定可给予 3～6 个月的抗凝治疗，经食管超声心动图检查显示血栓已经消失，可以考虑 PBMV。

（2）风湿活动期，感染性心内膜炎。

（3）瓣叶严重变形卷曲，瓣下结构严重融合，二尖瓣瓣口面积<0.5 cm^2 者。

（4）二尖瓣中度以上关闭不全和（或）主动脉瓣关闭不全。

（5）二尖瓣狭窄合并冠心病需行冠状动脉旁路移植术。

Wilkins 评分

能够有效地动态评估心脏瓣膜、肺动脉压力的诊断工具是二维多普勒超声心动图。为了评价经皮二尖瓣分离术的即刻效果，Wilkins 等[10]创立了评分系统，包括 4 个方面，即：瓣叶的活动度、瓣叶增厚程度、瓣膜钙化程度及瓣下增厚情况。每一方面又分为 0～4 分。认为不管临床表现及血流动力学变化如何，瓣膜的总的评分能反映 PBMV 的即刻效果。将该评分分别用到 100 例和 130 例患者身上，结果表明 Wilkins 评分系统

表 12-1 Wilkins 评分

瓣叶活动度	瓣叶增厚程度	钙化程度	瓣下增厚情况	分值
活动度好，仅瓣尖活动受限	接近正常，约（4~5 mm）	仅单个区域钙化	轻度增厚	1
瓣叶活动轻度受限，瓣叶中部及基底部活动正常	瓣叶边缘增厚（5~8 mm），余瓣叶正常	瓣叶边缘散在钙化	腱索近端 1/3 增厚	2
瓣叶活动明显受限，舒张期瓣叶尚可前向运动	全瓣叶增厚（5~8 mm）	钙化扩展至瓣叶中部	腱索远端 1/3 增厚	3
舒张期瓣叶不能或仅能轻度前向运动	全瓣叶增厚（>8 mm）	大部分瓣叶组织钙化	腱索结构广泛增厚并挛缩，累及乳头肌	4

预测经皮二尖瓣分离术即刻疗效的敏感性和特异性分别为 72% 和 73%，最佳的阈值点是 8 分。由于能够定量评价风湿性心脏病患者二尖瓣结构受累的程度，并预测经皮二尖瓣分离术的即刻疗效，Wilkins 评分系统已成为标准，提供了不同病例来源的比较研究方法。

还有其他一些评分标准，试图将瓣膜解剖结构描述得更详细、更彻底或制定其他等级标准。这些评分标准重复性差、某些因素被低估、不能预测反流等，未能显示出比 Wilkins 评分系统更好的效果[11]。

四、术前检查

（1）做好患者及家属工作，消除患者顾虑，取得患者信任与合作，并向家属交代可能出现的意外情况及并发症，签署手术知情同意书。

（2）常规实验室及影像学检查项目：X 线胸片，心电图，超声心动图，血常规，肝、肾功能和血电解质，出、凝血时间和传染病指标等。检查目的为全面评价患者的心脏和其他脏器功能，必要时根据病情增加相关项目，如心肌酶、肺功能检查、动态心电图等。合并持续性心房颤动的患者可行胸部 CT 检查，评估左心房血栓情况。

（3）术前经胸超声心动图（TTE）和（或）经食管超声心动图（TEE）检查，重点观察以下内容：评价二尖瓣瓣膜形态、功能、瓣口大小、瓣环直径、瓣下病变及左心房是否存在血栓。对于合并心房颤动或者临床怀疑存在左心房血栓的患者，术前应行经食管超声心动图检查，明确左心房血栓情况。

五、手术操作步骤

（1）器械准备：16 号套管针、14 F 下肢动脉鞘、6 F MPA2 导管、Cook 特硬导丝（260 cm）、71 cm 房间隔穿刺针及 8 F SR0 穿刺鞘（Mullin 鞘）、Inoue 二尖瓣球囊扩张装置、压力监测装置等（图 12-1）。球囊直径的选择各学者报道略有不同。中国医学科学院阜外医院根据患者身高选择球

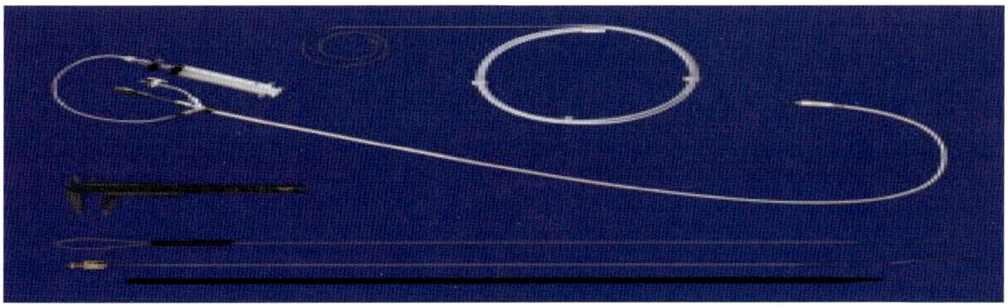

图 12-1 二尖瓣球囊扩张装置

囊直径：预计球囊直径（mm）＝身高（cm）/10＋10。对于理想适应证患者首次扩张球囊直径即可依据身高计算得到预计球囊直径值。如果效果不满意，可再加 1 mm 进行重复扩张。

（2）麻醉：患者取仰卧位，术前行超声心动图检测再次确认二尖瓣瓣口面积、跨瓣压差等指标（图 12-2）。根据患者经胸超声声窗情况决定是否需要应用经食管超声，经食管超声引导一般需要全麻气管插管；经胸超声引导的患者可选择 1% 利多卡因于右侧腹股沟区股静脉穿刺处施行局部浸润麻醉。

（3）股静脉穿刺：麻醉满意后，16G 套管针穿刺右侧股静脉。测量穿刺点至胸骨右缘第 3 肋间的距离，标记为第一工作距离。经右侧股静脉置入 14 F 下肢动脉鞘。

（4）房间隔的解剖位置：患者平卧，从足底向上观察，房间隔平面在 1 点和 7 点连线，房间隔面积约（2.8±1.4）cm^2。卵圆窝位于房间隔的中后方，是一层较薄的膜，其上缘有皱褶。卵圆窝前上方是主动脉根部，前下方是冠状静脉窦，后面是右心房游离壁，前方是三尖瓣环和右心耳。

（5）房间隔穿刺：经动脉鞘送入 6 F 的 MPA2 导管及导丝，导管插入深度与第一工作距离一致，在超声引导下将多功能导管送至房间隔卵圆窝附近，撤出多功能导管，保留导丝于右心房内，在超声引导下沿导丝送入房间隔穿刺鞘，插入深度与 MPA2 导管曾经插入体内的深度一致，撤出导丝，经穿刺鞘送入房间隔穿刺针，针尾保留 1 cm 在穿刺鞘外，在超声引导下，调整穿刺鞘管位置，使其顶在房间隔上，超声可看到房间隔局部呈帐篷状突起，通过旋转及推送穿刺鞘管调整穿刺点的位置（图 12-3）。超声显示四腔心、双心房、大动脉短轴等多切面，再次确认穿刺鞘尖端位于理想的穿刺位点后，固定穿刺鞘推入穿刺针，有轻微突破感，经穿刺针回抽有血液。穿刺房间隔后通过向导管内注射少量生理盐水观察左心房内是否出现云雾状水泡影，进一步确定穿刺是否成功（图 12-4）。

（6）确认穿刺成功后，固定穿刺针，轻轻将房间隔穿刺鞘管旋入左心房，撤出穿刺针，记录左心房压力，经鞘管送入左心房引导导丝。保留导丝，退出房间隔穿刺鞘管，注意在体外测量导管曾经插入体内的深度，标记为第二工作距离。经外周静脉注入肝素 80U/kg，术中监测 ACT，使数值维持＞250 s。

（7）球囊导管操作：沿左心房导丝送入 14 F 房间隔扩张器，扩张皮肤软组织、静脉入口及房间隔穿刺处，插入深度与第二工作距离一致，撤出扩张器，沿左心房导丝置入 Inoue 二尖瓣扩张球囊导管，插入深度超过第二工作距离 3 cm 后，撤出金属延伸管及左心房二圈半导丝（图 12-5）。经球囊导管插入 Stylet，在超声引导下通过旋转推送导管来调整球囊导管方向使其头端通过二尖瓣环进入左心室（图 12-6）。此过程中可以部分充盈球囊，以便在超声下调整球囊位置，使球囊位于二尖瓣口，固定球囊导管，快速充盈球囊扩张二

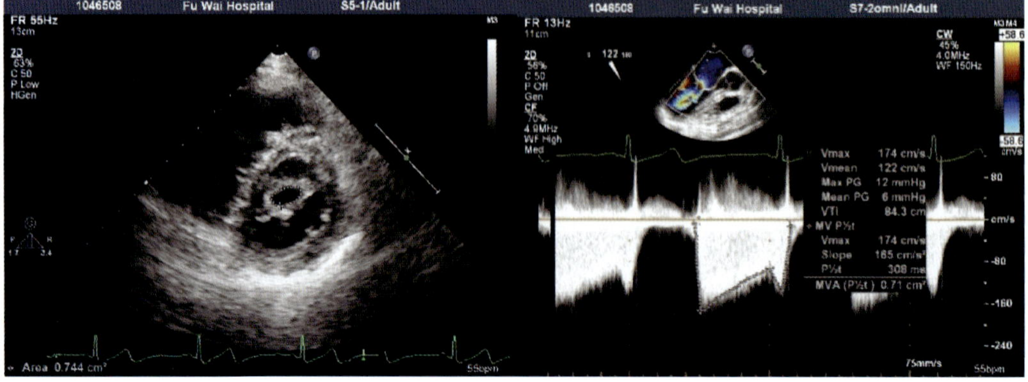

图 12-2　术前测量瓣口面积及压差

尖瓣（图 12-7）。待球囊导管的腰部完全充盈后快速回抽球囊内液体，同时轻轻回撤球囊导管使其退至左心房，此时可少量充盈球囊以防导管经房间隔脱入右心房。

（8）扩张效果评估：球囊扩张后吸瘪球囊并将其退入左心房，测量左心房压力。利用多普勒观察二尖瓣开口面积及有无反流（图 12-8）。左心房平均压小于 11 mmHg，跨瓣压差小于 8 mmHg 为成功，小于 6 mmHg 为优，超声心动图提示瓣口面积达到 1.5 cm^2 以上为成功，大于 2 cm^2 为优。交界处完全分离，瓣口面积大于 1.5 cm^2，出现二尖瓣反流或者反流增加 25%，可以停止扩张。扩张满意后，退出导管、导丝及动脉鞘，压迫止血，绷带包扎。

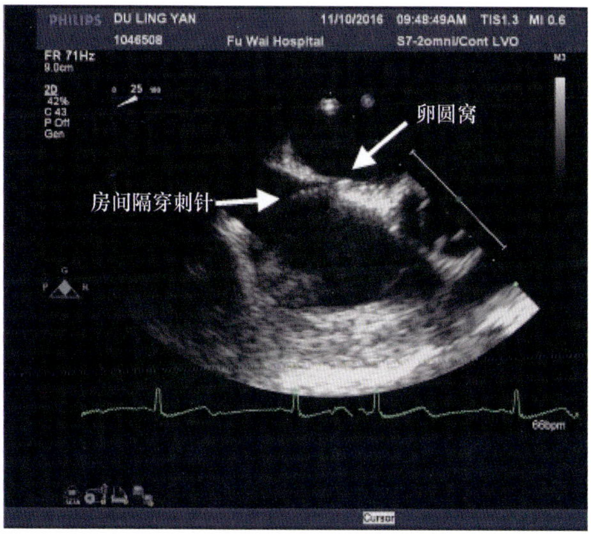

图 12-3 穿刺房间隔卵圆窝处

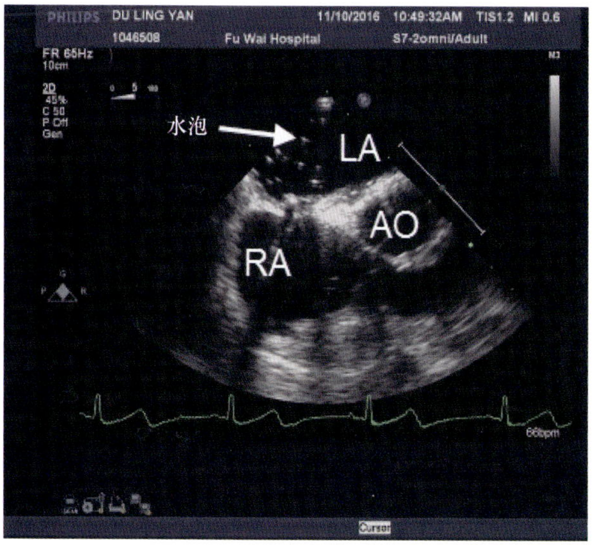

图 12-4 穿刺成功，左心房内见水泡影

LA：左心房；RA：右心房；AO：主动脉

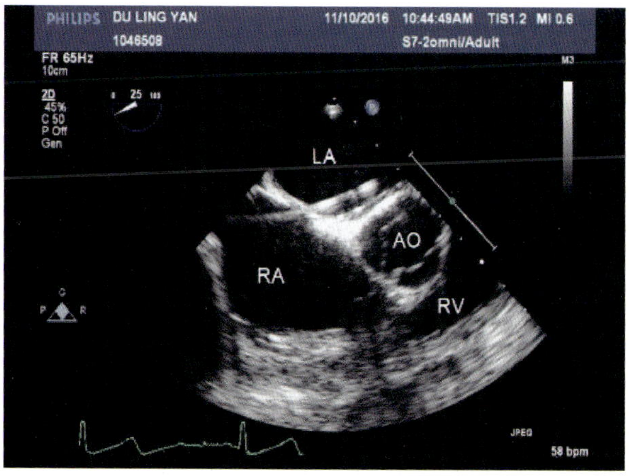

图 12-5 球囊导管通过房间隔进入左心房

LA：左心房；RA：右心房；AO：主动脉；RV：右心室

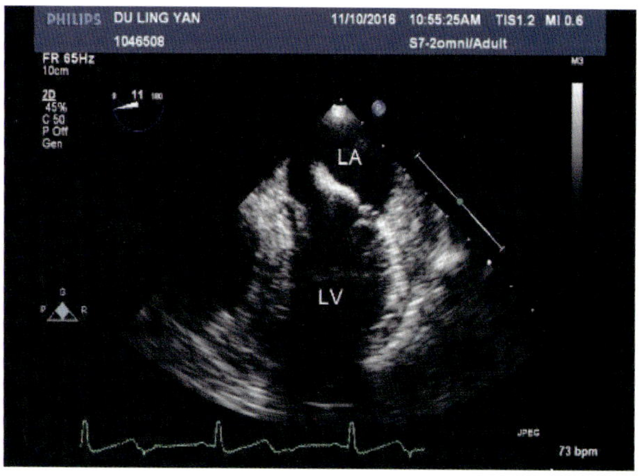

图 12-6 球囊导管在二尖瓣口尝试通过狭窄瓣口进入左心室

LA：左心房；LV：左心室

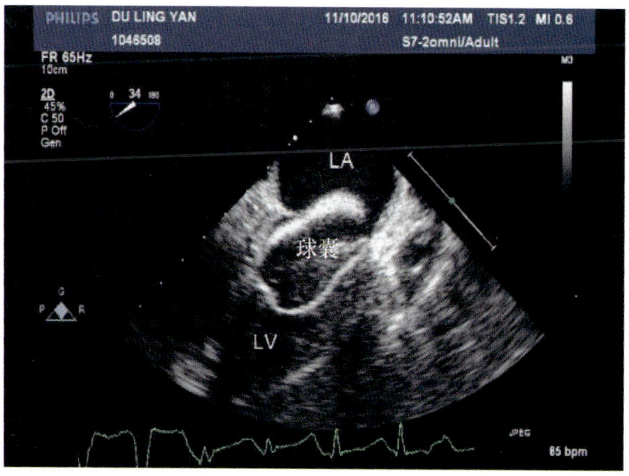

图 12-7 充盈球囊扩张二尖瓣

LA：左心房；LV：左心室

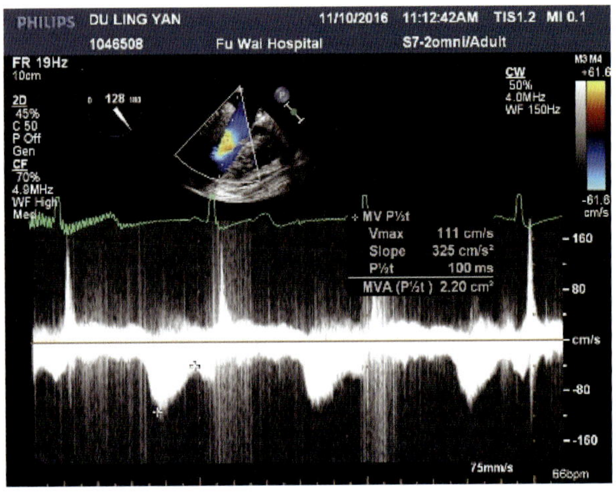

图 12-8　扩张后评估扩张效果

（9）注意事项：

1）严格掌握适应证和禁忌证，对房间隔穿刺禁忌者，应为球囊成形术禁忌。

2）全部操作在肝素化下进行，在房间隔穿刺成功后给予肝素，以防止穿刺失误引起心脏压塞。

3）球囊直径的选择各学者报道略有不同。中国医学科学院阜外医院根据身高选择 Inoue 球囊直径可以作为参考。首次扩张球囊直径可依据身高计算所得的球囊直径进行，如果效果不满意，可再加 1 mm 进行重复扩张。

4）单纯超声引导二尖瓣球囊成形术有一定学习曲线，建议在嵌合手术室进行。初学者最好具有一定的射线下球囊扩张技术基础。

六、术后处理

术后患者常规卧床休息 12 h，监测心电、血压 24 h，注意观察患者的生命体征，主要包括心率、心律、血压、血氧饱和度等，以便及时掌握病情变化。并注意观察穿刺部位是否有血肿及足背动脉搏动情况，防止压迫穿刺点造成下肢缺血。术前半小时及术后 6 h 各静脉注射一次抗生素预防感染，所有患者于术后 24 h 内复查超声心动图、心电图及 X 线胸片，在术后 1 个月、3 个月、6 个月、12 个月以及以后的每隔 1 年进行 1 次超声心动图随访。合并心房颤动患者建议长期服用华法林抗凝，监测国际标准化比值（INR），维持 INR 在 1.5～2.0。如果术后患者仍然有症状，可以给予利尿剂和 β 受体阻滞剂，减轻心脏负荷和控制心率、减低心输出量等处理。

七、术后并发症及处理

1. 心脏压塞

房间隔穿刺后心脏压塞是二尖瓣球囊成形术的主要并发症。1994 年前文献报道为 1.66%～3.66%，近年来随着该项技术的普及及改进，发生率有所降低，约 0.2%～2.2%[12-14]。发生原因：主要由房间隔穿刺失误引起，包括房间隔穿刺定位不准确、房间隔穿刺针及套管推进过深；部分由于导丝或导管穿破心房或肺静脉。对于少量心包积液可以观察生命体征，稳定者可以继续行 PBMV；中到大量心包积液会导致心脏压塞，需要立即行心包穿刺引流处理，积极处理心包积液无明显减少者须急诊行外科手术治疗。

2. 重度二尖瓣关闭不全

发生率为 2%～19%[15]。产生的主要原因包括：①瓣膜条件不理想，国内有学者提出，前瓣活动度是决定是否造成二尖瓣反流的重要因素。②球囊直径选择过大。③扩张次数过多。④操作不当，如扩张时球囊伸入乳头肌或腱索，导致乳头肌或腱索断裂。预防方法包括：①严格掌握适应证，研究表明 Wilkins 超声评分法，对选择病例有一定意义。②选择合适的球囊导管型号及扩张直径。③明确治疗目标：以改善临床症状为第一目标，不过分追求瓣口面积的大小，特别对于瓣膜条件不理想者。④避免球囊导管伸入乳头肌或腱索。一旦发生重度二尖瓣关闭不全，应积极给予强心、利尿治疗，在保守治疗无效情况下，需行外科二尖瓣置换术。

3. 急性肺水肿

常见原因为重度二尖瓣狭窄、左心房压力过高、术中精神紧张、导管刺激诱发心律失常、球囊扩张导致重度二尖瓣关闭不全等。预防措施：做好充分术前准备：淤血重者，应给予强心利尿；快心室率心房颤动者予地高辛和（或）β 受体阻滞剂，再行 PBMV。另外尽量缩短手术时间、避免重度二尖瓣关闭不全的产生。

4. 栓塞

体循环栓塞发生率约 1%～3%，很少引起永久损害，死亡率很低[16]。栓塞发生是由于左心房血栓脱落或导管操作导致的栓塞，如球囊破裂时空气的逐出形成空气血栓和瓣膜碎片脱落栓塞。心房颤动患者发生率较高，但也有窦性心律患者发生栓塞的报道。若无禁忌，心房颤动患者均应长期口服华法林抗凝，以预防血栓形成及栓塞事件发生。随着 Inoue 技术更广泛的应用（该技术要求较少的左心房操作）以及经食管超声心动图探测左心房血栓，可显著降低此并发症的发生率。

5. 再狭窄

PBMV 术后再狭窄的发生率为 0%～51%，多数为 15%～20%[17]。发生率差异与术前患者基本条件包括年龄、病程、二尖瓣超声评分、有无心房颤动及围术期有无其他并发症、随访时间等众多因素有关。年龄、不理想的瓣膜条件、高 NYHA 分级、心房颤动和术后二尖瓣跨瓣压、二尖瓣口面积、二尖瓣反流程度为再狭窄及远期疗效的独立预测因素。有报道 7 年后再狭窄率可达到 40%，对于瓣膜条件适合或换瓣术有禁忌者可考虑再次行球囊扩张。成功手术后，超声心动图发现的再狭窄发生率通常较低，在 3～6 年间为 2%～40%[18]。

6. 心律失常

以室性心律失常最常见，发生率为 5%[19]。术前静滴利多卡因，术中调整导管位置可减少异位心律。少数患者在插管或房间隔穿刺过程中发生心房颤动，如心室率不快，可不予处理。瓣膜扩张术后传导异常非常少见，大多数持续时间短暂，可逐渐恢复。

7. 残留房间隔分流

房间隔穿刺处残余分流，发生率较低，只有 1%～2% 的患者会出现显著的房间隔缺损的表现（体 / 肺循环分流量＞1.5∶1.0）。总体来说，经皮二尖瓣分离术导致的房间隔缺损很小，几乎不影响血氧浓度，大多数（60%）可随时间而自然愈合，除非分流显著或扩张失败。

8. 二尖瓣撕裂

有报道瓣叶撕裂发生率约为 0.9%。Rodrigues I 等报道瓣叶撕裂的患者都有严重的瓣膜钙化或广泛的瓣下病变，需要注意[20]。

9. 其他

球囊阻塞二尖瓣口时可出现一过性脑缺血。房间隔穿刺或导管通过房间隔时可发生心动过缓，血压下降，出汗、胸闷等症状，静脉注射阿托品多能缓解。球囊通过下腔静脉时可能会感觉腹部不适，若术后腹痛持续时间不长，可不予处理。

八、技术优势

超声心动图在评估心脏结构和血流动力学方面较放射有明显优势。首先，超声心动图引导下更容易定位房间隔穿刺点。可以根据心房的大小来调整穿刺点与二尖瓣的距离。其次，超声心动图引导下更容易通过狭窄的二尖瓣瓣口。球囊和心脏结构的相对位置在超声心动图下更直观可见，这样术中更方便调整球囊导管的方向，更容易通过狭窄的瓣口。相比较而言，射线引导下导管尖端和二尖瓣瓣口的相对位置关系很难精确判断。再次，超声心动图引导下可以清晰显示球囊扩张的全过程以及实时判断球囊的位置是否正确。而射线下无法清晰看到瓣口，扩张过程中球囊很容易脱入左心室或者左心房，达不到对狭窄瓣口的有效扩张。最后，扩张后超声可以对扩张效果、瓣膜反流以及是否合并存在心包积液、腱索损伤等情况进行实时评估。

九、病例演示

病例 1（视频 12-1）

1. 病例简介

患者女性，45 岁，孕 28 周，身高 158 cm。心悸、胸闷、呼吸困难 2 个月，加重 1 周。患者孕 20 周时产检发现中度二尖瓣狭窄合并肺动脉高压，窦性心律，心功能Ⅱ级。近期出现呼吸困难、气喘、肺水肿等心力衰竭表现，遂转诊至我院。血压 100/70 mmHg，心率 90 次 / 分，双肺底可闻及湿啰音，血氧饱和度 92%（未吸氧）。超声心动图显示二尖瓣口面积（MVOA）为 0.7 cm^2（面积法估算）；平均跨瓣压差（MVG）20 mmHg。二尖瓣柔软，无钙化伴微少量二尖瓣反流，TTE 彩超没有发现明显左心房血栓的证据。诊断为妊娠合并二尖瓣中重度狭窄，建议其进行 BMV 治疗，由于症状不明显，担心射线对胎儿的影响，拒绝接受治疗。故拟行单纯经胸超声引导经皮二尖瓣球囊扩张术。

2. 手术过程

患者取仰卧位，全身麻醉，保留自主呼吸。术前再次行超声心动图检查，测量二尖瓣跨瓣压差和瓣口面积。穿刺右侧股静脉，置入 14 F 下肢动脉鞘，经动脉鞘送入多功能导管及导丝。在超声引导下操纵房间隔穿刺鞘及针使其尖端进入房间隔卵圆窝部位。穿刺房间隔后通过向导管内注射少量生理盐水观察左心房内是否出现云雾状水泡影，进一步确定穿刺是否成功和穿刺针是否已进入左心房，同时描记压力曲线。确认穿刺成功后置入左心房导丝，沿左心房导丝置入 Inoue 二尖瓣扩张球囊导管（26 mm）。超声引导下调整球囊导管方向使其头端通过二尖瓣环进入左心室。在超声引导下调整球囊位置，使球囊位于二尖瓣口，固定球囊导管，快速充盈球囊扩张二尖瓣。该患者分别以 25 mm 和 26 mm 直径扩张二尖瓣两次。扩张满意后，退出导管、导丝及动脉鞘，压迫止血，绷带包扎。

病例 2（视频 12-2）

1. 病例简介

患者，女，45 岁，身高 158 cm，体重 48 kg。胸闷、心悸 20 年，加重 1 个月。患者 20 年前分娩前 2 日肺部感染，生产后开始出现胸闷、心悸，1 个月来加重。查体：血压 115/63 mmHg，脉搏 64 次 / 分，血氧饱和度 98%，心尖区可闻及舒张期隆隆样杂音；心电图：左心房扩大，P 波异常增宽；X 线胸片：两肺淤血，心脏增大，左心房明显大，心影呈梨形，心胸比 0.56；超声心动图显示二尖瓣口面积（MVOA）为 0.7 cm^2（面积法估算）；平均跨瓣压差（MVG）19 mmHg。二尖瓣尖稍钙化，伴微少量二尖瓣反流，TEE 提示：左心房及左心耳未见血栓。拟行单纯经食管超声引导经皮二尖瓣球囊扩张术。

2. 手术过程

患者取仰卧位，全身麻醉，气管插管。穿刺右侧股静脉，置入 14 F 下肢动脉鞘，经动脉鞘送入多功能导管及导丝。在经食管超声引导下操纵房间隔穿刺鞘及针使其尖端进入房间隔卵圆窝部位。穿刺房间隔后通过向导管内注射少量生理盐水观察左心房内是否出现云雾状水泡影，进一步确定穿刺是否成功和穿刺针是否已进入左心房，同时描记压力曲线。确认穿刺成功后置入左心房导丝，沿左心房导丝置入 Inoue 二尖瓣扩张球囊导管（26 mm）。超声引导下调整球囊导管方向使其头端通过二尖瓣环进入左心室。在超声引导下调整球囊位置，使球囊位于二尖瓣口，固定球囊导管，快速充盈球囊扩张二尖瓣。以 26 mm 二尖瓣扩张球囊扩张二尖瓣三次。扩张满意后，退出导管、导丝及动脉鞘，压迫止血，绷带包扎。

视频 12-1

视频 12-2

参考文献

[1] Silversides CK, Colman JM, Sermer M, et al. Cardiac risk in pregnant women with rheumatic mitral stenosis. Am J Cardiol, 2003, 91: 1382-1385.

[2] ChmielakZ, KlopotowskiM, KrukM, et al. Repeat percutaneous mitral balloon valvuloplasty for patients with mitral valve restenosis. Catheter Cardiovasc Interv, 2010, 76(7): 986-992.

[3] Gupta A, LokhandwalaYY, SatoskarPR, et al. Balloon mitral valvotomy in pregnancy: maternal and fetal outcomes. J Am Coll Surg, 1998, 187(4): 409-415.

[4] Lee S, Chee HK, Kim JS, et al. Postoperative Outcomes of Mitral Valve Repair for Mitral Restenosis after Percutaneous Balloon Mitral Valvotomy. Korean J Thorac Cardiovasc Surg, 2015, 48(5): 328-334. doi: 10.5090/kjtcs.2015.48.5.328.

[5] Elkayam U, Bitar F. Valvular heart disease and pregnancy. Am Coll Cardiol, 2005, 46: 223-229.

[6] Bektaş O, Günaydın ZY, Karagöz A, et al. Predictors of successful percutaneous transvenous mitral commissurotomy using the Bonhoeffer Multi-Track system in patients with moderate to severe mitral stenosis: Can we see beyond the Wilkins score? Anatol J Cardiol, 2015, 15(10): 850-851.

[7] 潘湘斌，逄坤静，胡盛寿，等. 经食管超声心动图引导下介入治疗房间隔缺损幼儿的有效性和安全性. 中华心血管病杂志，2013，41(9)：744-746.

[8] Mahfouz RA, Gouda M, Galal I, et al. Right ventricular dyssynchrony and functional capacity before and after percutaneous balloon mitral valvuloplasty in patients with mitral stenosis: Determinants and clinical impact. Echocardiography, 2019, 36(2): 297-305.

[9] 王浩，刘延玲，熊鉴然 . 多普勒超声心动图引导二尖瓣狭窄球囊扩张的研究 . 中华超声影像学杂志，2001，10(11)：648-650.

[10] Gajjala OR, Durgaprasad R, Velam V, et al. New integrated approach to percutaneous mitral valvuloplasty combining Wilkins score with commissural calcium score and commissural area ratio.Echocardiography, 2017, 34(9): 1284-1291.

[11] Raafat SS, Ramzy AA, El-Hadidy AF, et al. Mitral leaflet separation index. An easy two dimensional echocardiography technique for assessment of mitral valve area before and after percutaneous balloon mitral valvuloplasty.Egypt Heart J, 2018, 70(3): 195-201.

[12] Sharma JB, Yadav V, Mishra S, et al. Comparative study on maternal and fetal outcome in pregnant women with rheumatic heart disease and severe mitral stenosis undergoing percutaneous balloon mitral valvotomy before or during pregnancy. Indian Heart J, 2018, 70(5): 685-689.

[13] Qadir F, Ashraf T, Aamir KF, et al. Measurement of interatrial septal thickness by echocardiography in patients with moderate to severe rheumatic mitral stenosis undergoing percutaneous balloon mitral valvuloplasty. Int J Cardiol Heart Vasc, 2018, 22: 35-38. doi: 10.1016/j.ijcha.

[14] Sattar SBA, Kanmanthareddy A. Balloon Valvuloplasty. Stat Pearls [Internet]. Treasure Island (FL): Stat Pearls Publishing, 2018.

[15] Alkhouly AA, Al-Amin AM, Mukarrab MI. Role of three dimensional transesophageal echocardiography in predicting mitral regurgitation after percutaneous balloon mitral valvuloplasty.Indian Heart J, 2018, 70(6): 836-842.

[16] Meneguz-Moreno RA, Costa JR Jr, Gomes NL, et al. Very Long Term Follow-Up After Percutaneous Balloon Mitral Valvuloplasty. JACC Cardiovasc Interv, 2018, 11(19): 1945-1952.

[17] Mahfouz RA, Elawady W, Goda M, et al. Redo Scoring for Prediction of Success of Redo-Percutaneous Balloon Mitral Valvuloplasty in Patients with Mitral Restenosis. J Heart Valve Dis. 2017, 26(5): 537-546.

[18] Sowdagar MA, Subba Reddy YV. Immediate impact of successful percutaneous balloon mitral valvuloplasty on right and left ventricular functions: An echocardiographic study using load independent tissue velocity imaging indices. Indian Heart J, 2018, 70(5): 672-679.

[19] Liu Y, Guo GL, Wen B, et al. Feasibility and effectiveness of percutaneous balloon mitral valvuloplasty under echocardiographic guidance only. Echocardiography, 2018, 35(10): 1507-1511.

[20] Rodrigues I, Branco L, Patrício L, et al. Long-Term Follow Up After Successful Percutaneous Balloon Mitral Valvuloplasty.J Heart Valve Dis, 2017, 26(6): 659-666.

13 微创介入治疗二尖瓣疾病

（王首正）

第一节　二尖瓣的解剖

二尖瓣的解剖结构以及毗邻关系较其他三个瓣膜复杂。二尖瓣并不是一个单一的结构，而是一个复合体，形成二尖瓣装置，包括二尖瓣环、瓣叶、腱索、乳头肌，这些结构的异常都可能导致二尖瓣的功能障碍。

一、二尖瓣环

二尖瓣环，指附着于左房室孔边缘的纤维组织带，心脏支架的一部分，二尖瓣叶的附着处。实际上，纤维瓣环只存在于后瓣叶附着处，是非连续的结缔组织带。瓣环在前半叶的附着处实际上并不存在，前瓣叶是主动脉瓣-二尖瓣幕帘的延续，该幕帘从主动脉瓣环延伸至二尖瓣前叶基底部。外科手术时见到的心房-瓣膜连接处并不是纤维体所在，其真正的位置是在心房-瓣膜连接处外2 mm左右的深处。

二尖瓣环不是平面构型，而是类似于“马鞍”的三位结构，其两个最低点位于纤维三角体，两个最高点位于前后瓣环的中点，前瓣的中点高于后瓣的中点。二尖瓣环平面和主动脉瓣环平面呈120° 夹角，便于左心室流入道充盈。二尖瓣环形状的变化贯穿于整个心动周期，舒张期呈类圆形，收缩期呈肾形，瓣环前后径明显小于横径。收缩期，由于心底部的收缩和主动脉瓣-二尖瓣幕帘朝向瓣口中心的移位将导致二尖瓣瓣口面积减少26%左右。另外，心脏磁共振成像显示，瓣环在收缩期向心尖部移位约5～10 mm，使得左心房容积增加便于其充盈。

二尖瓣环的毗邻关系：回旋支动脉在左心耳基底部和前外交界之间走行，距瓣叶附着点约3～4 mm，之后走行较为远离二尖瓣后瓣。冠状静脉贴近后瓣附着处，一般比后瓣环高出5 mm左右。希氏束靠近后内侧纤维三角。主动脉无冠窦和左冠窦与二尖瓣前叶基底部关系密切，这两个瓣窦的最低点和二尖瓣前瓣环之间有6～10 mm的距离。

二、瓣叶

二尖瓣瓣叶尽管分为前瓣和后瓣，但并不是完全分隔的两个瓣叶，而是一条连续的宽窄不等的膜状组织。瓣叶的下缘垂入左心室并出现切迹，两个较大的切迹成为前交界和后交界，将二尖瓣分为前瓣和后瓣。瓣叶本身可分为三部分：基底部（附着于瓣环的部分）、粗糙部（瓣叶边缘部分）、透明部（前两者之间）。粗糙部为瓣叶的接触面或者对合面，前瓣粗糙部约占1/3，后瓣粗糙部约占1/2。

前瓣叶形状类似于长方形，后瓣近似长条形，虽然形状不同，但其面积近似。前瓣基底部附着缘约占二尖瓣周长的1/3，其余2/3的周长附着为后瓣叶和两个交界。前半叶主要通过主动脉瓣-二尖瓣幕帘与左心室流出道延续，后叶与左心室底部的肌肉壁直接相连。前瓣叶位于主动脉瓣二尖瓣幕帘和两个纤维三角之间。瓣膜对合面的高度约7～9 mm，使得瓣膜在收缩期左心室容积和压力发生生理变化时均能正常关闭。在舒张期，前瓣叶将左心室分为流入道和流出道。

后瓣叶附着于瓣环的后 2/3，位于左心室壁的顶点。其游离缘被两条切迹分割成三段，前外侧区域称为 P1，中间的区域称为 P2，后内侧区域称为 P3。前叶与之相对应的区域分别为 A1、A2、A3。后瓣叶各部分大小不同，P2 最大，P1 最小。这些切迹处有大量腱索连接，作用类似于前后瓣交界，在舒张期维持后瓣叶开放。P2 在收缩期承受的张力比 P1、P3 要大，因此，P2 区域相对 P1、P3 更容易发生脱垂。

前后瓣叶在收缩期对合，对合缘平行于后瓣环，距离约 5 ～ 6 mm，对合缘距离前瓣心房瓣膜连接处约 15 mm。对合缘远离左心室流出道，并将二尖瓣瓣口分割为两个区域，分别占 2/3、1/3 瓣口面积。瓣膜成形时，若对合缘前移，有可能发生 SAM 现象。对合缘中线处，其对合高度约 7 ～ 9 mm，对合高度在靠近交界处降低。

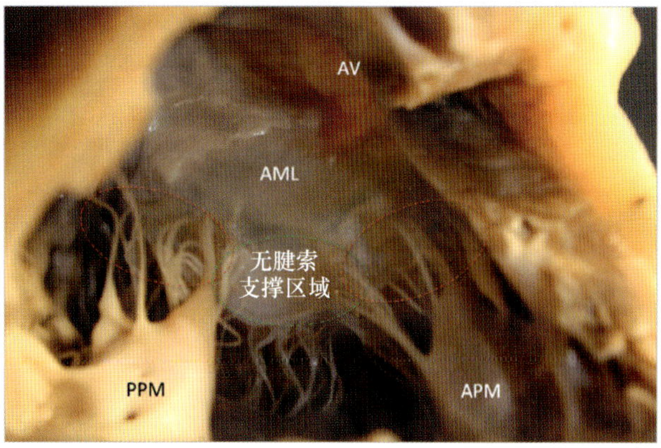

图 13-1　二尖瓣及其瓣下结构心室面，图中显示 P2 区域腱索支撑较少[1]

三、腱索和乳头肌

二尖瓣叶依靠腱索和乳头肌与左心室相连，其二者被称为瓣下装置。乳头肌和腱索共同作用，在舒张期使二尖瓣叶开放，在收缩期防止二尖瓣叶移位至瓣环水平以上。

乳头肌具有收缩性，附着在心室壁上，通常分为前外组和后内组，分别位于相应瓣叶交界下方。在两组乳头肌之间，也有可能存在一组乳头肌，并发出 1 ～ 2 根腱索连于 A2 或 P2 瓣叶。

乳头肌起始的位置位于距心尖约 1/3、距瓣环约 2/3 处的左心室壁上。前外侧乳头肌发自室间隔与心室后壁的结合处，后内侧乳头肌发自心室的游离壁。乳头肌的长短可能随其解剖类型和起始位置不同而变化，乳头肌顶端与二尖瓣瓣口之间的距离也可发生变化，平均约 22 mm±5 mm。前外侧乳头肌由前降支、对角支或回旋支的边缘支形成的分支供血，后内侧乳头肌由回旋支或右冠状动脉的分支供血。一些小动脉或小静脉可到达乳头肌的底部，或者通过肌小梁进入乳头肌体部。

第二节　二尖瓣微创治疗的影像学评估

对于二尖瓣疾病，影像学评估非常重要。术前需要精确评估二尖瓣病变的类型、程度、解剖结构、心脏功能，为确定治疗方案提供重要的参考信息。主要的检查手段为超声心动图和心脏 CT。

一、超声心动图评估

对于二尖瓣疾病的术前超声心动图检查，经胸超声心动图（transthoracic echocardiography，TTE）和经食管超声心动图（transesophageal echocardiography，TEE）都非常有必要进行。

经胸超声心动图需要进行心脏超声的常规检查，确定二尖瓣的病变类型和程度，对二尖瓣病变解剖进行初步判定。二尖瓣的病变类型依据 Carpentier 分型，可分为 3 型：Carpentier Ⅰ型为瓣叶活动正常，常见于扩张型心肌病导致瓣环扩大引起的二尖瓣关闭不全；Carpentier Ⅱ型为瓣叶活动过度，常见于腱索断裂，腱索或乳头肌冗长；Carpentier Ⅲ型为瓣叶活动受限，又分为a型和b型，a型心脏舒张期二尖瓣瓣叶活动受限，常见于风湿性心脏病引起的瓣叶交界粘连、瓣叶增厚钙化、瓣下腱索和乳头肌融合；b型为收缩期二尖瓣活动受限，见于缺血性心肌病导致的乳头肌牵拉引起的二尖瓣关闭不全或者扩张型心肌病晚期。

经食管超声心动图则可在经胸超声心动图的基础上对二尖瓣解剖进行更加准确的评估，特别是三维超声可以非常准确地判断二尖瓣脱垂的部位和范围。

经胸超声心动图常用的切面有：胸骨旁左心室长轴切面：显示A2、P2（向主动脉瓣或三尖瓣方向移动探头可显示A1、P1或A3、P3）。二尖瓣水平短轴切面：显示整个前后叶解剖，包括A1、A2、A3、P1、P2、P3。心尖四腔心切面：显示A3、A2、P1。心尖二尖瓣交界处长轴切面：显示P3、A2、P1。

经食管超声心动图常用的切面有：食管中段的五腔心切面、四腔心切面：显示A1、P1；A2、P2；A3、P3。食管中段的两腔心切面显示：A1、P1和前外交界；A3、P3和后内交界。二尖瓣交界处切面：显示P3、A2、P1。三腔心切面显示：A2、P2；二尖瓣外科视角的3D图像。

二、心脏CT评估

心脏CT检查的意义对于二尖瓣微创治疗，特别是对于经导管二尖瓣置换十分重要。CT需要进行增强扫描，采用回顾式心电门控，进行全期限重建。目的是获得整个心动周期二尖瓣及其周围结构的空间数据。分析CT数据采用影像处理软件如3mensio、Mimics、Osirixs等软件对CT扫描原始DICOM文件进行分析，利用多平面（MPR）重建技术、三维重建技术对二尖瓣及其毗邻解剖进行精确的测量，如二尖瓣瓣环（马鞍形环或D型环）的描记、瓣下结构如乳头肌距二尖瓣瓣环的距离、二尖瓣和主动脉瓣平面夹角、左心室流出道的测量等。另外还可利用软件进行瓣膜植入的模拟或者将心脏结构数据导出进行3D打印，获得心脏模型并进行瓣膜模拟植入（图13-2）。

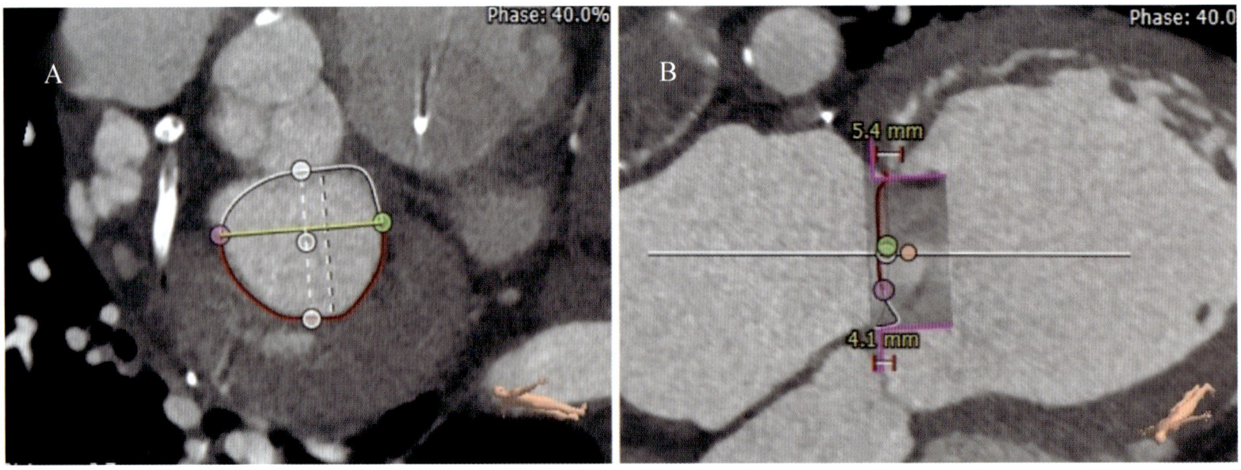

图13-2 利用CT进行二尖瓣瓣环的描记和测量，并模拟瓣膜植入后对左心室流出道的影响[2]

第三节 二尖瓣狭窄的微创治疗

风湿性心脏病是二尖瓣狭窄最常见的病因。风湿病变早期，瓣叶一侧或两侧交界粘连融合，随着疾病发展，逐渐出现瓣膜增厚和钙化，进一步发展则会出现瓣下结构如腱索的增粗、短缩和融合。根据二尖瓣狭窄时瓣膜形态及病变程度不同，二尖瓣狭窄可分为隔膜型、漏斗型。隔膜型又可分为瓣缘粘连、瓣膜增厚和隔膜漏斗型。不同类型是病变不同程度时的表现。瓣缘粘连指二尖瓣瓣缘及交界粘连，瓣膜本身、腱索、乳头肌则无明显病变，处于疾病早期。瓣膜增厚则是在瓣缘粘连的情况下出现了瓣膜增厚，可伴有腱索的轻微病变；隔膜漏斗型即为病变进一步发展，瓣膜增厚严重，腱索增粗粘连加重，瓣膜活动度明显减低。漏斗型则是二尖瓣狭窄病变的晚期阶段，瓣膜、腱索、乳头肌病变都较重，瓣叶明显增厚、交界粘连严重，出现钙化，腱索增粗、融合、明显缩短，瓣膜和腱索融合成强直的漏斗状，二尖瓣瓣口和瓣下均严重狭窄，瓣膜失去活动性。

正常人二尖瓣瓣口面积为 4 ～ 6 cm^2，当二尖瓣狭窄发展到瓣口小于 2 cm^2，血流动力学出现变化，左心房压力升高，血流从左心房流入左心室遇到阻力，临床上会出现轻度症状。当二尖瓣瓣口面积在 1 ～ 1.5 cm^2 时，为中度狭窄，左心房压进一步升高，左心房扩张，肺静脉和肺毛细血管发生扩张和淤血，造成肺部梗阻性充血。这时期的患者安静状态下可无明显症状，但活动、劳累后、情绪激动时，心率增快，舒张期明显缩短，血流通过二尖瓣瓣口的时间缩短，左房压进一步增高，肺静脉和肺毛细血管内容量进一步增高，可引起劳力性呼吸困难、阵发性呼吸困难甚至咯血等。左房压和肺静脉压升高，肺动脉压也必须升高，以保证肺动静脉压力阶差。当二尖瓣瓣口面积小于 1 cm^2 时，肺动脉平均压可升高至 40 ～ 50 mmHg，导致右心室舒张末期压力和右房压升高。

二尖瓣狭窄的微创治疗主要是指球囊扩张成形术，将球囊导管经股静脉途径，穿过房间隔，到达狭窄的二尖瓣瓣口，通过球囊扩张将粘连融合的二尖瓣交界分离。自从 1984 年 Inoue 等首先报道了这一技术，经皮二尖瓣球囊成形术已经得到广泛应用，其完全性和有效性也得到临床上的验证和认可。经皮二尖瓣球囊成形术多在放射线引导下进行，阜外医院复合技术团队报道了在单纯经胸超声心动图引导下进行该项技术，其安全性和有效性和在放射线引导下无明显区别。本节主要介绍经皮二尖瓣球囊成形术的患者选择、球囊选择和扩张程度的把握。

一、经皮二尖瓣球囊成形术的适应证

经皮二尖瓣球囊成形术的最佳适应证是瓣膜活动度好，瓣下结构病变较轻的患者。超声心动图对于二尖瓣病变程度的评价是非常重要的。根据既往的临床经验，采用 Wilkins 评分可较为准确地预测二尖瓣狭窄球囊扩张的疗效。Wilkins 评分标准见表 13-1。一般认为 Wilkins 评分不高于 8 分时，球囊成形术可获得较好的治疗效果。评分在 9 ～ 12 分，瓣膜病变较为严重，虽然可以进行球囊扩张成形术，但需要详细评估每个患者的具体情况，且治疗效果具有不确定性。若评分高于 12 分，二尖瓣狭窄病变严重，不适用于球囊扩张成形术，推荐进行外科瓣膜置换。但是超声心动图并非作出抉择的唯一依据，需要综合考虑患者的年龄、心功能、术者技术水平、外科团队等支持。经皮二尖瓣球囊成形术的适应证：Ⅰ类：有症状的中重度二尖瓣狭窄患者（NYHA 心功能分级为Ⅱ、Ⅲ、Ⅳ级），瓣膜条件合适，且无左心房血栓、无中重度二尖瓣关闭不全（证据级别 A）；无症状的中重度二尖瓣狭窄患者，瓣膜条件合适，伴肺动脉高压（静息时肺动脉收缩压）高于 50 mmHg，复合时大于 60 mmHg，无左心房血栓、无中重度二尖瓣关闭不全（证据等级 C）。Ⅱa 类适应证：中重度二尖瓣狭窄，瓣膜钙化，NYHA 心功能分级为Ⅲ～Ⅳ级，无外科手术适应证或外科手术高风险（证据等级 C）；Ⅱb 类，无症状的中重度二尖瓣狭窄患者，若新发房颤，瓣膜条件适合，无左心房血栓、无中重度二尖瓣关闭不全（证据等级 C）；有症状的二尖瓣狭窄患者，NYHA 心功能分级为Ⅱ～Ⅳ级，二尖瓣瓣口面积大于 1.5 cm^2，若负荷时肺动脉收缩压大于 60 mmHg，负荷时肺动脉楔压大于 25 mmHg，无左心房血栓或无中重度二尖瓣关闭不全（证据等级 C）；中重度二尖瓣狭窄的患者，如果瓣膜钙化，NYHA 心功能分级Ⅲ～Ⅳ级，无左心房血栓，无中重度二尖瓣关闭不全（证据等级 C）。Ⅲ类适应证：轻度二尖瓣狭窄不建议行经皮二尖瓣球囊成形术（证据等级 C）；中重度二尖瓣关闭不全或存在左心房血栓不建议行经皮二尖瓣球囊成形术（证据等级 C）。

二、经皮二尖瓣球囊成形术的禁忌证

经皮二尖瓣球囊成形术的禁忌证包括：左心房或左心耳血栓，中重度二尖瓣关闭不全，瓣叶组织大部分或瓣膜交界钙化，伴有严重主动脉瓣病变，三尖瓣重度器质性狭窄或重度功能性反流伴瓣环扩大，伴有其他需要外科手术治疗的疾病。

三、球囊的选择

根据患者的具体情况选择不同直径的球囊是非常重要的。球囊太小不能有效扩张狭窄的二尖瓣，球囊直径太大则可能使交界过度分离或造成

表 13-1　二尖瓣超声心动图 Wilkins 评分

形态特征	病变程度	级别	分数
瓣叶活动度	仅瓣尖粘连活动受限，其他部位活动好	1	1
	瓣叶基底部及中部活动受限	2	2
	舒张期主要是基底部前向运动	3	3
	舒张期瓣叶没有或仅有轻微前向运动	4	4
瓣叶增厚	瓣叶厚度接近正常（4～5 mm）	1	1
	瓣叶中部正常，边缘明显增厚（5～8 mm）	2	2
	整个瓣叶均匀增厚（5～8 mm）	3	3
	整个瓣叶组织明显增厚（8～10 mm）	4	4
瓣下病变	邻近瓣叶腱索轻微增厚	1	1
	腱索增厚累及近段 1/3	2	2
	腱索增厚缩短累及近段 1/3	3	3
	腱索广泛增厚缩短累及乳头肌	4	4
瓣叶钙化	瓣叶单区域回声增强	1	1
	瓣叶边缘散在回声增强	2	2
	瓣叶中部回声增强	3	3
	瓣叶组织大部分广泛回声增强	4	4

瓣膜撕裂，引起二尖瓣反流。球囊直径的选择首先要考虑身高因素，其他如患者年龄、瓣膜结构等也应该考虑。

1. 身高

可以按照表 13-2 进行球囊的选择，也可以用公式计算参考：球囊直径（mm）＝身高（cm）/10 ＋ 10。

2. 瓣膜形态

患者术前存在二尖瓣反流后严重的瓣下病变是术后出现瓣膜严重关闭不全的高危因素，选择的球囊直径应小于根据身高选择的球囊。

3. 年龄及其他因素

高龄或体力活动较少的患者，也应选择直径较小的球囊，以减少扩张后二尖瓣反流的发生。若已经使用按身高选择的最大直径球囊扩张后效果不佳，患者瓣膜条件比较良好，也可以将球囊直径增加 1 ～ 2 mm 再进行扩张。若小球囊也获得了比较满意的扩张效果，就不应拘泥于要按身高选择最大直径球囊。总之，每个患者球囊的选择除了身高外，还取决于瓣膜条件、扩张效果、二尖瓣反流程度等因素。

表 13-2　根据身高选择球囊

身高（cm）	球囊导管型号（Inoue）	直径范围（mm）	最大球囊直径（mm）
＜ 147	PTMC-24	20 ～ 24	24
＞ 147	PTMC-26	22 ～ 26	26
＞ 160	PTMC-28	24 ～ 28	28
＞ 180	PTMC-30	26 ～ 30	30

四、扩张程度的把握

在进行经皮二尖瓣球囊成形术时，扩张程度的把握至关重要，关系到是否增加球囊直径再次扩张、二尖瓣反流的发生、狭窄改善及预后等关键问题。因此，扩张程度的把握是掌握和灵活使用该项技术的主要标志。

对于瓣叶轻度增厚、交界粘连为主，瓣下结构无明显改变的患者，推荐直接以按照身高选择的最大球囊直径进行扩张。若以较小的球囊先行扩张，如扩张效果不满意再以更大球囊进行扩张时，球囊容易在充盈过程中滑向心房或心室，不能在瓣口处扩张，无法达到满意的扩张效果；对于瓣膜条件差，如瓣叶增厚钙化严重，瓣下结构病变患者，推荐采用小球囊先扩张，再逐渐增大球囊直径，以减少二尖瓣反流的发生。

每次二尖瓣球囊扩张后，均应利用超声心动图检查球囊扩张的效果。首先，应在多个切面确定二尖瓣反流的情况，若二尖瓣反流等级增加 1 级，就应停止扩张。其次，要注意二尖瓣交界部位的分离情况。如扩张后，交界部分分离，且二尖瓣反流没有明显增加，应选择继续扩张；若只有一侧交界分离，跨二尖瓣压差仍然存在，也应该继续扩张，争取分离另一侧交界。无论在放射线下，还是在超声引导下，球囊会从瓣口滑向心房或心室侧，均意味着二尖瓣交界已被分离。在进行完上述评价后，需要进行左房压的测定和二尖瓣瓣口面积的评估。对于瓣膜条件好的患者，二尖瓣跨瓣压差低于 6 mmHg，开口面积增加 1 倍，达到 2 cm^2，是较为理想的扩张效果；若瓣叶条件较差，扩张后二尖瓣跨瓣压差小于 9 mmHg，开口面积增加 50% 以上，扩张效果是可以接受的。

第四节　二尖瓣反流的微创治疗

二尖瓣反流（mitral regurgitation，MR）是最常见的心脏瓣膜疾病，在西方国家中，65岁以上人群患病率大于6%，75岁以上人群患病率大于10%，其患病率呈现出随年龄增长而增高的趋势[3]。二尖瓣反流的进展将引起心脏扩大、心功能损伤，导致心力衰竭，增加死亡风险，预后较差。目前二尖瓣反流的治疗以外科修复或置换为金标准，但是约50%的重度二尖瓣反流且有相关症状的患者因外科手术高危或禁忌没有接受外科治疗，而这些患者5年随访的死亡率高达50%[4]。同时，重度二尖瓣反流患者中有一定比例的患者为继发于扩张型心肌病或缺血性心肌病的二尖瓣反流，目前缺乏强有力的临床证据支持外科手术治疗这类二尖瓣反流预后的改善。因此，经外科途径介入（微创）的治疗方法是临床治疗二尖瓣反流迫切需要的，特别是对于高龄、外科手术高危或禁忌患者。

一、二尖瓣微创修复技术

二尖瓣微创治疗技术近年来发展迅速，已经面世的二尖瓣微创治疗技术多为从外科技术演变发展而来，如实现了外科缘对缘修复的二尖瓣钳夹技术、经心尖人工腱索植入技术、直接或间接的经导管二尖瓣瓣环环缩技术、经导管二尖瓣置换技术等。目前，已在欧洲被批准使用，获得CE标志（CE Mark）的器械均为二尖瓣微创修复产品，包括经皮二尖瓣钳夹器械MitraClip（雅培公司）、Pascal（爱德华公司）；经心尖人工腱索植入器械Neochord DS1000（Neochord公司）；经皮二尖瓣瓣环成形器械Carillon（Cardiac Dimensions公司）、CardioBand Valtech Cardio（爱德华公司）、Mitralign（Mitralign公司）。唯一获得美国FDA批准临床使用的是MitraClip，MitraClip是目前使用最为广泛的微创二尖瓣修复器械，从2003年至今，8万余患者接受了该器械治疗，无论是治疗退行性二尖瓣反流还是功能性二尖瓣反流都具有较高的成功率以及较外科手术更佳的安全性，显示出明确的二尖瓣反流减少和心功能的改善。我国也有两款微创二尖瓣修复器械处于临床试验阶段，分别是经心尖人工腱索植入器械MitralStitch（杭州德晋医疗科技有限公司）和经心尖二尖瓣钳夹器械ValveClamp（上海捍宇医疗科技有限公司）。

二、二尖瓣微创修复技术类别

近十多年来，涌现出众多二尖瓣微创修复技术和相应产品，归纳起来大概分为以下几类。

（1）瓣叶修复技术：即通过经皮或经心尖途径钳夹二尖瓣前后叶，形成缘对缘修复，代表产品如：MitraClip（雅培公司）、Pascal（爱德华公司）、ValveClamp（上海捍宇医疗科技有限公司）。

（2）人工腱索植入技术：通过经心尖路径植入ePTFE缝线，一端固定于脱垂的瓣叶，一段固定于心尖，其技术优势是保留了二尖瓣的正常解剖结构。代表产品有：Neochord DS1000（Neochord公司）、Harpoon（Harpoon公司）、MitralStitch（杭州德晋医疗科技有限公司）。

（3）瓣环成形技术，包括直接瓣环成形和间接瓣环成形，通过经心尖路径或经股静脉穿间隔路径植入成形环或成形带，对二尖瓣进行环缩，目前的临床试验均用于治疗功能性二尖瓣关闭不全。代表产品有CardioBand（Valtech Cardio爱德华公司）、Carillon（Cardiac Dimensions公司）、Mitralign（Mitralign公司）、Amend（Valcare Medical公司）、ARTO（MVRx公司）、IRIS ring（Millipede公司）。

（4）瓣膜对合增强技术，是通过植入物如球囊来填补瓣膜未对合的空间。代表产品有Mitra-Spacer（Cardiosolutions公司）。

（5）左心室重塑技术：通过在心外膜植入包裹或在左心室心腔内植入环缩支架，减少左心室容积，缩小扩大的二尖瓣瓣环，以减少二尖瓣反流。代表产品有 VenTouch（Mardil Medical 公司）、AccuCinch（ANCORA 公司）。

三、二尖瓣钳夹技术

二尖瓣钳夹技术是通过经股静脉穿间隔或经心尖路径植入 1 枚或多枚夹子，同时夹持二尖瓣前后叶，形成类似外科缘对缘修复效果。这类技术主要通过经食管超声心动图进行引导，特别是双平面视图和三维超声可有效定位设备。

二尖瓣钳夹技术最具代表性的是 MitraClip 系统，其为目前使用最广泛的经导管二尖瓣修复系统。MitraClip 系统于 2008 年 3 月获得了治疗退行性二尖瓣反流和功能性二尖瓣反流的 CE 认证，分别于 2013 年 10 月、2019 年 3 月获得了美国 FDA 治疗退行性二尖瓣反流和功能性二尖瓣反流的批准。自 2003 年起，全球超过 8 万例患者接受了 MitraClip 系统治疗。

下面将介绍 MitraClip 系统重要的临床试验及其结果。EVERSET Ⅱ研究是前瞻、随机、对照临床试验，将中重度（3＋）、重度（4＋）二尖瓣反流患者按照 2∶1 比例随机分配到 MitraClip 组和外科手术组。试验共纳入了 279 例患者，其中 MitraClip 组 184 名，外科手术组 95 例。MitraClip 组中 178 例接受了 MitraClip 手术，外科手术组 80 例患者接受了外科二尖瓣手术。试验共随访了 5 年，两组患者的死亡率无明显差别；MitralClip 组未发生死亡、二尖瓣手术、中度以上二尖瓣反流的比例低于外科手术组，MitralClip 组未发生再次手术干预的比例也低于外科手术组。但 MitralClip 组这些事件多发生在术后 1 年内，如果去除这部分患者，1 年以后 MitralClip 组的上述比例和外科手术组无明显区别[5]。COAPT 研究也是一项前瞻性随机对照研究，纳入的是合并有心力衰竭的中重度（3＋）、重度（4＋）继发性二尖瓣反流患者，在美国和加拿大的 78 家中心共纳入了 614 例患者，其中 MitraClip 组 302 例，药物治疗组 312 例。2 年随访结果显示 MitraClip 组心力衰竭住院率和全因死亡率都显著低于药物治疗组[6]。然而在另一项研究 MITRA-FR 中，也同样纳入中重度（3＋）、重度（4＋）继发性二尖瓣反流患者，共纳入 304 例患者，MitraClip 和药物治疗组各 152 例，1 年随访结果显示两组患者死亡率和非预期再住院率没有明显区别[7]。两个研究结果不同的原因可能是入选患者的疾病严重程度不同和随访时间不同[8]。

四、二尖瓣人工腱索植入技术

目前，微创二尖瓣人工腱索植入技术均应用经心尖路径，在经食管超声心动图引导下进行，主要用于纠正二尖瓣脱垂病变。经心尖二尖瓣人工腱索植入技术和常规外科手术人工腱索植入技术的不同有：①经心尖二尖瓣人工腱索植入技术是在无体外循环心脏充盈跳动下进行的，可在经食管超声心动图的监测下调节人工腱索的长度。②经心尖二尖瓣人工腱索植入的人工腱索一端连于脱垂瓣叶，其连接方式随产品不同而不同；另一端固定于心尖处心外膜，不同于传统外科手术将这一端缝置在乳头肌上。

手术一般选择仰卧位，可稍垫高患者左侧背，有利于心尖的暴露。一般选择左前外侧切口，可使用 X 线或经胸超声心动图定位切开肋间。心尖穿刺处需要在经食管超声心动图双平面视图下进行定位。一般使用 3-0 Prolene 线和毛毡片在穿刺处预置荷包。在荷包内穿刺，并送入导丝，可将导丝送入主动脉内。沿导丝送入扩张子。扩张后退出导丝和扩张子，送入二尖瓣人工腱索植入器械。送入器械后在经食管超声心动图引导下，调整器械方向朝向二尖瓣，需要注意的是调整方向需要在乳头肌水平下进行，以免损伤二尖瓣腱索。MitralStitch、Neochord、Harpoon 三种器械在夹持瓣叶、穿刺瓣叶、人工腱索和瓣叶的铆钉方式等方面各有特点，在此不一一赘述。在手术过程中，务必反复在经食管超声心动图双平面视图、三维视图下确认器械和目标瓣叶的位置关系。人工腱索在心尖处固定时，一般需要穿过毛毡片后再行固定，人工腱索的长度需要在经食管超声心动图实时监测下进行。对于左心室扩大的患者，可适当进行人工腱索的过度牵拉，以预防二尖瓣反流较少后左心室缩小造成植入的人工腱索相对延长。但是需要注意的是，过度牵拉可能增加术后人工腱索张力和瓣膜撕裂的风险，也可能造成后叶运动限制而导致术后二尖瓣反流。

经心尖人工腱索术后抗凝或抗血小板治疗目前无共识方案。我中心二尖瓣人工腱索植入术后的策略是：对于不合并需抗凝或抗血小板治疗疾病的患者，给予拜阿司匹林 100 mg 口服 3 个月；合并有心房颤动的患者需要继续口服华法林；合并有冠状动脉粥样硬化性心脏病的患者也应继续原抗血小板治疗方案。

Colli 等报道了 140 例二尖瓣重度反流患者使用 NeoChordDS1000 行经心尖人工腱索植入术后 1 年的随访结果，68% 患者为轻度及以下二尖瓣反流，21% 患者为中度二尖瓣反流，11% 患者为重度二尖瓣反流[9]。James 等报道了 26 例二尖瓣反流患者使用 Harpoon 行二尖瓣修复术后 6 个月的随访结果，85% 患者为轻度及以下二尖瓣反流，8% 为中度二尖瓣反流，8% 为重度二尖瓣反流[10]。术后二尖瓣反流复发或者加重是经心尖二尖瓣人工腱索植入术后必须要面对的问题。Coli 等随访和分析了 52 例经心尖人工腱索植入术后二尖瓣反流复发或加重的病例，其中 13 例因重度二尖瓣反流再次干预，39 例患者出现中度以上二尖瓣反流但心功能稳定未采取再次干预，二尖瓣反流复发或加重的可能机制包括：患者选择不当、疾病进展、左心室逆向重塑、二尖瓣腱索过度牵拉、后叶瓣环移位、技术细节失误等。根据目前的临床结果，经心尖二尖瓣人工腱索植入治疗效果最佳的是二尖瓣后叶中部即 P2 脱垂的患者，其次是以 P2 为主、累及 P1 或 P3 区域的患者。前叶病变、累及交界的脱垂、合并有瓣膜或瓣环钙化的患者治疗效果较差。

五、经导管二尖瓣瓣环成形术

经导管二尖瓣瓣环成形技术目前并未大规模开展，部分产品进行了初步临床探索，在此简单介绍。CardioBand 是经股静脉穿房间隔途径，将成型带固定于二尖瓣后瓣瓣环上，达到环缩二尖瓣瓣环的目的。目前用于治疗继发性（功能性）二尖瓣反流。60 例继发性二尖瓣反流患者接受 CardioBand 治疗的 1 年结果显示：患者存活率 87%；61% 患者二尖瓣反流减少到中度及以下；未发生因心力衰竭导致的再住院率为 66%，未发生再干预率为 78%[11]。Carillon 系统采用经颈静脉途径将包括有 2 个自膨胀式镍钛合金锚的曲线状镍钛合金支架植入到冠状静脉窦中，从而达到间接环缩二尖瓣后瓣环的目的。其早期临床研究 TITAN Ⅰ，共纳入了 53 例继发性二尖瓣反流患者，其中 36 例患者成功接受了 Carillon 植入，8 例患者因出现冠状动脉压迫，9 例患者因二尖瓣反流改善不明显而撤出了 Carillon 支架[12]。其第二代产品改进了锚的设计，并在临床研究 TITAN Ⅱ 中使用，36 例继发性二尖瓣反流患者全部成功植入了 Carillon，1 例患者出现术后 30 天内与器械无关的死亡[13]。ARTO 系统则是分别在房间隔植入形似封堵器的设备，并在冠状静脉窦内植入一个垫片，使用缝线将两者连接，实现二尖瓣前后径缩小的目的。其早期临床研究 MAVERIC 结果显示：11 例高危的中度以上继发性二尖瓣反流全部成功进行了手术，30 天的随访结果显示二尖瓣瓣环前后径、左心室收缩和舒张末径减少，二尖瓣反流减轻。30 天内出现 2 例并发症，1 例心包积液行引流，1 例出现无症状的设备移位[14]。其余几种设备仅有个案报道，在此不再一一赘述。

六、二尖瓣置换

经导管二尖瓣置换技术发展较微创二尖瓣修复技术滞后，但经导管二尖瓣置换技术理论上更具有优势。二尖瓣病变涉及瓣叶、瓣环、瓣下结构等，其病变程度和解剖特征变异性较大，因此，单一的某种修复技术难以处理多种解剖病变，其修复效果和持久性也可能大打折扣。实际上，在进行外科修复时，瓣叶成型和瓣环成型往往是同时进行的。鉴于外科二尖瓣生物瓣膜置换的临床结果已经得到长期验证和肯定，经导管二尖瓣置换技术从理论上讲是一种可以克服复杂二尖瓣解剖病变的治疗方案，并且其二尖瓣反流的改善程度较修复技术更加确切。

本部分将描述在自身固有二尖瓣结构中行经导管二尖瓣置换技术的发展状况，阐述其技术特点及存在的挑战，介绍几种经导管二尖瓣置换产品及其早期临床应用结果（二尖瓣环中瓣、瓣中瓣技术未在本部分内介绍）。

（一）手术路径和瓣膜输送

经皮途径是减少创伤最理想的途径，但这一途径目前还面临技术层面的巨大挑战。首先，二尖瓣位置特殊，无论是经股动脉途径还是经股静脉穿过房间隔路径，输送系统均要通过一个较大的角度。另外，考虑到二尖瓣支架瓣膜的结构，目前的输送系统直径均较大，例如 Intrepid 瓣膜（美敦力公司）的输送装置直径为 35 Fr，CardiAQ 瓣膜（爱德华公司）输送系统直径为 33 Fr，Tiara 瓣膜（Neovasc 公司）输送系统直径为 32 Fr 和 36 Fr。因此，目前大部分经导管二尖瓣置换瓣膜系统均采用了经心尖途径，此途径的优势是导管操作距离短，导管和二尖瓣位的同轴性好，术中操作较容易。但是也必须注意到，穿刺心尖带来的心肌损伤可能引起极为严重的后果。目前，仅 CardiAQ 瓣膜、Caisson 瓣膜（Maple Grove 公司）、Sapien M3 瓣膜（爱德华公司）设计了经皮穿房间隔路径的输送系统，随着瓣膜结构和输送系统的改进，经皮途径的瓣膜植入仍将是未来发展的方向。

（二）支架瓣膜的结构

和经导管主动脉瓣置换不同，经导管二尖瓣置换的锚定区并非是一个环状的管道样结构，马鞍状三维结构并动态变化的二尖瓣环、不对称的前后瓣叶、瓣下结构以及毗邻的结构都给经导管置换瓣膜带来了不小的挑战。因此，为了达到和外科瓣膜置换可比拟的瓣膜稳定性以及预防瓣周漏的发生，经导管置换的瓣膜在结构上复杂了很多，大致包括生物瓣膜、瓣膜支架、左房侧裙边、固定装置等部分，不同产品的固定机制也不同。例如：Tendyne 瓣膜（雅培公司）采取的是轴向支撑策略，心外膜外留有一圆盘并和瓣膜心室侧相连（图 13-3A）[3]；Tiara 瓣膜支架上有三个倒钩，其中两个在纤维三角处抓持固有瓣叶，另一个倒钩抓持后瓣（图 13-3B）[4]；Intrepid 瓣膜则依靠双侧支架形成“软木塞样”的径向支撑力（图 13-3C）[5]；CardiAQ 瓣膜在心室侧和心房侧有方向相反的倒钩，主要依靠心室侧的倒钩夹持瓣叶和瓣环，同时保留瓣下结构（图 13-3D）[6]；NaviGate 瓣膜（NaviGate Cardiac Structures 公司）在心房侧有 12 支翼状支架并附有聚酯纤维衬料来与瓣环相互固定，心室侧有 12 支倒钩抓持瓣叶和瓣下结构（图 13-3E）[7]；还有一些瓣膜采用了预先在二尖瓣瓣环或瓣下植入锚定环或其他锚定系统，如 Caisson 瓣膜（图 13-3F）、Sapien M3 瓣膜（图 13-3G）、HighLife 瓣膜（HighLife Medical 公司）（图 13-3H）、MValve 瓣膜（Tel Aviv 公司）（图 13-3I）。

（三）经导管二尖瓣置换临床应用结果

目前经导管二尖瓣置换技术仍处于临床初步应用，未有大规模临床数据，部分产品仅有个案报道。下面介绍 Intrepid 和 Tendyne 瓣膜的初步临床应用结果。

Intrepid 瓣膜的早期临床研究在全球 14 个中心纳入了 50 例有症状的重度二尖瓣反流患者，平均年龄（73±9）岁，平均 STS（美国胸外科协会）死亡风险评分 6.4%±5.5%，平均左心室射血分数 43%±12%。48 例患者成功植入 Intrepid 瓣膜，30 天死亡率 14%。平均随访 173 天，随访期间死亡患者 11 例，脑卒中 3 例，急性肾损伤 5 例，感染性心内膜炎 1 例。死亡病例中 7 例患者为术后 30 天内死亡，其中 3 例因心尖出血死亡，3 例因术后心力衰竭死亡，1 例因瓣膜移位死亡。4 例患者死

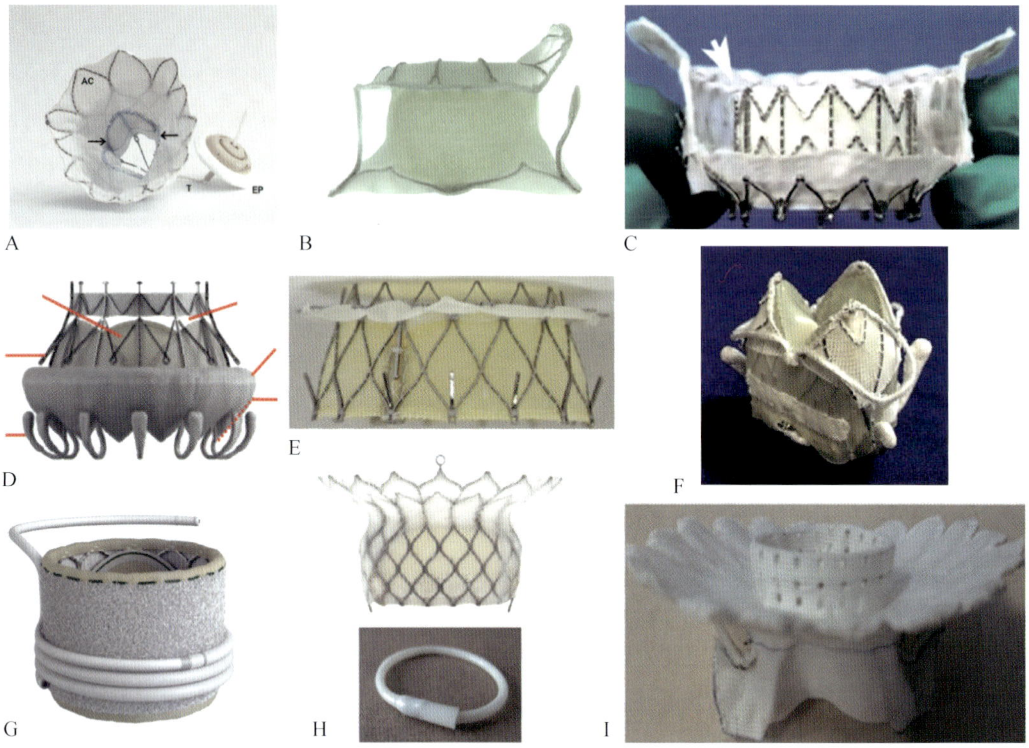

图 13-3　各种经导管二尖瓣置换瓣膜

于术后 1 ～ 4 个月，其中 3 例因心搏骤停死亡，1 例因外伤致脑出血死亡[15]。

Tendyne 瓣膜的早期临床研究共纳入了 30 例中重度、重度二尖瓣关闭不全患者，平均年龄（75.6±9.2）岁，平均 STS 死亡风险评分 7.3%±5.7%。28 例患者成功植入了 Tendyne 瓣膜。1 例患者因院内肺部感染死亡，3 例患者因心尖出血接受输血，1 例患者术后早期因瓣周漏出现溶血。5 例患者出现急性肾功能损伤，其中 1 例进行了透析治疗。术后 30 天随访，存活的 27 例患者中 26 例接受了经胸超声心动图检查，只有 1 例患者有少量中心性二尖瓣反流，其余患者未观察到二尖瓣反流，26 例患者均无明显瓣周漏。30 天未发生心血管死亡、脑卒中、瓣膜功能障碍的比例为 86.6%[16]。

我国在经导管二尖瓣置换领域的探索和尝试紧随世界脚步。中国医学科学院阜外医院团队报道了采取经心尖二尖瓣生物瓣置换成功治疗一位外科高危二尖瓣反流患者。另外，Mi-thos 瓣膜在 4 例患者中成功植入。

经导管二尖瓣置换仍然面临较多挑战。目前大部分瓣膜仍需要经心尖植入，因输送鞘直径较大，由此导致的心尖处肌肉损伤导致的出血可能是致命性的，这是经导管二尖瓣置换技术早期死亡率较高的主要原因[17]。从已报道的经导管二尖瓣置换产品的临床应用情况来看，接受手术的患者均为经过严格挑选的，很多高危的患者因二尖瓣瓣环过大、潜在左心室流出道梗阻风险而无法接受手术，经导管二尖瓣置换产品的设计仍需要进一步改进。其次，目前仍没有对照研究结果证实经导管二尖瓣置换技术和产品的有效性、安全性、耐久性。对于 Intrepid 瓣膜的前瞻随机对照研究，即阿波罗研究已经启动，入选患者经心脏团队评估，不适合外科手术的患者将进入 Intrepid 单组研究，可进行外科手术的患者将随机分配至 Intrepid 组或外科手术组。

七、病例演示

病例 1（视频 13-1）

1. 病例简介

患者为男性，78 岁，胸闷、气促 3 年，加重 4 个月，伴双下肢水肿，近 1 周病情明显加重，急诊入院后诊断为二尖瓣后叶脱垂伴二尖瓣大量反流，三尖瓣中量反流，临床表现为反复发作的充血性心力衰竭。超声心动图示重度 MR 和二尖瓣前叶 A3 区脱垂，二尖瓣瓣环轻度扩张（32 mm），左心室射血分数 58%。患者其他临床情况包括合并慢性肾衰竭和慢性阻塞性肺疾病。

2. 手术过程

手术全程在经食管超声（TEE）引导下进行。手术采取全身麻醉，麻醉满意后，取仰卧位，稍垫高患者左侧背，常规消毒铺单。心尖穿刺处需要在经食管超声双平面视图下进行定位。一般使用 3-0 Prolene 线和毛毡片在穿刺处预置荷包。在荷包内穿刺，并送入导丝，可将导丝送入主动脉内。沿导丝送入扩张子。扩张后退出导丝和扩张子，送入二尖瓣人工腱索植入器械。送入器械后在经食管超声引导下，调整器械方向朝向二尖瓣，手术入路为标准经心尖途径，于左侧胸壁行 3 cm 切口，使用 3-0 Prolene 线和毛毡片在穿刺处预置荷包。在荷包内穿刺，并送入导丝，可将导丝送入主动脉内。沿导丝送入扩张子。扩张后退出导丝和扩张子，送入二尖瓣人工腱索植入器械。送入器械后在经食管超声引导下，调整器械方向朝向二尖瓣，在二维和三维 TEE 引导下前向到达二尖瓣。最后应用膨胀的聚四氟乙烯带植入到脱垂瓣叶的游离边缘，并将其牵引退出至脱垂瓣叶的左心房侧；拉紧植入的腱索并固定至心尖，以获取完整的二尖瓣功能。

病例 2（视频 13-2）

1. 病例简介

患者，女，53 岁，重度二尖瓣关闭不全，伴肾衰竭。经超声心动图检查显示重度二尖瓣反流伴 P2 和 P3 后叶的脱垂；左心室射血分数 60%，左心室舒张末期内径 69 mm，脱垂瓣叶宽度为 21 mm，高度为 18 mm。心功能 NYHA 分级为Ⅲ级。同时还伴有心房颤动、肺动脉高压及三尖瓣关闭不全等疾病。

2. 手术过程

手术全程在经食管超声（TEE）引导下进行。手术采取全身麻醉，麻醉满意后，取仰卧位，稍垫高患者左侧背，常规消毒铺单。心尖穿刺处需要在经食管超声双平面视图下进行定位。一般使用 3-0 Prolene 线和毛毡片在穿刺处预置荷包。在荷包内穿刺，并送入导丝，可将导丝送入主动脉内。沿导丝送入扩张子。扩张后退出导丝和扩张子，送入二尖瓣人工腱索植入器械。送入器械后在经食管超声引导下，调整器械方向朝向二尖瓣，手术入路为标准经心尖途径，于左侧胸壁行 3 cm 切口，使用 3-0 Prolene 线和毛毡片在穿刺处预置荷包。在荷包内穿刺，并送入导丝，可将导丝送入主动脉内。沿导丝送入扩张子。扩张后退出导丝和扩张子，送入二尖瓣人工腱索植入器械。送入器械后在经食管超声引导下，调整器械方向朝向二尖瓣，在二维和三维 TEE 引导下前向到达二尖瓣。最后应用膨胀的聚四氟乙烯带植入到脱垂瓣叶的游离边缘，并将其牵引退出至脱垂瓣叶的左心房侧；拉紧植入的腱索并固定至心尖，以获取完整的二尖瓣功能。

视频 13-1

视频 13-2

参考文献

[1] Taramasso M，Feldman T，Maisano F. Transcatheter mitral valve repair：review of the clinical evidence. EuroIntervention. 2018；14（AB）：AB91-AB100.

[2] 王首正，胡盛寿，骆志玲，等.经导管二尖瓣置换术治疗功能性二尖瓣反流一例.中国胸心血管外科临床杂志.2018；25（12）：91-93.

[3] Nkomo VT，Gardin JM，Skelton TN，et al. Burden of valvular heart diseases：a population-based study. Lancet，2006，368（9540）：1005-1011.

[4] Goel SS，Bajaj N，Aggarwal B，et al. Prevalence and outcomes of unoperated patients with severe symptomatic mitral regurgitation and heart failure：comprehensive analysis to determine the potential role of MitraClip for this unmet need. J Am Coll Cardiol，2014，63（2）：185-186.

[5] Feldman T，Kar S，Elmariah S，et al. Randomized Comparison of Percutaneous Repair and Surgery for Mitral Regurgitation：5-Year Results of EVEREST II. J Am Coll Cardiol，2015，66（25）：2844-2854.

[6] Stone GW，Lindenfeld J，Abraham WT，et al. Transcatheter Mitral-Valve Repair in Patients with Heart Failure. N Engl J Med，2018，379（24）：2307-2318.

[7] Obadia JF，Messika-Zeitoun D，Leurent G，et al. Percutaneous Repair or Medical Treatment for Secondary Mitral Regurgitation. N Engl J Med，2018，379（24）：2297-2306.

[8] Nishimura RA，Bonow RO. Percutaneous Repair of Secondary Mitral Regurgitation-A Tale of Two Trials. N Engl J Med，2018，379（24）：2374-2376.

[9] Colli A，Manzan E，Besola L，et al. One-Year Outcomes After Transapical Echocardiography-Guided Mitral Valve Repair. Circulation，2018，138（8）：843-845.

[10] Gammie JS，Bartus K，Gackowski A，et al. Beating-Heart Mitral Valve Repair Using a Novel ePTFE Cordal Implantation Device：A Prospective Trial. J Am Coll Cardiol，2018，71（1）：25-36.

[11] Messika-Zeitoun D，Nickenig G，Latib A，et al. Transcatheter mitral valve repair for functional mitral regurgitation using the Cardioband system：1 year outcomes. Eur Heart J，2019，40（5）：466-472.

[12] Siminiak T，Wu JC，Haude M，et al. Treatment of functional mitral regurgitation by percutaneous annuloplasty：results of the TITAN Trial. Eur J Heart Fail，2012，14（8）：931-938.

[13] Lipiecki J，Siminiak T，Sievert H，et al. Coronary sinus-based percutaneous annuloplasty as treatment for functional mitral regurgitation：the TITAN II trial. Open Heart，2016，3（2）：e000411.

[14] Rogers JH，Thomas M，Morice MC，et al. Treatment of Heart Failure With Associated Functional Mitral Regurgitation Using the ARTO System：Initial Results of the First-in-Human MAVERIC Trial（Mitral Valve Repair Clinical Trial）. JACC Cardiovasc Interv，2015，8（8）：1095-1104.

[15] Bapat V，Rajagopal V，Meduri C，et al. Early Experience With New Transcatheter Mitral Valve Replacement. J Am Coll Cardiol，2018，71（1）：12-21.

[16] Muller DWM，Farivar RS，Jansz P，et al. Transcatheter Mitral Valve Replacement for Patients With Symptomatic Mitral Regurgitation：A Global Feasibility Trial. J Am Coll Cardiol，2017，69（4）：381-391.

[17] Regueiro A，Granada JF，Dagenais F，Rodes-Cabau J. Transcatheter Mitral Valve Replacement：Insights From Early Clinical Experience and Future Challenges. J Am Coll Cardiol，2017，69（17）：2175-2192.

14 单纯超声引导经皮介入治疗主动脉瓣狭窄

（谢涌泉）

一、解剖特点

主动脉瓣狭窄（aortic stenosis，AS）是最主要的心脏瓣膜病变类型之一[1]，是65岁以上老年人最常见的心脏瓣膜疾病，病变初期表现为瓣叶局部增厚硬化，后逐渐发展到瓣膜运动障碍，最终形成重度主动脉瓣狭窄，其病情进展不可逆。

正常的主动脉瓣有三个瓣叶：左半月瓣（左冠瓣）、右半月瓣（右冠瓣）和后半月瓣（无冠瓣），每两个瓣叶在三个主动脉窦（Valsalva窦）下方相互连接，各自借助自身的纤维支架支持。在后半月瓣与右半月瓣交界的下方有房室传导系统通过室间隔。收缩期，每个瓣叶被牵向主动脉壁，在主动脉窦内形成涡流，以防止冠状动脉开口堵塞；舒张期，三个瓣叶在中央的半月瓣小结（Arantius结节）处会合，每两个瓣叶之间有1～2mm厚的瓣膜边缘互相重叠接触。

主动脉瓣狭窄的病因可分为先天性发育异常、风湿性主动脉瓣病变以及退行性主动脉瓣病变。主动脉瓣先天畸形是年轻患者主动脉瓣狭窄的常见原因，其中约一半患者伴有先天性二叶主动脉瓣畸形[2]。风湿热引起的风湿性主动脉瓣病变也是常见原因之一，主动脉瓣叶增厚以及瓣叶交界处发生融合，最终形成钙化，导致瓣口狭窄。退行性主动脉瓣病变多见于年龄超过65岁的患者中。在70岁以上的主动脉瓣病变患者中，退行性变占到70%以上。退行性主动脉瓣狭窄的特征主要表现为瓣叶增厚或者主动脉侧瓣叶钙化相关的硬化，均涉及炎症的重塑过程，并且与动脉粥样硬化有相同特征的钙化性病变。

通常根据狭窄的成因将主动脉瓣狭窄分为以下三种类型：

- 先天性主动脉瓣狭窄：先天性瓣叶畸形（常见二瓣化）导致瓣口面积减小，经过几十年的进展可出现严重钙化，表现为瓣叶组织中及瓣叶交界处的大量钙化结节，可累及瓣环及主动脉壁，可合并瓣膜关闭不全。
- 风湿性主动脉瓣狭窄：最初表现为三个瓣叶的局限增厚，交界粘连，晚期表现为瓣膜严重钙化，瓣口固定性狭窄。
- 退行性主动脉瓣狭窄：瓣膜结构多保持三个瓣叶，交界处无融合，瓣叶散在钙化致瓣口固定。

1. 先天性主动脉瓣狭窄

小儿先天性主动脉瓣病变中最多见的是主动脉瓣狭窄，它可以是单纯病变，也可以是复合病变，后者可能累及左心系统的多个解剖部位，包括二尖瓣、左心室、升主动脉及主动脉弓降部等，左心发育不全综合征即是最典型的疾病。

先天性主动脉瓣狭窄是主动脉瓣胚胎期发育异常而引起的左心室流出道梗阻性病变，瓣膜形态表现为单叶、二叶、三叶或四叶，临床中最常见的是二叶畸形。单叶呈膜状，中央只有一狭窄的开口。伴有严重主动脉瓣狭窄的新生儿和婴儿，常伴有升主动脉发育不良。年长儿童则多表现为二叶畸形或三叶交界粘连，瓣叶增厚和变形。单纯先天性主动脉瓣狭窄存在程度轻重的差别，并受其解剖形态特征的影响。对于瓣膜病变的形态学而言，主要取决于主动脉瓣叶的数目，单叶主动脉瓣畸形和狭窄最重，三叶主动脉瓣病变较轻，二叶主动脉瓣介于二者之间。小儿的主动脉瓣病变主要为主动脉瓣的单叶和二叶畸形。

单叶主动脉瓣畸形发病率不高，仅占主动脉瓣病变的5%。决定主动脉瓣数目的形态学依据是主动脉瓣交界的数目[2]。正常主动脉瓣交界高度达到窦管交界水平，瓣交界之下有充分发育的瓣间纤维三角区。正常交界相邻的瓣叶游离缘长度超过相应主动脉窦。发育不全的瓣交界不能达到窦管交界水平，瓣下纤维三角很小，解剖学上称之为褶（fold）或缝（raphe）。与缝相邻的主动脉瓣游离缘长度大大减少，造成开放严重受限。单叶主动脉瓣只有一个正常的瓣交界，它通常位于二尖瓣上方，即左冠窦-无冠窦交界。主动脉单叶畸形开口很小，病理称之为锁孔状狭窄。它常常导致严重的临床情况，即新生儿危重主动脉瓣狭窄。由于左心排血严重受阻，患儿出生后循环状况即难以维持，依赖心房间交通存在和动脉导管开放，患儿得以勉强存活。一旦动脉导管闭合则危及患儿生存，故而需要及早救治。国内外目前首选经皮主动脉瓣球囊扩张术（PBAV），对解除主动脉瓣狭窄而言，它可达到和外科手术相似的结果，但球囊扩张术有可能导致少部分患儿主动脉瓣关闭不全。尽管如此，外科传统的心内直视主动脉瓣成形术的使用已逐渐减少。鉴于危重主动脉瓣狭窄可能妨碍左心系统正常发育，国外已有医院尝试更积极地早期干预，在胎儿期即行主动脉瓣球囊扩张。新生儿和小婴儿危重主动脉瓣狭窄仍是目前临床面临的挑战，不论采用何种手术方法，都是较高风险的治疗[3-4]。即使患儿存活，远期也面临再次或多次治疗的难题。

二叶主动脉瓣畸形是最常见的心脏畸形之一，可占正常人群的1%~2%，临床约占主动脉瓣病变的65%。一般它有一个交界发育不全（缝），多位于左-右冠窦交界，左右窦瓣叶融合成一叶。其次是右-无冠窦交界发育不全。无缝的真性二瓣畸形较少见。二叶主动脉瓣畸形临床可见于各年龄段的人群。在新生儿和婴儿期通常查体可发现，但症状较轻，在儿童期主要表现为不同程度的主动脉瓣狭窄。在成人，它既可导致主动脉瓣狭窄，也可导致主动脉瓣关闭不全或两者并存。此外，它可合并主动脉根部扩张。小儿的主动脉瓣狭窄，国外首选治疗仍是主动脉瓣球囊扩张术，外科心内直视手术主要适用于球囊扩张术后再狭窄，尤其是并发主动脉瓣关闭不全以及瓣环狭小，或多水平狭窄等复杂病例。各种成形和瓣膜置换术都可供选择，Ross类手术可能有独特优势。

三叶主动脉瓣畸形病变较轻，发病年龄较大，多见于中老年人的钙化性主动脉瓣狭窄，一般不见于小儿。

单纯的先天性主动脉瓣关闭不全，在新生儿和婴幼儿中很少见。出现这种情况首先要鉴别除外与之类似的其他先天性心脏病（先心病），如主动脉-左心室隧道、主-肺动脉间隔缺损等。小儿的主动脉瓣关闭不全易合并后天因素，如感染性心内膜炎、球囊扩张术中的撕裂等。

2. 风湿性主动脉瓣狭窄

风湿性心脏瓣膜疾病是风湿性炎症过程所导致的瓣膜损害，一般认为风湿性心内膜炎极少产生解剖上的单纯性主动脉瓣病变。病变主要侵犯二尖瓣，其次为主动脉瓣及三尖瓣，较少发生于肺动脉瓣[5]。风湿性主动脉瓣叶呈纤维性增厚，交界部粘连融合，病变显著时主动脉瓣呈僵硬圆顶或隔膜，仅于中央部残留一孔道，瓣叶缩短合并关闭不全和二尖瓣损害。

风湿性心内膜炎主要通过交界融合产生主动脉瓣狭窄，融合可发生于二个或三个交界。交界受侵数和受侵的范围变异很大，因而其严重程度亦相差很大。当所有交界完全融合时，只有同时伴有瓣叶组织丧失才能容许有一开口，这种情况下瓣膜必然是关闭不全合并狭窄。

当交界融合使正常主动脉瓣的面积减少约50%时，出现压力阶差。血流通过瓣孔缓慢，左心室喷血时间延长，以维持正常的每搏量。左心室由于对压力负荷的反应而引起肥厚。室壁肥厚的心室腔能增加作功，但现有测试方法显示其收缩力减弱。肥厚的心室表现为顺应性减低，因此需要较高的舒张末期压力，才能达到正常的收缩末期容量。这种舒张末期压力的增高系通过增加左心房收缩力来获得的。

只要左心房及左心室功能比较正常，舒张末期压力的增高不伴有平均左心房压力的明显增高，心排血量即保持正常。而有效左心房收缩的丧失，可导致平均左心房压力升高及肺静脉充血及其后续结果。因此在解剖上单纯性（非风湿性）主动脉瓣狭窄患者，左心房并无内在病变，肺静脉高压仅发生于疾病的后期。在主动脉瓣狭窄不伴有肺动脉高压时，因室间隔肥厚不仅减低了左心室容积，亦减低了右心室的柔顺性，因而右心室舒张末期压力及右心房 A 波常增高。

心室肥厚及后负荷增加不可避免地引起心肌氧耗量增加，运动时特别明显。其结果导致心肌缺血，即使冠状动脉解剖正常时亦如此。

主动脉瓣狭窄的其他后果为低血压及心律失常，其结果为脑灌注量减低，产生眩晕、头晕及晕厥，特别在劳力时。这是由于在心排血量受限的情况下周围血管阻力降低，以及肥厚的左心室不能得到足够的灌注。

3. 退行性主动脉瓣狭窄

主动脉瓣退行性变（degenerative aortic valve disease），又称钙化性主动脉瓣疾病（calcific aortic valve disease，CAVD），是一组以主动脉瓣及其周围组织纤维化、硬化、钙盐沉积为主要改变，主动脉瓣狭窄为主要功能损害的疾病[6]。主动脉瓣钙化病理上表现有明显的纤维组织变性和脂质聚集，钙质几乎全部沿着主动脉瓣环向瓣叶游离缘扩展，以右冠瓣及无冠瓣多见，产生反流较轻微，但若钙化严重时亦可发生瓣叶粘连融合，造成狭窄或严重反流。退行性主动脉瓣狭窄是中老年人的一种退行性、慢性进行性疾病，随着年龄的增加而患病率增加，目前是我国乃至西方国家最常见的瓣膜疾病。

心脏瓣膜钙化机制与血管钙化相似，是一个异位钙化的过程，其中，细胞凋亡、基质小泡、碱性磷酸酶、脂质以及炎性细胞均参与了心脏瓣膜钙化过程。

健康人体的心脏瓣膜是高度结构化的，并且含有特异性的基质。3 层结构由不同成分构成：①胶原层的主要成分为胶原纤维，这种纤维在强度方面表现十分突出，确保心脏舒张后能处于结合状态。②海绵层的主要成分为结缔组织，这种组织水分含量较高，质地比较疏松，主要由糖蛋白构成，使瓣膜获得更好的灵活性和可塑性。③心室层的主要成分为弹性纤维，当心脏舒张和收缩时，该层能够自动地伸展和回缩[7]。当心脏舒张时，来自主动脉的巨大压力作用在主动脉瓣的纤维膜上；当心脏收缩时，瓣叶沿着瓣环反方向弯曲。

在健康人的生命周期中，心脏瓣膜开合次数保持在 3×10^9 次或以上。经过主动脉瓣的血液总质量为 20 万吨。在诸多心脏瓣膜中，左心瓣膜承受的压力最大，特别是主动脉瓣，承受着来自左心室收缩血流的巨大冲击，这种冲击力在心脏舒张期表现得更显著。这种巨大的机械压力作用在靠近结合处的主动脉瓣叶上或许会造成此处内皮细胞活化或损伤。在血流量保持不变的情况下，如果主动脉瓣过于狭窄，就会导致该区域内血流速度过快，从而形成湍流的现象，反过来促进这种疾病病情的加重，形成恶性循环。心脏瓣膜及其支架长期受血流冲击、磨损、机械应力作用，出现炎症、凋亡、纤维化等，最终出现钙化现象。另外，在退行性主动脉瓣疾病中，还有下列因素发挥了作用：如健康人体的主动脉瓣中不存在血管，组织所需的氧是通过血流弥散作用得到的，当内皮受到损伤后，瓣膜厚度就会有所提高，细胞外累积更多的基质，对弥散供氧作用造成影响，导致供氧分压下降，引起血管内皮生长因子分泌，致间质组织中的血管生成增加。一方面，增厚的瓣膜深处靠新生血管提供氧气和养分，防止细胞坏死；另一方面，炎性细胞、脂质也会随着血管流入瓣叶中，使瓣叶厚度增加并促进其钙化。

狭窄早期左心室心肌向心性肥厚以增强收缩力，患者可在很长一段时间内无症状。随着狭窄程度的增加，心肌肥厚逐渐加重，进而影响左心室收缩及舒张功能，患者开始出现相应临床症状。狭窄后期当左心房压力升高至一定程度，即可伴发肺静脉高压并最终导致肺动脉高压和右心衰竭[8]。

二、病理生理学

主动脉瓣狭窄的发生首先由机械应力的不均匀分布而触发，因此正常的三叶主动脉瓣狭窄相对于二叶主动脉瓣狭窄发病率低。机械应力的增加导致内皮受损和脂质浸润，从而触发炎性反应。在炎性反应早期，其过程与粥样硬化发生过程有许多相似之处。而其后的过程与粥样硬化则很少相似，其炎症途径向纤维化和钙化发展，包括分子和细胞信号途径（如 BMP-2、成骨细胞和破骨细胞），与骨代谢有更多相似。最终纤维化和钙化导致主动脉瓣狭窄、左心室后负荷增加。起初心肌细胞肥大以进行心室代偿，久之由于不断增加的需求则出现失代偿。

正常人主动脉瓣口面积为 3.0 ～ 4.0 cm^2，当主动脉瓣口面积减小到正常的 1/4 时，血流动力学将发生明显变化。当瓣口面积减小到 1.5 cm^2 时为轻度狭窄，瓣口面积 1.0 ～ 1.5 cm^2 时为中度狭窄，瓣口面积小于 1.0 cm^2 时为重度狭窄。当血流通过这种面积减小的主动脉瓣口时，血流由层流转变为低效率的湍流，导致能量损失，为了使血液通过狭窄的瓣口，必须增加左心室的作功及压力。为了有助于左心室应对增加的作功及压力，产生了作为重要补偿机制的左心室向心性肥厚，以维持足够的心排血量。这种代偿，可能使患者在几十年中无任何症状。所以，主动脉瓣狭窄的患者，左心室壁往往明显增厚，左心室的重量可为正常人的 2 ～ 3 倍。代偿期，左心室心腔尚可维持正常大小；严重向心性肥厚的病例，左心室腔只较正常时稍小。随着病情的发展，左心室进一步肥大，顺应性下降，这时的心房收缩对左心室充盈和心排血量的维持就显得尤为重要。若主动脉瓣狭窄的患者发作心房颤动，可能使患者的临床症状突然恶化。失代偿期，左心室收缩功能明显下降，可出现左心衰竭、肺静脉高压，患者劳累后或情绪激动时出现劳累型呼吸困难，最终导致肺动脉高压及右心衰竭。

主动脉瓣狭窄产生的直接影响是左心排空受阻，严重的先天性主动脉瓣狭窄患者若不经手术治疗常于出生后很快死亡，成人主动脉瓣狭窄进展则较缓慢。左心室流出道梗阻，引起左心室后负荷增加，左心出现代偿性心室肌向心性肥厚，相应的心室顺应性减少，舒张末压力增加，舒张功能障碍，主动脉前向血流减少，引起体循环灌注不足，舒张期缩短，造成冠状动脉血流量减少并出现不均匀分布，导致心内膜缺血、心内膜弹性纤维增生、心律失常、猝死等，同时缺血加重左心功能障碍，形成恶性循环。这些因素（湍流、能量损失、心室肥厚、心肌缺血），构成了患者出现症状的病理生理学基础。

主动脉瓣狭窄典型的三联征包括呼吸困难、胸痛和晕厥。不断增加的左心室舒张末压力（left ventricular end- diastolic pressure，LVEDP）可引起呼吸困难和其他症状。胸痛或心绞痛则可能是由于左心室肥厚需氧量增加和（或）同时合并冠状动脉疾病以及冠状动脉血流贮备减少所致。晕厥的机制较复杂，可能涉及以下相关原因：增加的 LVEDP 刺激压力感受器而致心动过缓或低血压、传导组织钙化和传导阻滞，以及主动脉瓣狭窄所致心输出量减小。

左心室氧需求量的增加可产生心肌缺血性疼痛症状，后者与冠状动脉疾病时的疼痛难以区别。劳力性低血压表现为黑朦或真正的晕厥。这些症状的意义部分取决于诱发症状所需的劳力水平，极端情况可表现为患者在休息时即可发作。在心绞痛或晕厥开始出现后平均生存期多为 3 ～ 4 年。明显的左心衰竭，表现为呼吸困难、疲乏及精神改变等，发生于症状期的后期，采用内科治疗者存活期有限。

除心绞痛、晕厥及左心室衰竭等主要表现外，某些主动脉瓣狭窄患者还会表现多汗症状，其原因未明。有时，往往在左心室衰竭时，患者可有自发性出汗及心动过速。

主动脉瓣狭窄常伴随突然死亡，有时可发生于早先并无症状者；但多数患者死亡前常有左心室流出道阻塞的症状。主动脉瓣狭窄患者猝死的病理生理机制尚未完全明了，其发生因素与产生劳力性低血压及晕厥者相似。

主动脉瓣狭窄的临床体检相对简单，胸前区听诊通常有喷射性收缩期杂音，尤其在主动脉瓣听诊区明显，可向颈部传导。严重主动脉瓣狭窄在临床体检中还有脉搏平弱、脉压减小、第二心音消失。当出现心力衰竭后会出现一系列心力衰竭体征，此时心脏杂音可能反而较前减弱。

主动脉瓣狭窄的典型动脉脉波改变，在颈动脉及肱动脉最为清晰，其脉波缓慢上升，持续至收缩晚期的顶峰，颈动脉脉波有长而慢的上升支，常有从震颤传导过来的细微振动。此外，粗震，即"颈动脉振动"亦可出现。上升支的起始部可因重脉切迹而变形；但在单纯性狭窄者，切迹很少能扪及。这些动脉脉波异常的出现提示中度至重度的流出道阻塞；但仅用这些方法来估计病变的严重度是不够的。此外，许多因素可改变动脉脉波的异常，例如老年人大动脉的柔顺性减低，虽伴有严重的流出道阻塞，其动脉脉波的形态仍可比较正常；体循环动脉高压与严重主动脉瓣狭窄同时存在时，能改变其上升率及脉压。当并发左心室衰竭时，有交替脉出现，但每次心搏量减少所致的脉波幅度降低，使交替脉难以扪及。

单纯性主动脉瓣狭窄患者很少伴有肺动脉高压及三尖瓣关闭不全。因此，三尖瓣关闭不全的颈静脉波不常见，若有则应疑及其伴有二尖瓣狭窄。但在严重主动脉瓣狭窄者，有时可出现显著的 A 波，后者反映室间隔肥厚时右心室的柔顺性减低。

通过心尖搏动可发现提示阻塞严重程度的表现。在轻度狭窄者，心尖搏动可正常或近乎正常；而在严重阻塞时，压力负荷所引起的肥大左心室对胸壁产生有力而长的撞击。心尖搏动范围增大，可能是左心室肥大所致，但不一定明显扩大。左心室区有显著舒张早期充盈波提示左心衰竭。主动脉瓣狭窄的杂音一般可扪及震颤，常在右侧第二肋间最为明显，但于胸骨左缘及心尖部亦常能感到。偶尔，震颤亦可仅出现于心尖部。

当主动脉瓣狭窄为轻度时，第二心音正常，其主动脉瓣音成分清晰，呈正常分裂。当中度主动脉瓣狭窄时，第二心音常为单一音。在重度狭窄伴瓣膜增厚及钙化时，主动脉瓣关闭音不能闻及，即使出现矛盾性分裂，亦不能闻及，所能测得的第二心音成分为肺动脉瓣所产生。当左心室射血期很长时，肺动脉瓣关闭音为此杂音所掩盖，则第二心音可完全不能听到。主动脉瓣狭窄伴有 75 mmHg 或更高的高峰压力阶差时，常可扪及左心室收缩期前扩张及第四心音。

主动脉瓣狭窄的杂音是收缩中期递增、递减型，开始于第一心音之后，而在左心室压力下降至低于主动脉压力之前终止。典型者，杂音在右侧第二肋间升主动脉区最响，并向颈部传导。在心尖部，杂音频率常较心底部高及纯粹。心尖部杂音常被误认为二尖瓣关闭不全杂音。当杂音持续较长且主动脉瓣关闭音不能闻及时，心尖部杂音特别容易被误认为二尖瓣关闭不全。识别典型的动脉脉波异常，辨别心底部杂音的性质，注意心尖部杂音开始于第一心音之后，呈递增-递减型以及过早搏动后杂音增强等，可帮助避免错误。当心动周期的长度发生改变时，由于每搏量及喷血率的改变，主动脉瓣狭窄的杂音也随之而变异。相反，二尖瓣关闭不全的杂音并不会因心动周期长度的改变而变化。

在一定限度内，杂音的形态可反映阻塞的程度。当阻塞为轻度时，杂音较短，于第二心音之前已终止。当阻塞为中度或重度时，杂音长且高峰出现较晚。但杂音强度也受左心室收缩力的影响，故其可靠性较差。

三、适应证和禁忌证

1. 适应证

（1）依赖于动脉导管开放的新生儿单纯性重症 AS 患者。

（2）合并左心室收缩功能减退或静息状态下经导管测量的跨瓣峰压差≥ 50 mmHg 的单纯性 AS 患者。

（3）单纯性 AS，静息状态下经导管测量的跨瓣峰压差≥ 40 mmHg，在安静或运动时同时合并心绞痛、晕厥等症状，或者心电图上有缺血性 ST-T 改变。

（4）对于无症状、心电图上无 ST-T 变化的儿童或青少年 AS 患者可考虑治疗。

（5）静息状态下经导管测量的跨瓣峰压差 ≥ 40 mmHg，有竞技体育运动或妊娠需求的患者可考虑治疗。

（6）在深度镇静或麻醉状态下经心导管测量的跨瓣峰压差＜ 50 mmHg，但在非镇静状态下超声多普勒测量的跨瓣平均压差＞ 50 mmHg 可考虑治疗。

2. 禁忌证

（1）心导管测量的跨瓣峰压差＜ 40 mmHg，没有相关症状和心电图改变。

（2）单纯性 AS 的患者，同时合并主动脉瓣反流，有必要进行主动脉瓣置换或外科手术成形[9-10]。

四、术前准备

（1）常规实验室及影像学检查项目：心脏 X 线检查，心电图，超声心动图，血常规，肝、肾功能和血电解质，出、凝血时间和传染病指标等。检查目的为全面评价患者的心脏和其他脏器的功能，必要时根据病情增加相关项目，如心肌酶、肺功能检查、动态心电图等。

（2）术前经胸超声心动图检查，重点评价主动脉瓣瓣膜形态、功能、瓣口大小及跨瓣压差情况。

（3）术前签署手术知情同意书，告知相关风险及可能并发症。

五、手术方法

患者取仰卧位，需按照外科手术准备方式消毒，事先安置胸外除颤电极板和准备好除颤器。计划以经胸超声心动图引导的患者可选择 1% 利多卡因于右侧腹股沟区股静脉穿刺处施行局部浸润麻醉并加以适度强化。如果患者因肥胖等原因，经胸超声心动图声窗太差，可采用经食管超声心动图进行引导，此时一般需要全麻气管插管。术前再次行超声心动图检查，测量主动脉瓣环直径及跨瓣压差（图 14-1）。穿刺右侧颈内静脉，置入 6 F 动脉鞘，经动脉鞘送入临时起搏导线至右心室，连接临时起搏器备用。穿刺右侧股动脉，送入 6 F 猪尾导管及导丝。超声心动图显示胸骨上窝切面，引导猪尾导管经主动脉弓进入升主动脉到达主动脉瓣上方。保留导丝，退出猪尾导管，并用手指测量猪尾导管曾经插入体内的深度，为第一工作距离。沿导丝将 MPA2 或 AL1、右冠导管送入体内，插入深度与第一工作距离一致，于升主动脉测压。在超声引导下，微调导管的位置

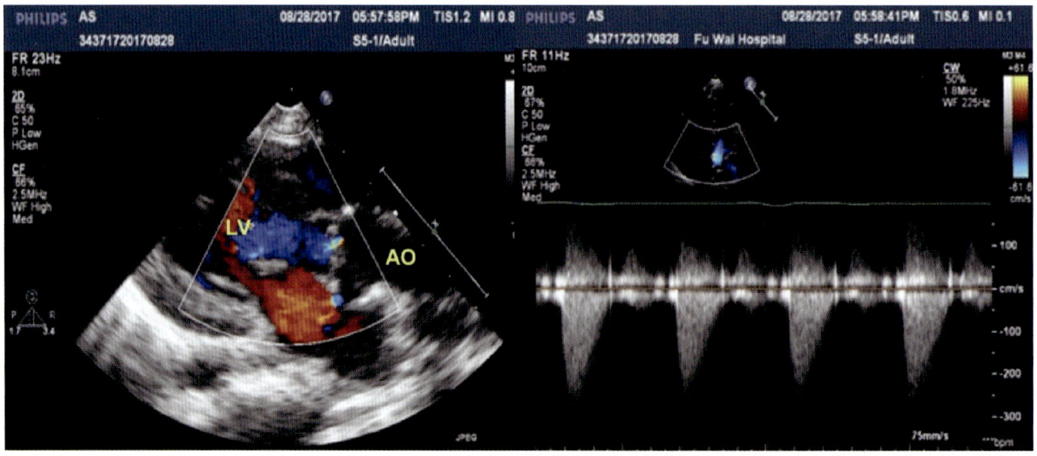

图 14-1　术前测量主动脉瓣狭窄程度为重度。

LV：左心室；AO：主动脉

及方向，使其朝向狭窄的主动脉瓣口，并在心脏收缩期推送导丝通过主动脉瓣。沿导丝将导管送入左心室内，导管进入左心室后测量左心室压并计算跨瓣压差。退出导管保留导丝于左心室内，测量 MPA2 导管插入体内的深度，标记为第二工作距离。操作过程中必须始终遵循单纯超声术前、术中测量确定主动脉瓣环直径，球囊直径从瓣环直径的 80% ～ 90% 开始逐步扩张并且始终保持球瓣比＜ 100% 的原则[11-12]。

沿导丝送入球囊导管，球囊导管插入深度达到第二工作距离后，调整导管使主动脉瓣位于球囊中部，在起搏器超速抑制下，快速充盈球囊扩张主动脉瓣（图 14-2）。扩张后吸瘪球囊并将其退入主动脉，利用多普勒观察主动脉瓣开放及反流情况（图 14-3），若开放不满意，则增加球囊直径进行再次扩张。扩张满意后，退出导管、导丝及动脉鞘，压迫止血，绷带包扎。如动脉鞘直径偏大，可以使用血管闭合器止血。

术中需要注意以下若干操作原则。导丝和导管通过狭窄的主动脉瓣口进入左心室时，需要耐

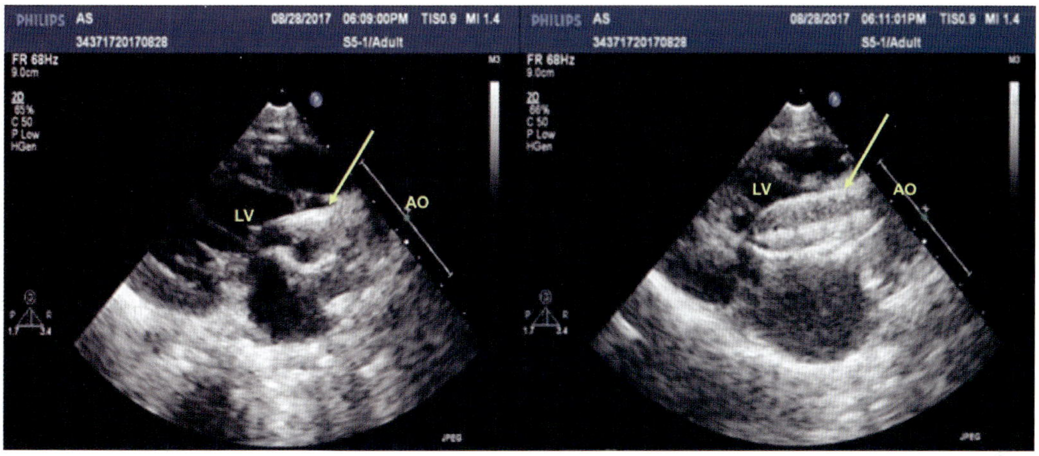

图 14-2　球囊导管经过狭窄的主动脉瓣口并进行扩张。箭头所指为球囊。

LV：左心室；AO：主动脉

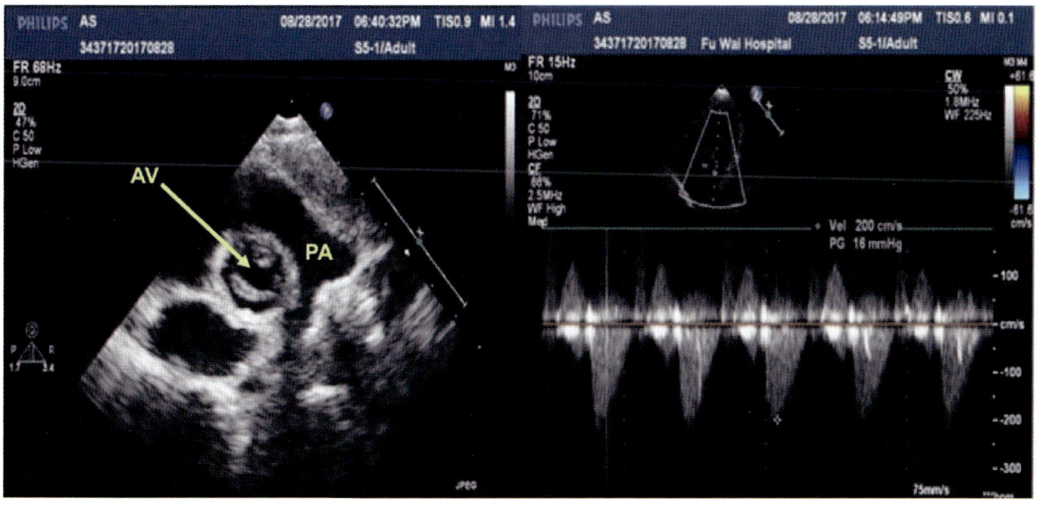

图 14-3　术后即刻效果判定，跨瓣压差明显降低。箭头所指为扩张后的主动脉瓣（AV）。

PA：肺动脉

心探查，尽量避免对瓣膜和冠状动脉的损伤。如果导丝不是通过主动脉瓣口进入左心室，而是穿过瓣叶后进入左心室，球囊扩张后可引起严重的主动脉瓣反流，如果出现相应的超声心动图表现需要特别注意，及时改变跨瓣路径，避免进一步的损伤。在探查主动脉瓣口时导管应与瓣膜保持一定距离，并采用超软弯头或直头导丝进行探查，这样可减少瓣叶穿孔的可能性。

导管通过主动脉瓣口后，部分重度狭窄的危重患者不能耐受导管对主动脉瓣口的堵塞，出现心率、血压下降，此类患者可不测量左心室压力而尽快进行球囊扩张。对于术前心功能较差的患者，由于扩张的球囊会完全阻塞左心室流出道，影响冠状动脉供血并损害心功能，导致患者出现严重心脏收缩功能障碍，此类患者采用胸外按压复苏时效果往往不理想而预后极差。此类患者应该在杂交手术室内进行全麻下气管插管，并将胸部消毒铺单后，再进行经皮介入治疗；一旦在吸瘪球囊后 15 ～ 20 s 内，迅速撤出球囊，经胸外按压不能恢复血压、心率，应立即开胸在直视下进行心脏按摩，帮助心脏度过最危险的阶段。导管和导丝通过狭窄的主动脉瓣口时需注意两个技术要点：①由于受到主动脉瓣口高速血流冲击的干扰，导管或者导丝即使方向准确也很难通过狭窄的主动脉瓣，所以更粗更硬的导管、导丝可以提供良好的抗干扰性。②尽可能将导管靠近主动脉瓣开口平面，在心脏收缩期推送导丝。超声引导非常有助于实现这些技巧，因为在放射线引导下无法持续判断瓣膜开口平面，更无法实时追踪瓣膜启闭的情况。

由于超声引导可以更精确地判断瓣环平面、明确导管的位置和方向、持续精确地反映瓣膜的运动，导管和导丝可以更为精确也更容易通过狭窄的瓣口，相应地减少操作对瓣叶的损伤；同时即使微小的瓣叶穿孔也能被及早发现，超声心动图对上述操作副损伤的高敏感性可以避免导管或者球囊在穿孔位置继续操作导致的急性主动脉瓣重度反流。对主动脉瓣环平面的精确定位有助于球囊的中部准确定位于瓣环平面，减少球囊滑动对瓣膜的损伤。

六、术后处理

1. 术后于病房监护，血氧、血压及心电监测，24 h 内复查超声心动图、胸部 X 线及心电图，术后观察 1 ～ 2 天情况良好后，出院随访。

2. 术后无须抗凝治疗，术前半小时及术后 6 h 各静脉注射一次抗生素预防感染。

3. 术后第 1、3、6、12 个月及每年随访，复查心电图和超声心动图，必要时行胸部 X 线或 CT 检查。

七、术后并发症及处理

1. 主动脉瓣反流

主动脉瓣球囊扩张术后常见主动脉瓣轻度反流，中至重度反流文献报道发生率 4% 左右，低于外科手术。严重主动脉瓣反流可以引起急性左心衰竭，需要做外科干预准备。目前认为与球囊 / 瓣环比值过大及扩张时球囊稳定性不佳有关。对于球囊 / 瓣环比值，在实际操作过程中球囊直径应不超过主动脉瓣环直径，从而避免大量反流的发生[1-2]。对于球囊稳定性，球囊在左心室流出道扩张时左心室的有力收缩及左心室向主动脉射血可导致球囊从左心室流出道向主动脉瓣口快速运动，从而损伤主动脉瓣，引起关闭不全。因此，保持球囊的稳定性，有可能减少主动脉瓣反流的发生，同时也有利于提高球囊扩张的成功率。其方法为应用较硬但头端软的导丝和较长的球囊以增加稳定性。右心室临时起搏加速心率，使心脏暂时处于低心排状态，左心室收缩压可降至 50 ～ 60 mmHg，从而使球囊稳定于主动脉瓣口。由略高于患者静息心率的刺激频率开始，每隔 5 s 逐渐增加起搏频率。当球囊送达主动脉瓣水平时开始加速起搏频率，直到主动脉收缩压下降达 50% 时开始扩张球囊，通常平均起搏心率 180 ～ 200 次 / 分左右，完成球囊扩张术后快速吸瘪球囊，停止心脏起搏。

2. 股动脉血栓形成或血管损伤

股动脉插管处损伤或血栓形成发生率达 12% 左右，术后早期表现为局部动脉搏动减弱，最后消失，以及下肢缺血表现。股动脉血栓出现的主要原因是多次穿刺、输送鞘型号相对过大、术后包扎过紧等。鞘管直径较大时应使用血管闭合器止血，避免过度压迫造成局部血栓和缺血。术后应注意观察足背动脉波动及下肢皮温情况。血栓形成的内科处理包括肝素、尿激酶等溶栓治疗；外科治疗有局部取栓及血管损伤修补。对于新生儿及小婴儿，采用颈动脉或脐动脉插管可减少股动脉插管引起的并发症；应用小号鞘管及球囊及减小球囊 / 瓣环比值可明显减少血管损伤的发生率。

3. 心律失常

PBAV 时心律失常相当常见，常出现一过性心电图异常，快速性心律失常包括早搏、室上性心动过速、短阵室性心动过速，甚至心室颤动。缓慢性心律失常包括窦性心动过缓、左束支传导阻滞、房室传导阻滞等。术中与术后早期发生心律失常的主要原因为导管、导丝刺激，球囊对周围组织的挤压等，引起周围组织水肿和损伤，周围的房室结、房室束及其左右束支及分支传导功能受影响可导致传导阻滞，异位节律点兴奋性增高可引起期前收缩或加速性交界性、室性自主心律。以上心律失常大部分为一过性，对严重心律失常需要紧急处理，包括球囊导管撤离心脏，药物及电击、起搏器辅助治疗。

4. 栓塞

导管操作过程中细小血块、空气或脱落瓣膜碎屑等都会引起动脉系统栓塞。因此导管操作时需要注入肝素 80 ～ 100 U/kg。对于球囊导管要注意反复排气，这样即使扩张时球囊破裂也不至于由于空气外溢引起栓塞。

5. 左心室及升主动脉穿孔

手术操作过程中，如导引导丝头端过硬及导管过于坚硬，在推送过程中可引起心室壁及升主动脉穿孔。球：瓣比值超过 1.2 时，球囊扩张可引起主动脉壁、主动脉瓣环及室间隔的撕裂，从而导致纵隔内出血、心包积血、心脏压塞、血压下降和休克。一旦发生，必须紧急行心包穿刺引流或外科开胸手术。因此，术中操作应动作轻柔，遇阻力时停下，确定安全时再进行，避免大幅度推送导管头端及顶压心脏壁，球囊选择不宜偏大。在介入治疗术中及术后应严密观察病情，术中出现血压降低、心率减慢，导管或导丝走行异常时，需警惕心脏压塞可能。此时应暂停操作，保留走行异常的导管或导丝，避免撤出后出血增加，可用超声心动图判断。一旦出现心率增快、反应淡漠、尿量减少、脉压缩小、血压下降、中心静脉压上升、奇脉等症状，要高度警惕心脏破裂出血引起心脏压塞可能。经胸超声心动图可明确有无心包积液及其量的多少，以便及时发现，并酌情选择心包引流或外科手术治疗。并且对于施行介入治疗的患者及其家属除需交代术中可能发生的并发症外，还应要求其在介入手术完成后仍要严密观察患者的心率、血压等变化。

6. 心搏骤停

扩张时完全阻塞左心室流出道造成。避免的方法是扩张动作结束应立即吸瘪球囊并迅速离开主动脉瓣口。

7. 导管、导丝断裂或滑脱

在介入诊断和治疗中均可发生，发生率较高，其中以常用的右心导管、猪尾导管、穿刺用导引导丝常见。断裂或滑脱的主要原因包括①器械问题。包括导管导丝储存过久，导致脆性增加，造成断裂，多断为两节，也可断为多节。个别器材设计缺陷或不合格，也会导致导管或附件脱落。②操作问题。包括操作不当、动作粗暴、无透视下盲目插管等，均可造成导丝、导管滑脱或断裂。防治措施：①置入体内前应仔细检查，避免使用不合格或存放时间过久的器械。②术中推送器械时动作应规范轻柔，以免发生滑脱或断裂。③一旦发生立即进行经皮穿刺异物清除术，严重者需开胸手术取出异物并行外科矫治术。

八、病例演示（视频 14-1）

1. 病例简介

患者，女，25 岁，身高 176 cm，体重 69 kg，反复心悸、头晕、乏力 1 个月入院。术前检查：心率 95 次 / 分，血压 106/79 mmHg，血氧饱和度 98%（未吸氧），神志清，心律齐，主动脉瓣区闻及中重度收缩期杂音，伴震颤，余查体无特殊。超声心动图显示主动脉瓣左冠瓣与右冠瓣融合，开放呈二叶式，瓣叶稍厚，回声增强，开放受限，闭合欠佳，跨瓣压差 73 mmHg，瓣环直径 22 mm，升主动脉呈狭窄后扩张表现。诊断为主动脉瓣二瓣化畸形合并主动脉瓣重度狭窄，建议其进行 PBAV 治疗。

2. 手术过程

患者取仰卧位，全身麻醉，气管插管。术前再次行超声检查，测量主动脉瓣环直径及跨瓣压差。穿刺右侧股动脉，置入 10 F 下肢动脉鞘，经动脉鞘送入 6 F 多功能导管及导丝。在超声引导下将导管及导丝送过主动脉瓣进入左心室。经导管测量左心室及主动脉压力后，交换超硬导丝，沿导丝送入 BALT 球囊（法国 BALT 公司），球囊直径 20 mm。球囊插入深度达到工作距离后，部分充盈球囊，在超声下调整球囊位置，使球囊中部位于主动脉瓣环处。在起搏器超速抑制下（心率 180 次 / 分），固定球囊导管及导丝，快速充盈球囊扩张主动脉瓣。扩张后吸瘪球囊并将其退入主动脉，利用多普勒超声观察主动脉瓣开放及反流情况。该患者分别以 20 mm×3 cm 和 23 mm×4.5 cm 直径扩张主动脉瓣两次。扩张满意后，退出导管、导丝及动脉鞘，压迫止血，绷带包扎。

视频 14-1

参考文献

[1] Iung B，Baron G，Butchart EG，et al.A prospective survey of patients with valvular heart disease in Europe：The Euro Heart Survey on Valvular Heart Disease. European Heart Journal，2003，24（13）：1231-1243.

[2] Mckay R，Smith A，Leung MP，et al.Morphology of the ventriculoaortic junction in critical aortic stenosis. Implications for hemodynamic function and clinical management.J Thorac Cardiovasc Surg，1992，104：434-442.

[3] Lofland GK，Mc Crindle BW，Williams WG，el al. Critical aortic stenosis in the neonate：A multi-institutional study of management，outcomes，and risk factors. J ThoracCardiorasc Surg，2001，121：10-27.

[4] Woods RK，Pasquali SK，Jaeobs NL，et al. Aortic valve replacement in neonates and infants：Ananlysis of the society of thoracic surgeons congenital heart surgery database.J Thorac Cardiovasc Surg，2012，144：17-23.

[5] Croft LB，Donnino R，Shapiro R，et al. Age-related prevalence of cardiac valvular abnormalities warranting infectious endocarditis prophylaxis. The American Journal of Cardiology，2004，94（3）：386-389.

[6] 刘静 . 老年退行性心脏瓣膜病的临床特点与相关因素分析 . 乌鲁木齐：新疆医科大学，2010.

[7] McDonald PC，Wilson JE，McNeill S，et al. The challenge of defining normality for human mitral and aortic valves：geometrical and compositional analysis. Cardiovasc Pathol，2002，11（4）：193-209.

[8] Yong G，Ali A，Feldman T.Diastolic transmitral valve pressure gradients in patients with severe calcific aortic stenosis. Catheter Cardiovasc Interv，2009，74（6）：957-964.

[9] 中国医师协会儿科医师分会先天性心脏病专家委员会 . 儿童常见先天性心脏病介入治疗专家共识 . 中华儿科杂志，2015，53（1）：17-24.DOI：10.3760/cma.j.issn.0578-1310.2015.01.004

[10] Khawaja MZ，Sohal M，Valli H，et al. Standalone balloon aortic valvuloplasty：indications and outcomes from the UK in the transcatheter valve era. Catheter Cardiovasc Interv，2013，81：366-373.DOI：10.1002/ccd.24534.

[11] Feldman T. Balloon aortic valvuloplasty：still under-developed after two decades of use. Catheter Cardiovasc Interv，2013，81：374-375.

[12] Christine Bourgault，Josep Rodés-Cabau，Jean-Marc Côté，et al. Usefulness of Doppler echocardiography guidance during balloon aortic valvuloplasty for the treatment of congenital aortic stenosis. International Journal of Cardiology，2008，128：30-37.

15 经外科途径介入治疗婴幼儿重度主动脉瓣狭窄

（欧阳文斌）

一、解剖特点

正常的主动脉瓣是三叶瓣，主动脉瓣的正常功能取决于正常发育的主动脉瓣环和主动脉根部内瓣叶之间的正确关系。先天性主动脉瓣狭窄（aortic valve stenosis，AS）是由于主动脉瓣胚胎期发育异常而导致的左心室流出道梗阻性病变，患者的瓣叶增厚和不同程度的瓣交界融合，同时主动脉瓣环通常存在一定程度的发育不全。AS 的解剖学分类包括单叶瓣、二叶瓣、三叶瓣、四叶瓣和未分化主动脉瓣。单叶瓣常见于新生儿，在有手术指征的婴儿患者中占 10%、大龄儿童患者中占 3%，狭窄程度严重，可导致患者早期死亡。单叶瓣膜呈拱顶状，瓣叶增厚融合，瓣膜只有一个交界，大部分位于一侧，其余部分位于中心，瓣膜活动受限，有时伴主动脉环发育不全。二叶瓣畸形是最常见的主动脉瓣畸形，世界范围内发病率为 1%～2%，约 1/3 的二叶瓣畸形会形成 AS，占全部先天性 AS 的 67%。二叶主动脉瓣分为平衡型（解剖性二叶瓣）和非平衡型（功能性二叶瓣）。解剖性二叶瓣由两个同等大小的瓣叶和两个主动脉窦构成；而功能性二叶瓣尽管只有两个打开的瓣膜却有三个主动脉窦，其中一瓣由两个相邻且大小不同的瓣叶通过闭合的交界而形成一个融合的瓣尖，融合的瓣叶因比对侧的瓣叶大，所以叫非平衡型二叶瓣。在需要治疗的患者中，三叶瓣在婴儿患者中占 25%、在年龄大些患者中占 40%，三个瓣叶常大小不同，瓣叶增厚，3 个交界可辨认，瓣叶有不同程度融合，大多数右冠瓣发育不全，瓣叶增厚卷曲，交界融合。

二、病理生理学

AS 导致左心室射血梗阻是因收缩压升高，射血时间延长，血压增高和舒张期主动脉压降低所形成的跨瓣压差。初期，AS 导致左心室压力超负荷。最终，左心室通过室壁增生而左心室腔不扩张的过程（向心性增生）去适应收缩压超负荷。AS 另一个代偿机制是延长射血时间并减少舒张时间。由于适应的建立，正常的左心室收缩功能得以维持。随着心室向心性增生的进展，左心室顺应性下降，左心室舒张末压增高，左心室舒张功能减低。升高的舒张末压和减少的舒张时间限制了冠状动脉的供血，心肌血管无法满足肥厚左心室心肌的需要，将会产生心内膜缺血，进而导致心肌纤维化、心脏扩大和左心室衰竭等一系列变化。体育运动或心动过速可以造成冠状动脉血流分布异常和心内膜下心肌缺血，运动中的急性心肌缺血可以导致室性心律不齐和晕厥或猝死。另一方面，收缩期血流、心室重量和射血时间的增加引起心肌耗氧量增加，心肌耗氧量增加和心肌缺血进一步恶化左心室功能。

（一）新生儿危重 AS

新生儿危重 AS 由于低下的左心室功能而致低心输出量和休克。这些患者表现出心力衰竭的症状，如皮肤苍白、呼吸急促、心动过速、口吐白沫和肝大。有些新生儿因心内膜下心肌缺血导致左心室心内膜弹力纤维增生和乳头肌纤维化伴二尖瓣关闭不全，同时患儿通常伴有程度不等的左心室和主动脉瓣发育不良，约 20% 的 AS 患者合并主动脉缩窄、室间隔缺损等心脏畸形。大多数此类危重 AS 的患者在出生后 1 周内仅通过药物治疗大多预后很差，有生命危险，通常危重 AS 的新生儿需要前列腺素 E（PGE）注射维持动脉导管开放和气管插管，甚至有些患者需要紧急手术。20 世纪 80 年代中期以前，只能通过外科切开瓣膜治疗，自 1984 年首次实施经皮球囊主动脉瓣成形术以来，该技术被认为是治疗新生儿危重 AS 的一线治疗方法。

（二）大龄儿童和青少年的 AS

大多数大龄儿童和青少年的 AS 狭窄程度较轻，轻度和中度 AS 的患者虽然有左心室肥厚，但左心室功能没有较大损害，出生时生理上基本正常，故一般没有症状，通常因发现心脏杂音而诊断。然而，通常随着病程的进展，患者 AS 通常逐渐加重，左心室心肌逐渐向心性肥厚，血流通过狭窄的主动脉瓣后，喷射至主动脉内，同时产生湍流，使主动脉壁变薄，形成升主动脉狭窄后扩张。随着 AS 进行性加重，患者出现左心室衰竭，左心房及肺动脉压力增高，自觉症状亦逐渐出现。在重度 AS 的大龄儿童和青少年中，主要的症状是心绞痛、晕厥和呼吸困难或者其他的心力衰竭症状如端坐呼吸、夜间阵发性呼吸困难和足部水肿。在该病的自然病程中，猝死发生在 70% 以上的重度 AS 患者中。

三、经外科途径介入治疗 AS 概述及其适应证和禁忌证

经皮球囊主动脉瓣成形术在 1984 年首次描述。随着导管技术的发展，该技术已经成为重度 AS 患者的重要疗法，在技术成熟的中心可以安全实施并且具有较小并发症发生率。然而，对于严重瓣膜发育不全和重度主动脉瓣反流的患者，球囊主动脉瓣成形术并非最佳选择。外科瓣膜切开成形术现已很少应用，除非是单纯球囊扩张不充分的复杂瓣膜形态患者。Ross 手术是另外一个外科手术选择，尤其是对低龄儿童患者有益。人工主动脉瓣膜置换术主要用于球囊主动脉瓣成形术或外科瓣膜切开成形术失败后，重度主动脉瓣关闭不全进展并伴随左心室扩张或左心室收缩功能恶化的患者。

经皮主动脉瓣球囊成形术虽然避免了体外循环，但是风险仍很高，而且具有外周血管损伤、诱发心室颤动导致死亡、导丝难以通过主动脉瓣口等诸多缺点，早期报道其围术期病死率高达 4%～22%。经外科途径介入治疗婴幼儿重度 AS，是在常规外科或杂交手术室切开胸骨后，经升主动脉插管行主动脉瓣球囊成形术治疗低体质量、重度婴幼儿先天性 AS 的方法，该技术有如下优势：直视操作，可控性强，减少操作时间及放射时间，目前可以在单纯超声引导下进行；直视下心脏复苏成功率提高；不受体重限制，可按 1∶1 球瓣比选择球囊；无外周血管损伤并发症；如出现心脏、大血管损伤，可外科修补；如出现严重主动脉瓣反流，可行 Ross 手术。

（一）狭窄程度判断

根据临床和血流动力学变化，AS 一般分为轻度、中度、重度狭窄。根据峰值收缩压差，在心排血量正常情况下，其值小于 50 mmHg 时被认为是轻度 AS，50～79 mmHg 时是中度 AS，≥ 80 mmHg 时是重度 AS。另一种 AS 分度以主动脉瓣口面积指数来界定，正常主动脉瓣面积大约为 2.0 cm^2/m^2。当主动脉瓣面积大于 0.8 cm^2/m^2 时被认为是轻度 AS，面积在 0.5～0.8 cm^2/m^2 时为中度 AS，小于 0.5 cm^2/m^2 时为重度 AS。

（二）AS 球囊扩张术适应证

参照 2011 年美国心脏协会发布的《儿童先天性心脏病介入治疗指南》，AS 球囊扩张术绝对适应证为：依赖于动脉导管开放的新生儿单纯性重症 AS 患者；合并左心室收缩功能减退或静息状态下经导管测量的跨瓣峰压差≥50 mmHg 的儿童单纯性 AS 患者。儿童单纯性 AS，如果静息状态下经导管测量的跨瓣峰压差≥ 40 mmHg，但在

安静或运动时同时合并心绞痛、晕厥等症状，或者心电图上有缺血性 ST-T 改变。AS 球囊扩张术相对适应证：对于无症状、心电图上无 ST-T 变化的儿童或青少年 AS 患者，如静息状态下经导管测量的跨瓣峰压差≥40 mmHg，准备参加竞技体育运动或妊娠；在深度镇静或麻醉状态下经心导管测量的跨瓣峰压差<50 mmHg，但在非镇静状态下超声多普勒测量的跨瓣平均压差>50 mmHg 者。

轻度 AS 的患者很少需要治疗。然而，AS 可能会进展，轻度 AS 的患者可能在以后的生命中需要治疗。通常，重度 AS 是治疗的适应证。当晕厥和心力衰竭的症状不断进展时，预后会显著改变。因此，这类患者不管跨瓣压差大小如何，都是治疗的适应证。

（三）AS 球囊扩张术禁忌证

心导管测量的跨瓣峰压差<40 mmHg，没有相关症状和心电图改变；单纯性 AS 的儿童患者，同时合并主动脉瓣反流，有必要进行主动脉瓣置换或外科手术成形的，即存在主动脉瓣狭窄伴中度以上主动脉瓣反流、发育不良型主动脉瓣狭窄、纤维肌性或管样主动脉瓣下狭窄或主动脉瓣上狭窄等情况。

四、术前准备

（一）患者一般状态维护

危重 AS 和低心输出量的新生儿需要心肺复苏和前列腺素 E1 输入。动脉导管开放可以提供足够体循环血流和重要器官的灌注。这类患者在球囊主动脉瓣成形术前应全麻和气管插管。尽管低血压可能发生，重度主动脉瓣关闭不全合并轻到中度狭窄的患者可以通过降低后负荷、利尿或两者同时使用来精心地治疗。在心输出量减低和左心室收缩功能下降的情况下，应该使用正性肌力药物如多巴胺、多巴酚丁胺及肾上腺素。对于危重 AS 患者，导致血管显著舒张的药物应该避免使用，因为当主动脉瓣开口狭小时将引起显著的低血压。呼吸困难和肺水肿的患者可以从气管插管、正压通气和利尿疗法中获益。

（二）手术前影像学诊断和评估

左心室肥厚的心电图变化和 AS 狭窄的严重程度通常呈正相关，但正常的心电图并不能排除 AS 的临床诊断。左心室肥厚的心电图在心前导联表现为 ST 段压低、T 波改变；左心室劳损常提示重度 AS。新生儿和婴幼儿出现心力衰竭时胸部 X 线片表现为心影增大和肺血管淤血，儿童病例可见升主动脉突出。

术前超声心动图是最重要的检查之一，它可以提供以下信息：主动脉瓣形态、多普勒瞬时峰值和平均主动脉瓣跨瓣压差、主动脉瓣环直径和 Z 值、左心室大小、左心室短轴缩短率和射血分数及主动脉瓣反流程度。这些都是验证主动脉瓣成形术适应证所需的信息。应注意的是由于左心室射血分数降低，主动脉瓣跨瓣压差可能会被低估。除此之外，房间隔缺损、室间隔缺损、主动脉缩窄、动脉导管未闭、二尖瓣病变和 Shone 综合征都可以由超声心动图确定。这些病变可能影响手术的策略，比如，主动脉瓣跨瓣压差可能由于动脉导管未闭分流而高估；对于轻度 AS 的患者，动脉导管未闭最好先行处理。

心导管检查可以测量心腔及大血管的压力，显示主动脉瓣跨瓣压差，测定心排血量和计算瓣口面积，心血管造影可以显示主动脉瓣环增厚，左心室壁增厚，左心室腔扩大和升主动脉狭窄后扩张。由于目前超声技术越来越成熟，一般术前不常规行心导管和造影检查。

（三）手术器材的准备

除了手术过程中常规需要的麻醉器材和急救设备、药品，手术器材的准备主要如下：①选择合适的球囊扩张导管：球囊瓣膜成形术引起的主动脉瓣反流可以是交界撕裂、尖端撕裂或瓣叶穿孔的结果，这导致将来外科手术再干预更加困难。过大的球囊是主动脉瓣反流的一个危险因素。球囊与主动脉瓣环直径比应该小于 1∶1。球囊的起始直径应是大约 80% 主动脉瓣环直径，而后以每 1 mm 的大小递增。理想的球囊长度应使球囊骑跨于主动脉瓣上而不与二尖瓣腱索重叠。作者团队通常选择 20 mm 长的球囊用于新生儿，30 mm 的用于较大儿童，40 mm 的用于成人。通常选用的球囊包括 BALT 球囊和 Z-MED Ⅱ 球囊，目前国内可供使用的球囊规格直径可从 6 mm 至 30 mm，球囊长度包括 20 mm、30 mm 和 40 mm。②下肢动脉鞘：根据需要置入球囊的大小，选择合适的普通下肢动脉鞘。③ 6 F 多功能导管和猪尾导管，前者用于辅助导丝通过狭窄的主动脉瓣，后者主要用于左心室造影或测压。④ 150 cm 的泥鳅导丝。⑤压力注射泵。⑥心外膜临时起搏导线及双腔临时起搏器。

五、经外科途径介入治疗婴幼儿重度 AS 的手术方法

（一）术前麻醉

为保证充足的氧供和胸骨切口，经外科途径介入治疗婴幼儿重度 AS 在全麻下进行，同时，体外除颤器和心肺复苏药物必须准备好用于处理瓣膜扩张中因严重受损的心脏射血功能而导致的心室颤动和心脏停搏。手术常在杂交手术室进行，建立桡动脉和颈静脉血管通路后，给予患者肝素 100 U/kg。

（二）具体手术方法

经外科途径介入治疗婴幼儿重度 AS 包括经心尖途径及经升主动脉途径，但考虑到经心尖途径对患儿脆弱左心室功能的影响，目前基本不再应用。经升主动脉途径包括放射线引导下 AS 球囊扩张术和经过改进的单纯超声引导下 AS 球囊扩张术。

1. 放射线引导下 AS 球囊扩张术

患者取仰卧位，全麻气管插管后，大于 5 kg 患儿置入食管超声探头（体重较小患儿行心表超声心动图）。进行胸骨正中切口或胸骨上段小切口，分离皮下组织，以胸骨锯劈开胸骨，切除肥大胸腺。T 形切开心包并悬吊，显露主动脉及心脏整体。在右心房表面留置 2 根心外膜起搏导线并固定于胸壁，起搏导线连接于体外双腔临时起搏器备用。如合并动脉导管未闭，应术中予以结扎。在升主动脉远端以 5/0 Prolene 线缝双层荷包并套橡皮管。在荷包内插入球囊导管对应大小的下肢动脉鞘并妥善固定。将泥鳅导丝及 6 F MPA2 送入下肢鞘，在放射线引导下，适当调整导管方向，将导丝通过狭窄的主动脉瓣送入左心室内。继而进行血流动力学评估，包括测量主动脉瓣跨瓣压差和主动脉造影。通过同时获取左心室和升主动脉的压力，可以精确测量主动脉瓣跨瓣压差，升主动脉压力亦可以远端桡动脉压代替。通常，主动脉造影通过将猪尾造影导管或端侧造影导管置于主动脉窦稍上方实行。左前斜 40° 和后前位投影可确定详细的瓣膜解剖信息和主动脉瓣叶交接点之间的瓣环直径。如患者低血压和（或）左心室功能差而引起血流动力学不稳定，可以不行主动脉造影。经食管或经心表超声心动图可用于观察主动脉瓣形态，测量狭窄程度和主动脉瓣环直径。血流动力学评估后，将泥鳅导丝保留至左心室，沿导引导丝插入相应大小的球囊扩张导管直至升主动脉瓣口处，注意球囊导管不要暴力进入左心室后再回撤，同时应确保导丝处于二尖瓣装置的前方，避免当球囊扩张时有撕裂二尖瓣前叶的风险。确认球囊在瓣环中央同时确保球囊尾端不在荷包内，使用起搏器将心率调至 200 次 / 分，患者血压逐渐下降，随后以加了造影剂的生理盐水快速扩张球囊，随球囊腔内压力的增加，球囊腰征随之消失。一旦球囊全部扩张，腰征消失，立即回抽生理盐水，通常从开始扩张至吸瘪球囊总时间为 5～10 s，避免阻塞肺动脉瓣口时间过长，导致一过性心动过缓，迅速抽瘪球囊后心动过缓可自行恢复，必要时静脉内应用阿托品。通常反复扩张 2～3 次，每次间隔 5 min 左右，有时 1 次的有效扩张即可达到治疗目的。球囊扩张后进行超声心动图检测主动脉瓣开放情况，估测跨主动脉瓣压差，同时测定左心室及主动脉压力，再次评估跨主动脉瓣压差。如球囊扩张效果满意，退出导丝及球囊后常规止血，必要时使用鱼精蛋白中和肝素，保留右心房心外膜起搏导线，放置

心包引流管，常规关胸。

2. 单纯超声引导下 AS 球囊扩张术

该手术方式方法基本同放射线引导下 AS 球囊扩张术，主要的技术改进在于使用新型动脉鞘管（图 15-1A）代替传统下肢动脉鞘（图 15-1B）。传统下肢动脉鞘管管身呈直线型，其经升主动脉置入后与升主动脉呈 30°～90° 夹角，导管、导丝通过传统动脉鞘管后会顶住主动脉后壁，在加大推送力量后，导管、导丝才能借助主动脉后壁的弹性，向平行于主动脉长轴的方向，贴着主动脉后壁走行，此过程极易对主动脉后壁造成损伤。同时，导丝亦不易通过狭窄的主动脉瓣，这将增加主动脉瓣损伤风险及放射性时间。供杂交技术专用的带弯度并配有固定器的新型动脉鞘管具有以下优点：①新型动脉鞘管通过 120° 的弯头，解决传统动脉鞘管与主动脉长轴呈 30°～90° 夹角、推送导管导丝时容易损伤主动脉后壁的问题。②通过鞘管-主动脉固定器，自由调节新型动脉鞘管插入主动脉内的深度，解决导丝难以通过狭窄的主动脉瓣，损伤主动脉瓣叶及冠状动脉开口的问题。③通过鞘管-切口固定器，防止在推送导管的过程中，鞘管摆动造成主动脉内壁损伤、鞘管脱落的风险。④通过转接头，可以直接连接体外循环管道，在紧急情况下直接开始体外循环，为抢救生命赢得时间。⑤我们实践发现，使用新型动脉鞘管在单纯超声心动图引导下，导丝更容易通过主动脉瓣，不但完全避免了放射线，而且使得手术可以在常规外科手术室开展，这为无杂交手术室的医院提供了救治危重 AS 患者的机会。

（三）球囊扩张后效果判定

球囊扩张后再次进行超声心动图检测主动脉瓣开放情况，估测跨主动脉瓣压差，同时测定左心室及主动脉压力。一般认为，AS 球囊扩张术成功的标准为跨主动脉瓣压差下降 50% 以上；主动脉瓣口面积增加 25% 以上。无明显主动脉瓣反流或主动脉瓣反流程度较前无明显加重。

六、术后处理

患者在 AS 球囊成形术后应被小心地转移到重症监护治疗病房。持续心电监测，术后重点观察血氧、心率、呼吸 、血压，观察有无心律失常，必要时使用临时起搏导线维持心率。保持呼吸道通畅，必要时给予吸痰，达到拔管条件的患者应及时拔除气管插管。严格观察患者尿量及引流量，定时挤压引流管，保证引流管通畅，观察引流液的颜色、性状及引流液量的变化，根据引流液的动态变化及时处理。静脉应用抗生素预防感染治疗，体温应每 4 h 测量一次。注意无菌操作，观察切口有无红肿及渗液。

先天性 AS 是一种终身疾病，应告知患者家属该手术为姑息性质。所有患者应该在术后第 1、3、6 月和每年定期做心电图及超声心动图随访。对大龄儿童和青少年进行肌力测试、动态心电图检查有助于判断心功能和心律。AS 球囊扩张术有较高的远期再干预率（15%～65%）。主动脉瓣形态和主动脉瓣环直径与手术成功率密切相关。术后跨瓣压差大于 25 mmHg 或基线左心室短轴缩短率低的患者预后较差。

七、术后并发症及处理

经皮 AS 球囊扩张术并发症远较经皮肺动脉瓣球囊扩张术多，据报道其发生率可高达 40% 左右，其中有一些是严重的并发症，且多发生于婴幼儿。此外，该技术有较高的远期再干预率（15%～65%）。主动脉瓣形态和主动脉瓣环直径与手术成功率密切相关。经外科途径 AS 球囊扩张术经过改良，避免了股动脉损伤等经皮 AS 球囊扩张术并发症，其主要的并发症如下：

（一）主动脉瓣反流

是 AS 球囊扩张术最常见的并发症之一，其发生率各家报道不一，约 25% 左右，但主动脉瓣反流随着随访时间的延长有增高趋势。主动脉瓣反流发生的机制包括瓣膜交界处撕裂、瓣尖穿孔和撕裂等。主动脉瓣反流的发生严重程度与应用的球囊/瓣环比例有关，球囊/瓣环比例≤1.0者主动脉瓣反流的发生率明显减少。此外，主动脉瓣反流的发生与瓣膜的病理解剖和患者年龄有关，二叶瓣的主动脉瓣反流发生率较高。新生儿行主动脉瓣球囊扩张术后发生急性主动脉瓣反流的概率大于年长儿童。

主动脉瓣反流的发生主要在于预防，术前精确测量主动脉瓣环直径，应用球囊/瓣环比例≤1.0，最大不能超过1.1；术中使用右心室快速起搏，待血压下降明显后开始扩张，并且球囊扩张时用手固定好球囊防止其上下移动，能有效减少球囊对瓣叶的损伤。

（二）二尖瓣损伤

该并发症多发生于经房间隔穿刺法经左心房、二尖瓣、主动脉瓣进行球囊扩张术的过程中，经股动脉或经升主动脉途径逆行法损伤二尖瓣的概率较低，但导丝由瓣口插入左心室后向后走行穿行于二尖瓣腱索间，球囊扩张时易引起二尖瓣腱索断裂及前叶撕裂。因此，操作时应注意确定导丝位于二尖瓣装置的前方，由此可避免二尖瓣损伤。

（三）左心室穿孔

左心室穿孔与导丝、导管在递送过程中对心室壁造成过大张力引起，另外，应用过大球囊有可能引起主动脉瓣及室间隔的撕裂。左心室穿孔可引起心包积血、血压快速下降。一旦诊断明确，需快速于体外循环下进行手术修补。左心室穿孔预防的方法包括不宜选用过硬的导丝及导管，球囊不宜过大，操作应规范、轻柔，避免大幅度递送导丝、导管头端顶压心脏壁。

（四）心律失常

AS球囊扩张时的心律失常相当常见，包括早搏，快速性心律失常如室上性心动过速、短阵室性心动过速甚至心室颤动等，也可发生缓慢性心律失常如窦性心动过缓、房室传导阻滞等。多为一过性，有时是短时持续，对严重心律失常需紧急处理，包括球囊导管撤离心脏，药物及器械辅助治疗（如电击除颤、临时起搏等）。

（五）手术死亡

AS球囊扩张后引起的死亡主要发生在新生儿，年长儿及青少年AS球囊扩张术后的死亡率较低。其发生率与外科手术死亡率相当，除了球囊扩张的并发症外，主要与主动脉瓣狭窄的解剖类型有关，主动脉瓣环≥7 mm者较≤7 mm者死亡率低。

八、病例演示（视频15-1）

1. 病史特点

患儿，男，1个月，因“体检发现心脏杂音1个月”入院。患者出生后体检即发现心脏杂音，行超声心动图示：主动脉瓣重度狭窄（压差56 mmHg，射血分数25%），主动脉瓣呈三叶瓣，开放受限。因当地医院条件所限，未予处理，转入我院欲行经升主动脉途径介入治疗。体检：心率148次/分，呼吸34次/分，SpO_2 95%，体重3.5 kg，血压66/38 mmHg。青紫（－），主动脉瓣区闻及中重度收缩期杂音，伴震颤。辅助检查：超声心动图示AS重度，AI轻度，主动脉瓣环6.5 mm，少中量心包积液。胸部X线示心影增大。心电图示左心室高电压，左胸导联ST段改变。

2. 手术过程

患者取仰卧位，全麻气管插管后，胸骨上段小切口，劈开胸骨，切除肥大胸腺。T形切开心包并悬吊，在右心房表面留置2根心外膜起搏导线并固定于胸壁，起搏导线连接于体外双腔临时起搏器备用。在升主动脉远端以5/0 Prolene线缝双层荷包并套橡皮管。在荷包内插入球囊导管对应大小的下肢动脉鞘并妥善固定。将泥鳅导丝及6 F MPA2送入下肢鞘，在经食管超声心动图引导下，适当调整导管方向，将导丝通过狭窄的主动脉瓣送入左心室内。由于患者低血压，故直接选用球囊进行扩张。沿导引导丝插入6 mm×20 mm球囊扩张导管至主动脉瓣口处，使用起搏器将心率调至 200 次 / 分，患者血压逐渐下降，随后以加了造影剂的生理盐水快速扩张球囊，一旦球囊全部扩张，腰征消失，立即回抽生理盐水。球囊扩张后进行超声心动图检测主动脉瓣开放改善，跨主动脉瓣压差下降，主动脉瓣反流无明显增加。退出导丝及球囊后常规止血，鱼精蛋白中和肝素，保留右心房心外膜起搏导线，放置心包引流管，常规关胸。

视频 15-1

3. 治疗效果

患儿症状明显改善，主动脉瓣区杂音较术前减轻，主动脉瓣跨瓣压差由术前 56 mmHg 降至术后 21 mmHg，射血分数由术前的 25% 上升至 60%。根据连续多普勒检查发现扩张后经主动脉瓣瓣口的血流速度减慢，瓣口面积增加，手术总时间 2 h，操作时间 20 min；术中出血量 30 ml，术后 6 天顺利出院。术后随访 1 年，患者无并发症发生。

16 经外科途径介入治疗主动脉瓣关闭不全

（王　巍）

一、解剖特点

正常的主动脉瓣为三组半月形瓣叶，位于左心室和主动脉之间，其对应的主动脉壁分别向外膨出，瓣膜与主动脉壁之间的内腔为主动脉窦（Valsalva 窦）。三组瓣叶尺寸相仿，悬吊于主动脉管壁。瓣叶附着缘以圆弧形越过左心室-主动脉连接处，三组半月形瓣叶在闭合时游离缘相互对合、彼此支撑防止血液反流入左心室。主动脉瓣环是左心室肌肉组织与心脏纤维支架组织向主动脉组织过渡的区域，其并不是一个真正独立存在的纤维性结构。瓣环最低处分别为三组半月形瓣叶附着缘的最低点，瓣环的最高处则是三组半月形瓣叶的交界联合处。交界联合水平的主动脉壁为窦管交界区。主动脉瓣环、主动脉窦、瓣叶、瓣交界联合及窦管交界区共同组成良好几何构形，维持主动脉瓣正常的开放及闭合功能。

主动脉瓣环、主动脉窦、窦管交界区的扩张可过度牵拉主动脉瓣使主动脉瓣叶游离缘对合不严引起主动脉瓣关闭不全的发生，主动脉瓣叶的卷缩、变硬、钙化、脱垂等病损也可导致关闭不全的发生。因此主动脉瓣器的任何一个组成因素发生组织病变或结构改变，导致主动脉瓣器几何构形的改变，均可引起主动脉瓣关闭不全的发生。

二、病理生理学

1. 慢性主动脉瓣关闭不全

慢性主动脉瓣关闭不全的病因有：主动脉瓣环扩张症、先天性主动脉瓣叶畸形（主动脉瓣二叶畸形多见）、主动脉瓣老年退行性病变、风湿性心脏病、主动脉瓣黏液样变、马方综合征。以及少见的由关节强直性脊柱炎、梅毒性动脉炎、类风湿关节炎、成骨不全病、Ehlers-Danlos 综合征、Reiter 综合征等导致主动脉瓣叶脱垂。

慢性主动脉瓣关闭不全病情发展缓慢，逐渐出现轻、中、重度关闭不全，在病情进展过程中可出现左心室代偿期、左心室失代偿期和全心衰竭期三个阶段。主动脉瓣关闭不全时，左心室容量负荷过重，舒张末期室壁张力增加，逐渐引起左心室代偿性肥厚、扩大。左心室的代偿性扩大和心肌肥厚可保持左心室舒张末压不变，从而使左心房和肺静脉压力保持正常，防止肺水肿的发生。其也可维持正常的心室收缩末容积，保证心排血量以满足机体需要，这一阶段患者一般无症状。

慢性主动脉瓣关闭不全患者病情逐渐进展，肥厚的心肌逐渐出现相对性心肌缺血及间质纤维化，左心室功能逐渐减退，出现左心室舒张末压增高，左心室射血分数减低，心排血量降低等表现。患者可出现疲倦、乏力、劳累性气急和呼吸困难等症状。左心室功能失代偿后，逐渐出现左心房压及肺静脉压升高，最终发展为肺动脉高压。右心室功能随着肺动脉高压的进展逐渐减退，最终发展为全心衰竭。全心衰竭的出现是慢性主动脉瓣关闭不全的晚期表现，多已无手术指征。

2. 急性主动脉瓣关闭不全

引起急性主动脉瓣关闭不全的病因有：感染性心内膜炎、升主动脉夹层、主动脉瓣机械性损伤、外伤等。急性重度主动脉瓣关闭不全患者中，突然出现舒张期主动脉内血液反流入左心室导致左心室容量负荷迅速增加，但左心室容积还处于正常范围无法在短期内迅速适应这种突然变化，没有充足的时间允许左心室发生扩张及心肌肥厚。从而引起左心室舒张末压以及左心房压、肺静脉压急剧升高，患者可迅速表现出肺水肿和心源性休克的症状。

三、经外科途径介入治疗主动脉瓣关闭不全的概述及其适应证和禁忌证

由于主动脉瓣关闭不全患者瓣叶及瓣环没有组织钙化、缺乏支架瓣膜的锚定标记，因此应用TAVI手术治疗主动脉瓣关闭不全的手术程序和步骤与主动脉瓣狭窄略有不同，依赖于支架瓣膜独特的主动脉瓣环锚定装置（JenaValve和J-Valve）或者在主动脉腔内使用导管标记、定位主动脉窦及瓣环的位置。随着TAVI手术技术的成熟以及一代支架瓣膜（CoreValve[1]、SAPIEN[2-3]，见图16-1）向二代支架瓣膜（Evolut R[4-5]，SAPIEN-3[6]，JenaValve[7]，Lotus[8-10]，Direct Flow[11-12]，Acurate[13]，Portico[14-15]，J-Valve[16-17]等，见图16-2）逐渐过渡，TAVI手术从主动脉瓣关闭不全治疗的相对禁忌证，成为了主动脉瓣关闭不全外科治疗的一种新途径。目前多数支架瓣膜对于单纯主动脉瓣关闭不全的治疗仍是“off-label”状态，即未获得上市批准。只有JenaVlave和J-Vlave获得了上市批准可以治疗单纯主动脉瓣关闭不全，为“on-label”状态。

对于符合外科手术指征的单纯主动脉瓣关闭不全患者，如果患者有外科手术禁忌证或者是手术高危患者可选择行外科介入治疗。拟行主动脉瓣关闭不全外科介入治疗患者的手术风险可使用《2014AHA/ACC瓣膜病患者管理指南》[18]中给出的手术风险量表（表16-1）进行评估。该量表在STS评分基础上增加了身体虚弱程度、术前合并的主要器官功能损伤、手术操作难度等要素。

身体虚弱程度的评估主要基于患者独立日常活动情况（包括：吃饭、洗澡、穿衣、移动物品、如厕、排尿节制等）和步行速度、握力、身体肌肉含量测定，身体虚弱程度的评估可应用卡茨日常生活活动中的独立性指数[19]进行。术前合并的主要器官功能损伤评估包括：严重的左心室收缩或舒张功能不全、右心室功能不全、肺动脉高压；慢性肾功能不全3期及以上；肺功能不全伴随第一秒用力呼气容积（FEV1）＜50%或预期$DLCO_2$＜50%；中枢神经系统功能障碍（老年痴呆、阿尔茨海默病、帕金森病、脑血管意外导致的肢体活动障碍后遗症）；胃肠道功能障碍（克罗恩病、溃疡性结肠炎、营养障碍、血清白蛋白水平低下）；处于活跃期的恶性肿瘤；肝硬化及肝硬化导致的静脉出血；非维生素K抑制剂导致的高国际标准化比值（INR）等。手术难度评估的内容主要包括：正在接受气管切开治疗、重度升主动脉钙化、胸部畸形、冠状动脉旁路移植术后桥血管贴壁于胸壁后、胸部放射性损伤后等。

表16-1 TAVI手术风险评估量表[18]

	低危（满足以下所有条件）	中危（满足以下任一条件）	高危（满足以下任一条件）	禁忌证（满足以下任一条件）
STS评分	＜4%	4%～8%	＞8%	预计发生手术相关死亡或1年全因病死率＞50%
身体虚弱程度	无	轻度	中-重度	
术前合并的主要器官功能损伤	无	1个器官系统	2个器官系统	3个以上器官系统
手术操作难度	无	可能存在难度	可能存在难度	操作难度大

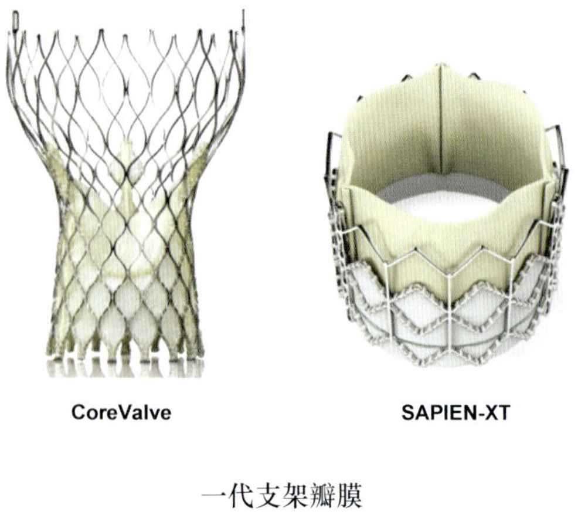

图 16-1　一代支架瓣膜：左图为美敦力公司生产的 CoreValve™ 瓣膜，右图为爱德华公司生产的 SAPIEN-XT™ 瓣膜

TAVI 手术前应对患者进行详细的评估，是否行 TAVI 手术主要基于患者个体的风险-获益分析，并向患者及家属解释具体风险及获益，最终共同确定是否行 TAVI 手术。如果患者无法从 TAVI 手术中获益（不能缓解症状或者不能延长寿命），则不论患者的手术危险分层怎样，也不应行 TAVI 手术。这类患者包括[18]：①手术操作难度低但预期寿命<1 年，②2 年生存获益<25% 的患者（生存获益是指至少提高 1 个 NYHA 的心功能分级；或者提高 1 个加拿大心血管协会的心力衰竭分级；提高了生活质量；提高了预期寿命）。除此之外，手术指征和手术禁忌证的把握还有赖于心脏中心里心脏内外科、超声、麻醉、体外循环及手术室护士共同组成 TAVI 团队的协作。经验丰富、成熟的 TAVI 手术团队是保证手术成功的基础，对于经验丰富的 TAVI 手术团队可适当放宽手术指征。

（一）术前准备

术前应详细评估患者的基本情况，TAVI 手术

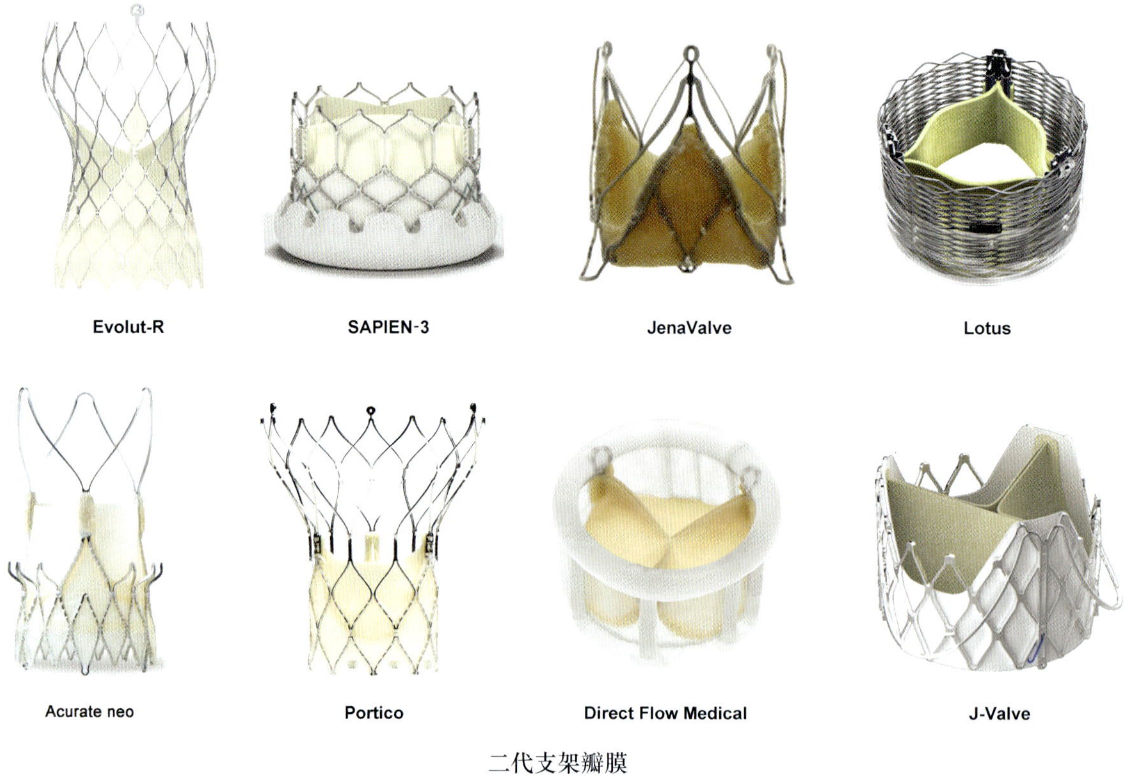

图 16-2　二代支架瓣膜：从左至右依次为美敦力公司生产的 Evolut R™ 瓣膜（引自美敦力 https://www.medtronic.com 公司网站）；爱德华公司生产的 SAPIEN-3™ 瓣膜（引自爱德华 https://www.medtronic.com 公司网站）；德国 JENAVALVE 公司生产的 JenaValve™ 瓣膜[7]；美国波士顿科技公司生产的 Lotus™、Acurate 瓣膜[9, 13]；美国圣犹达公司生产的 Portico 瓣膜[15]；美国 Direct Flow Medical 公司生产的经导管介入瓣膜[12]；中国杰成医疗科技公司生产的 J-Valve 瓣膜[17]

患者往往伴有其他系统的疾病，在术前应进行相应的支持治疗，必要时请相关科室协助诊治。入院后对患者的外科手术风险进行 STS、Euroscore 评分，明确患者有无 TAVI 手术的必要性。除常规术前检查外，拟行 TAVI 手术的患者应行主动脉根部 CTA 检查，评估、计算主动脉瓣环大小、主动脉瓣叶个数及类型、主动脉窦个数及结构、冠状动脉开口高度、主动脉扩张情况，详细的主动脉根部 CTA 术前评估是 TAVI 手术成功的根本。目前治疗主动脉瓣关闭不全的支架瓣膜分为一代和二代瓣膜。目前我国治疗单纯主动脉瓣关闭不全的介入瓣膜主要使用的是由苏州杰成医疗科技有限公司设计研发的 J-Valve 瓣膜，其独特的定位装置是确定主动脉瓣环位置的标记。因此在术前详细测量主动脉窦的结构及主动脉瓣与主动脉壁交界处的长度及弧度以明确支架瓣膜的定位装置是否能够完整进入非常重要。对于主动脉窦扩张或伴有明显瓣环扩张的患者，术前应明确主动脉窦及瓣环的扩张程度，避免因主动脉窦扩张及主动脉瓣环扩张而于术中出现定位装置不完全进入三个主动脉窦的情况发生。

四、手术方法

不同种类的瓣膜手术方法略有差别，主要分为两种方式，经股动脉途径方式及经心尖途径方式。手术在杂交手术室完成，按常规心脏外科手术备好手术器械及介入手术所需器材。诱导麻醉后气管插管，手术过程采用全身麻醉的方式。麻醉后置入经食管超声探头备用，体外循环机备用。胸部及双侧腹股沟消毒后铺手术巾。

1. 经股动脉途径治疗主动脉瓣关闭不全

麻醉完成后，先经颈静脉或锁骨下静脉放置右心室临时起搏电极，置入成功后测试临时起搏是否工作正常。下肢动脉进行 CTA 评估，选择血管情况较好的优势侧动脉作为传送装置通路。双侧股动脉穿刺，穿刺完成后经对侧股动脉送入猪尾导管至主动脉根部、无冠窦底部，可作为支架瓣膜释放时的标记。在优势侧股动脉穿刺处由小到大依次用扩张鞘扩张，然后沿导丝送入股动脉缝合装置。送一根长导丝至左心室，建立“轨道”。调整血管造影机，摆至适当位置，行主动脉根部透视。调试高压注射器，连接主动脉根部猪尾导管，排出空气，行主动脉根部旋转造影，经造影确定投影角度。

将预先安装在输送装置上的支架瓣膜经股动脉沿左心室轨道导丝送至主动脉瓣位，于 X 线透视下仔细对好位置，释放支架瓣膜。释放完成后撤出输送装置。再次经对侧股动脉行主动脉造影，经食管超声心动图确认支架瓣膜位置及瓣膜开闭情况，评估支架瓣膜瓣周漏及瓣膜反流，如有明显瓣周漏，可沿左心室导丝送入扩张球囊，扩张支架瓣膜。操作完成后，拔出股动脉鞘管，缝合股动脉伤口，保留临时起搏电极。

2. 经心尖途径治疗主动脉瓣关闭不全

麻醉完成后，先经颈静脉或锁骨下静脉放置右心室临时起搏电极，置入成功后测试临时起搏是否工作正常。经下肢动脉 CTA 评估，选择血管情况较好的优势侧动脉穿刺，穿刺完成后经股动脉送入猪尾导管至主动脉根部、无冠窦底部。

经第 5 肋间左乳头下位置切开皮肤，切口长约 5 cm，电刀逐层分离皮下组织及肋间肌达壁层胸膜，置入肋骨牵开器，暴露心尖。于心尖部以 2-0 Prolene 线带毡片荷包缝合后经线尾套胶管，止血钳夹胶管及缝线于线尾，心尖部预留出穿刺位置。经心尖部穿刺，送一根长导丝经左心室过主动脉瓣至降主动脉，建立“轨道”。

血管造影机摆好位置，准备行主动脉三维重建，同时调试高压注射器，连接主动脉根部猪尾导管，排出空气，准备造影。经造影确定投影角度。

将预先安装在回收-输送装置上的主动脉瓣及定位装置经心尖沿左心室轨道导丝送至主动脉瓣环上部，释放定位装置，回拉定位装置使其进入主动脉窦中。调整支架瓣膜至主动脉瓣位适当位置，根据定位装置图像仔细对好位置，于 X 线透视指引下释放支架瓣膜，释放完成后撤出回收-输送装置。支架瓣膜释放后，行主动脉造影及经食管超声心动图检查，观察定位装置及支架瓣膜的位置及瓣膜开闭情况，明确有无瓣周反流等，如有严重的瓣周反流，可再次扩张支架瓣膜。拔出股动脉鞘管，缝合心尖、胸壁及股动脉伤口，保留临时起搏电极。

支架瓣膜的型号选择一般大于术前测量瓣环直径的5%～10%，Yousef等的研究[20]表明在既往的研究中66.4%的患者选择了小于术前测量瓣环直径10%的支架瓣膜。对于支架瓣膜种类的选择，目前国际上尚无定论，Wernly等的研究表明JenaVlve和J-Valve与其他类型二代瓣膜和一代瓣膜相比有更好的临床效果[21]。在我国目前获得上市批准的治疗主动脉瓣关闭不全的支架瓣膜仅有J-Valve，但是随着介入治疗单纯主动脉瓣关闭不全技术的发展，越来越多种类的支架瓣膜将会应用于临床，支架瓣膜种类的选择也将趋于多样化。

五、术后处理

行TAVI手术的主动脉瓣关闭不全患者因长期的主动脉瓣反流，左心室容量负荷重，多数患者左心室失代偿后导致左心室直径变大，心功能差，术后需要积极的血管活性药物支持，调整心功能。术后注意患者心律/心率，同时控制血压，将收缩压维持在合适水平，尽量减轻左心室后负荷。适度应用利尿剂，减少液体的摄入，维持适当的负平衡，以减轻左心室前负荷。密切监测凝血情况，穿刺部位加压包扎或砂袋压迫，防止穿刺部位血肿的发生。行TAVI手术的患者一般年龄较大，下肢血管可能合并存在无症状性狭窄，尤其需注意血管穿刺侧肢体皮温及动脉搏动，防止下肢缺血的发生。若在全身麻醉下行TAVI手术，术后应尽早拔除气管插管，尽早下床活动，可有效减少肺部感染及其他并发症。老年患者合并症较多，应针对患者的合并症做相应的处理及治疗。

六、术中及术后并发症及处理策略

经外科途径治疗主动脉瓣关闭不全手术的成功率约为86.3%，术后30天卒中的发生率约为1.5%，心血管事件相关死亡率为3.8%，全因死亡率为9.6%[20]。术后1年的心血管相关死亡率为10.1%，全因死亡率为20.0%。二代瓣膜的瓣膜置入成功率较一代瓣膜高（96.2% *vs*. 78.4%），但其瓣周漏发生率（8.3% *vs*. 0.0%）及术中第二个支架瓣膜置入率（23.4% *vs*. 1.7%）较一代瓣膜高。Sawaya等的研究[22]发现体重/体表面积＜20 kg/m^2，STS手术危险评分＞8%，主要血管及手术入路相关并发症的发生以及大于中度的主动脉瓣反流是术后30天死亡率的预测因素。

1. 支架瓣膜装置移位

（1）移位至左心室[2, 23]：该并发症为TAVI手术中最严重的并发症，发生率低但风险极高，严重时支架瓣膜可刺破左心室导致左心室破裂等。支架瓣膜脱入左心室后影响心脏收缩功能导致心排血量降低，可出现顽固性低血压，影响全身血液灌注。如果发生支架瓣膜脱入左心室，应迅速撤出瓣膜传送器，调整患者体位，紧急开胸，取出支架瓣膜并同时行主动脉瓣置换术，处理相关并发症。

（2）移位至升主动脉或主动脉弓：升主动脉或主动脉弓是支架瓣膜移位最常见的位置[24-25]，支架瓣膜装置脱入主动脉后一般仍在“轨道”的控制下，此时不应撤出引导导丝，避免撤出引导导丝后支架瓣膜在升主动脉或主动脉弓中发生翻转，阻塞前向血流。支架瓣膜脱入升主动脉或主动脉弓后，因其易导致严重的主动脉相关急性并发症，一般需行开胸手术取出支架瓣膜装置，并同时行主动脉瓣置换术。

（3）移位至胸降主动脉或腹主动脉：若患者升主动脉、主动脉弓扩张，或术中所选择的支架瓣膜装置型号较小，支架瓣膜装置脱入升主动脉后可沿血流方向顺行至胸降主动脉或腹主动脉。支架瓣膜装置移至胸降主动脉或腹主动脉后，发生主动脉相关并发症的概率相对较低，如果支架瓣膜在胸降主动脉或腹主动脉中的位置相对稳定，可不必取出，再次于主动脉瓣位置置入一枚支架瓣膜。

（4）迟发性支架瓣膜装置移位：支架瓣膜装置于术后发生移位（迟发性支架瓣膜装置移位）一般出现在术后早期[11]，移位后可出现冠状动脉开口堵塞、瓣周漏等并发症。移位至主动脉中可能刺破主动脉导致主动脉夹层，如果翻转可能阻塞主动脉管腔，影响全身的血液灌注。术后发现支架瓣膜装置移位应及时评估移位程度及其相关并发症的发生，如果发生冠状动脉开口堵塞、主动脉夹层、支架瓣膜堵塞主动脉管腔等严重并发症，应及时行外科手术取出支架瓣膜装置，置换主动脉瓣，并处理相关并发症。

2. 瓣周漏

瓣周漏是主动脉瓣关闭不全患者常见的并发症[16, 22-23, 26]，既往研究报道中度以上瓣周漏发生率约为9.6%。其中一代支架瓣膜的发生率约为18.8%，二代支架瓣膜的发生率约为4.2%[27]。中度以上瓣周漏的患者TAVI术后一年全因死亡率与轻度瓣周漏的患者相比明显增高。严重的瓣周漏是TAVI术后导致患者死亡率增高的独立危险因素[27]。发生瓣周漏后，可在术中置入第二枚支架瓣膜，Roy等报道的研究[26]中，18.6%的主动脉瓣关闭不全患者置入了第二枚支架瓣膜，这类患者多没有瓣环周围的钙化。对于部分患者支架瓣膜置入后出现轻度瓣周漏，经过评估后也可不处理，随诊观察。

3. 手术入路相关血管并发症

手术入路相关出血是TAVI手术不可完全避免的并发症[7, 26]，不论是经股动脉入路还是经心尖入路，都可能发生。经股动脉入路的血管损伤常发生在股动脉、髂动脉等中等动脉，出血后可形成腹膜后血肿。发现腹膜后血肿应尽快明确出血部位，行外科止血治疗。经心尖入路术后心尖穿刺部位可能出血，如果发现患者心率增快并出现顽固性低动脉压，应怀疑心尖出血并及时复查心脏彩超，明确出血量。如果出现心音遥远，心搏动减弱，静脉压升高（>15 cmH_2O），颈静脉扩张，动脉压降低，脉压减小时，应怀疑是否由心尖出血导致心包积液，明确后应及时行心包穿刺引流，同时静脉补液或输血。如果出血量较少，加用止血药物后止血效果可，可继续密切观察。如果出血量仍较多应及时返回手术室止血。在既往的报道中，没有证据显示各种不同手术入路之间患者的出血风险有差异[7, 11, 16, 20, 28]。除了出血并发症，也应警惕手术入路血管缺血，其可由动脉缝合器缝闭血管、血管内血栓形成等原因导致，引起肢体远端血管缺血。若术后发现一侧肢体远端无法触及动脉搏动、皮肤温度降低等表现，应及时行血管多普勒超声明确，并查找病因，及时处理。

4. 心脏传导阻滞

心室内传导阻滞或房室传导阻滞也是TAVI手术的常见并发症之一[16, 22]，在主动脉瓣关闭不全患者中的发生率较主动脉瓣狭窄患者中的发生率低[16]。一度、二度房室传导阻滞及心室内传导阻滞一般无需处理。三度房室传导阻滞在主动脉瓣关闭不全患者的介入治疗中的发生率为10.7%[20]，其发生和支架瓣膜的结构设计关系较大[16, 20, 22, 26]。Tung等报道的使用J-Valve支架瓣膜的三度房室传导阻滞发生率为5%，Sawaya等报道的国际注册研究中使用了7种不同的支架瓣膜（CoreValve、Evolut R、JenaValve、Direct Flow Medical、Lotus、SAPIEN XT、SAPIEN 3），研究中三度房室传导阻滞的发生率为18%。三度房室传导阻滞可导致患者发生心搏骤停，危及生命，术中或术后发生三度房室传导阻滞应及时安装心脏起搏器。

5. 卒中

TAVI手术中大量的介入手术器械在血管中操作易导致卒中的发生，单纯主动脉瓣关闭不全患者TAVI手术中卒中的发生率比主动脉瓣狭窄患者低，发生率为4%～9.3%[16, 22]。患者在术中或术后发生卒中应立即查找原因，并对症治疗。

6. 主动脉瓣环断裂、主动脉夹层[28]

主动脉瓣环断裂是单纯主动脉瓣关闭不全介入治疗中少见的并发症。主动脉瓣环断裂一般由支架瓣膜“Oversize”过大而撑断主动脉瓣环导致，其可分为急性和慢性两种。急性主动脉瓣环断裂一般发生于术中支架瓣膜释放后，慢性主动脉瓣环断裂则是由于主动脉瓣环承受较大的支撑力而出现的主动脉瓣环逐渐撕裂的过程，可发生于术后一段时间内。主动脉瓣环断裂后出现心脏压塞、主动脉夹层、假性动脉瘤等表现。如果发生主动脉瓣环断裂导致的心脏压塞、主动脉夹层、假性动脉瘤等并发症应立即根据具体情况制订治疗策略，行介入治疗或外科手术治疗。

7. 急性肾损伤

行TAVI手术的主动脉瓣关闭不全患者年龄较

大，常出现急性肾损伤[22, 26, 28]，多数可自行恢复。TAVI手术过程中的操作及造影剂的使用以及部分患者合并无症状性肾动脉狭窄，多种因素叠加造成主动脉瓣关闭不全患者易出现急性肾损伤。Sawaya等报道的国际注册研究中≥2级的急性肾损伤发生率为11%[22]。患者如果发生急性肾损伤，程度较轻的应密切关注其血肌酐及尿素氮的动态变化，如有加重趋势或者发现时急性肾损伤较重，应避免使用有肾毒性的药物并酌情考虑使用血液滤过进行治疗。

七、病例演示（视频16-1）

1. 病例简介

患者，女，86岁，身高165 cm，体重33.9 kg，因阵发性心悸、胸闷半月余入院。术前检查：心率76次/分，血压115/50 mmHg，血氧饱和度96%（未吸氧），主动脉瓣区闻及中重度收缩期杂音，伴震颤，双下肢水肿。超声心动图显示主动脉瓣中重度关闭不全，二尖瓣中度关闭不全，心脏扩大，心力衰竭。

2. 手术过程

患者取仰卧位，全身麻醉，气管插管。麻醉完成后，先经右颈静脉放置右心室临时起搏电极，在超声引导下置入右心室心尖部备用，置入成功后测试临时起搏是否工作正常。予肝素1 mg/kg静推。穿刺右侧股动脉，穿刺完成后经股动脉送入5 F动脉鞘及猪尾导管至主动脉根部、无冠窦底部。经第5肋间左乳头下位置切开皮肤，切约5 cm，电刀逐层分离皮下组织及肋间肌达壁层胸膜，置入肋骨牵开器，暴露左心室心尖部。于心尖部以3-0 Prolene线带毡片荷包缝合后经线尾套胶管，止血钳夹胶管及缝线于线尾，心尖部预留出穿刺位置。18 G穿刺针经心尖部穿刺，沿套管针置入导丝及扩张鞘，退出扩张鞘后沿导丝置入27 F输送系统通过主动脉瓣，置入25号JC人工带瓣支架，造影见瓣膜功能良好，无反流，术中经食管超声评估提示人工瓣膜开合良好，微少量瓣周漏，撤出输送鞘后关闭心尖切口，Star Close闭合右侧股动脉。手术过程顺利，术后安返ICU。

视频16-1

参考文献

[1] Singh V, Martinez-Clark PO, Cadena J, et al. Transcaval transcatheter aortic valve implantation for severe aortic insufficiency. Circulation Cardiovascular Interventions, 2014, 7: 723-725.

[2] Chourdakis E, Koniari I, Hahalis G, et al. Transcatheter Valve-in-Valve implantation after late migration of balloon expandable Sapien-XT prosthesis in a severe pure aortic regurgitation case. Journal of Geriatric Cardiology: JGC, 2017, 14: 763-765.

[3] D'Ancona G, Pasic M, Buz S, et al. TAVI for pure aortic valve insufficiency in a patient with a left ventricular assist device. Ann Thorac Surg, 2012, 93: e89-91.

[4] Bruschi G, Colombo P, Nava S, et al. Evolut R Implantation to Treat Severe Pure Aortic Regurgitation in a Patient With Mitral Bioprosthesis. Ann Thorac Surg, 2016, 102: e521-e524.

[5] Spina R, Khalique O, Kodali S, et al. Urgent transcatheter aortic valve replacement for severe acute aortic regurgitation following open mitral valve surgery. Catheterization and Cardiovascular Interventions, 2018, 6 (3): 210.

[6] Webb J, Gerosa G, Lefevre T, et al. Multicenter evaluation of a next-generation balloon-expandable transcatheter aortic valve. J Am Coll Cardiol, 2014, 64: 2235-2243.

[7] Seiffert M, Bader R, Kappert U, et al. Initial German experience with transapical implantation of a second-generation transcatheter heart valve for the treatment of aortic regurgitation. JACC Cardiovascular Interventions, 2014, 7: 1168-1174.

[8] Krackhardt F, Kherad B, Krisper M, et al. Low permanent pacemaker rates following Lotus device implantation for transcatheter aortic valve replacement due to modified implantation protocol. Cardiology Journal, 2017, 24: 250-258.

[9] Saraf S, Khawaja MZ, Hilling-Smith R, et al. Use of the Lotus Transcatheter Valve to Treat Severe Native

Aortic Regurgitation. Ann Thorac Surg, 2017, 103: e305-e307.

[10] Wohrle J, Rodewald C and Rottbauer W. Transfemoral aortic valve implantation in pure native aortic valve insufficiency using the repositionable and retrievable lotus valve. Catheterization and cardiovascular interventions, 2016, 87: 993-995.

[11] Schofer J, Nietlispach F, Bijuklic K, et al. Transfemoral Implantation of a Fully Repositionable and Retrievable Transcatheter Valve for Noncalcified Pure Aortic Regurgitation. JACC Cardiovascular Interventions, 2015, 8: 1842-1849.

[12] Lefevre T, Colombo A, Tchetche D, et al. Prospective Multicenter Evaluation of the Direct Flow Medical Transcatheter Aortic Valve System: 12-Month Outcomes of the Evaluation of the Direct Flow Medical Percutaneous Aortic Valve 18 F System for the Treatment of Patients With Severe Aortic Stenosis (DISCOVER) Study. 10.1016/j.jcin.2015.09.027.

[13] Cerillo AG, Griese D and Berti S. Successful percutaneous implantation of sysmetis ACURATE neo transcatheter aortic bioprosthesis for the treatment of pure aortic regurgitation. Catheterization and Cardiovascular Interventions, 2016, 88: 319-323.

[14] Mollmann H, Linke A, Holzhey DM, et al. Implantation and 30-Day Follow-Up on All 4 Valve Sizes Within the Portico Transcatheter Aortic Bioprosthetic Family. JACC Cardiovascular Interventions, 2017, 10: 1538-1547.

[15] Willson AB, Rodes-Cabau J, Wood DA, et al. Transcatheter aortic valve replacement with the St. Jude Medical Portico valve: first-in-human experience. J Am Coll Cardiol, 2012, 60: 581-586.

[16] Tung M, Wang X, Li F, et al. A versatile transapical device for aortic valvular disease: One-year outcomes of a multicenter study on the J-Valve system. J Cardiol, 2018, 72: 377-384.

[17] Liu H, Yang Y, Wang W, et al. Transapical transcatheter aortic valve replacement for aortic regurgitation with a second-generation heart valve. 10.3760/cma.j.issn.0529-5815.2016.08.008.

[18] Nishimura RA, Otto CM, Bonow RO, et al. 2014 AHA/ACC guideline for the management of patients with valvular heart disease: a report of the American College of Cardiology/American Heart Association Task Force on Practice Guidelines. J Am Coll Cardiol, 2014, 63: e57-185.

[19] Arik G, Varan HD, Yavuz BB, et al. Validation of Katz index of independence in activities of daily living in Turkish older adults. Archives of Gerontology and Geriatrics, 2015, 61: 344-350.

[20] Yousef A, MacDonald Z, Simard T, et al. Transcatheter Aortic Valve Implantation (TAVI) for Native Aortic Valve Regurgitation- A Systematic Review. Circulation Journal, 2018, 82: 895-902.

[21] Wernly BA-Ohoo, Eder S, Navarese EP, et al. Transcatheter aortic valve replacement for pure aortic valve regurgitation: "on-label" versus "off-label" use of TAVR devices. LID-10.1007/s00392-019-01422-0 [doi].

[22] Sawaya FJ, Deutsch MA, Seiffert M, et al. Safety and Efficacy of Transcatheter Aortic Valve Replacement in the Treatment of Pure Aortic Regurgitation in Native Valves and Failing Surgical Bioprostheses: Results From an International Registry Study. JACC Cardiovascular Interventions, 2017, 10: 1048-1056.

[23] Pesarini G, Lunardi M, Piccoli A, et al. Effectiveness and Safety of Transcatheter Aortic Valve Implantation in Patients With Pure Aortic Regurgitation and Advanced Heart Failure. The American Journal of Cardiology, 2018, 121: 642-648.

[24] Fankhauser CD, Nietlispach F, Emmert MY, et al. Antegrade valve embolization after transcatheter treatment for pure aortic regurgitation. European Heart Journal, 2016, 37: 856.

[25] Zhu D, Chen Y, Guo Y, et al. Transapical transcatheter aortic valve implantation using a new second-generation TAVI system - J-Valve for high-risk patients with aortic valve diseases: Initial results with 90-day follow-up. Int J Cardiol, 2015, 199: 155-162.

[26] Roy DA, Schaefer U, Guetta V, et al. Transcatheter aortic valve implantation for pure severe native aortic valve regurgitation. J Am Coll Cardiol, 2013, 61: 1577-1584.

[27] Yoon SH, Schmidt T, Bleiziffer S, et al. Transcatheter Aortic Valve Replacement in Pure Native Aortic Valve Regurgitation. J Am Coll Cardiol, 2017, 70: 2752-2763.

[28] Wendt D, Kahlert P, Pasa S, et al. Transapical transcatheter aortic valve for severe aortic regurgitation: expanding the limits. JACC Cardiovascular Interventions, 2014, 7: 1159-1167.

17 结构性心脏病介入术后处理及术后并发症处理

（陈祖君）

一、非体外循环微创介入治疗房间隔缺损

（一）术后处理及随访

1. 术后局部压迫砂袋 4 ～ 6 h，卧床 20 h；静脉给予抗生素 3 天防治感染。

2. 术后肝素抗凝 48 h。普通肝素 100 U/（kg · d），分 4 次静脉注入，低分子肝素每次 100 U/kg，皮下注射，每 12 h 一次。

3. 阿司匹林 3 ～ 5 mg/（kg · d），口服，6 个月；成人封堵器直径≥ 30 mm 者可酌情加服氯吡格雷 75 mg/d，有心房颤动者应服用华法林。

4. 术后 24 h，1、3、6 个月至 1 年复查心电图、超声心动图，必要时复查心脏 X 线片。

（二）术后并发症及处理

1. 残余分流

根据多普勒左向右分流信号判定，无左向右分流信号为效果佳，早期可出现经封堵器的星点状分流，但不应出现呈束状的穿隔血流。左向右分流束直径＜ 1 mm 为微量残余分流，1 ～ 2 mm 为少量残余分流。由于 Amplatzer 封堵器具有良好的生物相容性，置入人体后，封堵器内血栓形成和金属表面内皮化使其有很高的闭合率。即刻残余分流发生率为 6% ～ 40%，术后 72 h 为 4% ～ 12%，而 3 个月之后残余分流发生率仅为 0.1%。临床发生残余分流多见于缺损不规则，所选封堵器偏小、展开封堵器后在封堵器边缘出现残余分流[1]；或者缺损为多发或者筛孔状，在未行闭合术时，大部分血流经过最大的缺损进入右心房，超声心动图无法发现小型缺损而误以为是单孔型缺损，一旦闭合大缺损后，小型缺损的血流随即显现出来，形成残余分流假象。

处理方法：①术后出现通过封堵器的微量分流，一般不需要处理，随着时间的推移，会自行闭合。②因缺损不规则导致所选封堵器偏小，可考虑更换更大的封堵器。③封堵器覆盖以外部分发现束状分流，且缺损大于 5 mm 应考虑再植入另 1 枚封堵器，保证完全封堵；如缺损小于 5 mm，可不处理。

2. 血栓栓塞

左心房的封堵器表面形成血栓，可引起全身的血栓栓塞。术中和术后应用肝素及抗血小板药物抗凝，可减少血栓栓塞并发症。对直径较大 ASD，封堵术后 6 个月内应加强超声随访，以便及时发现封堵器表面血栓。一旦发现血栓，应加强抗凝治疗，如血栓移动度较大，有发生脱落危险者，应考虑行外科治疗。

3. 气体栓塞

主要是术中未能排尽封堵器和输送鞘内的气体所致。预防气体栓塞的主要措施是严格操作程序，充分排空输送鞘和封堵器中气体，当输送鞘置入左心房后，嘱患者平静呼吸避免咳嗽，并堵住输送鞘体外开口，避免因负压导致气体进入左心房。一旦出现上述症状，应立即吸氧，心率减慢者给予阿托品维持心率，同时给予硝酸甘油防止血管痉挛加重病情，必要时立即穿刺股动脉，将导管置入栓塞发生处用生理盐水冲洗。如患者明确气体栓塞，心电图及头颅 CT 可以明确诊断，高压氧舱是最佳治疗。

4. 头痛或偏头痛

头痛或偏头痛发生率约为7%，疼痛的部位、性质、程度及持续时间因人而异，最长时间持续半年，有的伴呕吐、恶心、肢体麻木、耳鸣、听力下降。为封堵器选择过大使表面不能形成完整的内皮化，或为术后抗血小板治疗不够或存在阿司匹林抵抗，导致微小血栓形成脱落阻塞脑血管所致。因此，ASD介入治疗术后抗血小板治疗最少半年，如有头痛史可延长至1年，并根据具体情况确定是否加用氯吡格雷加强抗血小板治疗或改用华法林抗凝治疗。

5. 穿刺部位血肿和股动静脉瘘

小型血肿可以不用特殊处理，少量的淤血能够自行吸收；偏大的血肿应立即压迫穿刺处，防止继续出血导致血肿增大，同时挤出淤血。出现股动静脉瘘后应积极处理，瘘口小者可经手压迫或超声引导按压修复治疗，瘘口大且经压迫法无法治愈时需及时行外科手术修补。

6. 心脏压塞

如心脏壁破口较小，超声观察心包积液量增加不明显，可给予鱼精蛋白中和肝素，避免患者深呼吸和体位变化，多可自愈；如破口大，心包积液量迅速增加时立即心包穿刺，留置猪尾导管于心包内，抽出心包内积血并从股静脉鞘管中回输至患者体内，直至心包积液量不再增加后撤出留置的导管，再择期介入治疗；经心包穿刺抽液后症状无改善者需尽快行外科手术治疗。

7. 封堵器移位、脱落

封堵器移位、脱落发生率为0.24%～1.44%[2]，术中封堵器脱落常在封堵器推出输送鞘时发生，可能与推送时发生旋转、封堵器螺丝过松等因素有关；术后脱落多与所选封堵器偏小或ASD边缘薄软、短小有关。封堵器可脱落至左心房或右心房，较多脱落在右心房，并可进入左心室或右心室，甚至入肺动脉或主动脉。封堵器脱落后患者可出现心悸、胸闷及血红蛋白尿等症状，重新闻及已经消失的杂音，同时可出现心律失常，心律失常的性质因封堵器脱落的部位不同而不同。心电监测可见房性或室性早搏甚至心动过速。术前和术中超声心动图的判断最为重要，若经胸超声心动图不能清楚显示缺损边缘或缺损较大者，应采用经食管超声心动图进一步明确以避免封堵器脱落。重点在于规范化治疗，选择合适的封堵器，尤其是下腔静脉缘残端薄而短者，释放封堵器前需要反复推拉封堵器并观察其形态和位置是否有异常。封堵器脱落后如未发生心室颤动，可经导管取出，国内外均有成功取出的报道，若封堵器较大或者难以取出时应行急诊外科手术。

8. 心律失常[3-4]

ASD介入治疗后2个月内应注意避免剧烈咳嗽和活动，减少封堵器对周围组织的刺激。出现心律失常后药物对症处理多可缓解，若出现传导阻滞，必要时可置入临时或永久起搏器治疗，部分患者取出封堵器后心律失常消失。

9. 主动脉至右心房和左心房瘘[5]

为ASD封堵术严重并发症，发生率约0.06%，患者主要表现为持续性胸痛。出现这种并发症可能因缺损位置较偏、残端较短、封堵器偏大，置入封堵器后其伞片损伤主动脉而引起。建议严格掌握适应证，对缺损较大、位置较偏、残端较短者，必须仔细观察封堵器置入后的状况，是否会对主动脉造成不良影响。一旦出现上述并发症通常应采取外科手术治疗。

10. 溶血

ASD封堵后溶血罕见，考虑系血细胞在较大网状双盘结构中流动所致。此时可停用阿司匹林等抗血小板药物，促进封堵器表面血栓形成，另外给予大剂量激素稳定细胞膜，减少细胞碎裂。

11. 其他少见并发症

已有ASD封堵后患感染性心内膜炎而需要开胸手术治疗的报道，因此，术后预防感染十分重要。

二、单纯超声引导经皮介入治疗房间隔缺损

（一）术后处理

（1）术后置病房监护，心电监测，24 h内复查超声心动图、X线胸片及心电图，术后观察1～2天。

（2）术后低分子肝素抗凝 24 h，抗生素静脉应用 48 h。情况良好后，出院随访。

（3）术后口服阿司匹林：小儿 3 ～ 5 mg/（kg・d），成人 3 mg/（kg・d），共 6 个月。成人封堵器直径≥ 30 mm 者可酌情加服氯吡格雷 75 mg/d，有心房颤动者应该使用华法林抗凝。

（4）术后第 1、3、6、12 个月及每年随访，复查心电图和超声心动图，必要时行 X 线胸片检查。

（二）手术并发症处理和防范

1. 一般介入并发症

如麻醉意外、伤口感染、股动静脉瘘等。

2. 封堵器移位和脱落

发生率约 0.24% ～ 1.44%，封堵器脱落后患者可出现心悸、胸闷或心律失常等表现。术前和术中超声心动图的判断最为重要，若经胸超声心动图声窗不清楚或缺损较大者，建议采用 TEE 明确缺损边缘情况。术中操作应规范、确切，选择适当的封堵器，尤其是下腔静脉缘残端薄而短者。如术中封堵器脱落，应立即行常规外科手术。

3. 残余分流

封堵器内早期可出现星点状分流，一般通过封堵器内的残余分流，不需要处理；在封堵器覆盖范围以外部分发现束状分流，且分流大于 5 mm 者应考虑再置入一枚封堵器，保证完全封堵；如分流束小于 5 mm，可暂时不处理。

4. 心律失常

术中由于手术操作对心脏的刺激，常会发生各种心律失常，包括室上性心动过速、窦性心动过缓和室性早搏等，一般不需特殊处理，停止刺激后心律将恢复。封堵器置入后，其对房室结及其周围组织摩擦会造成暂时性水肿，患者可能会出现窦性心动过缓、房室传导阻滞、房性早搏或室性早搏等心律失常，发生率约为 2% ～ 4%。ASD 封堵术后 3 个月内应注意避免剧烈活动，减少封堵器对周围组织的刺激。若出现传导阻滞可以使用激素，必要时可植入临时或永久起搏器治疗，部分患者取出封堵器后心律失常消失。

5. 头痛或偏头痛

其发生率约为 7%，疼痛的表现因人而异，有的伴恶心、呕吐、耳鸣、听力下降或肢体麻木。多发生于封堵器选择过大致其表面不能形成完整的内皮化，或为术后抗血小板治疗不够或存在阿司匹林抵抗，导致微小血栓形成脱落阻塞脑血管所致。

6. 封堵器侵蚀

为 ASD 封堵术严重并发症，发生率约 0.1% ～ 0.5%，其原因可能为缺损残端较短而封堵器偏大，置入的封堵器与主动脉和心房壁摩擦引起。故应严格掌握适应证，对缺损较大、残端较短者不必强行置入封堵器。一旦出现上述并发症，通常应外科手术取出封堵器并行对应治疗。

7. 出血或血栓栓塞

为抗凝相关并发症，出血包括胃肠道及颅内出血；左心房的封堵器表面形成血栓，可引起全身的血栓栓塞，如外周动脉栓塞，视网膜动脉栓塞等。一旦发现血栓，应加强抗凝治疗，如血栓移动度较大，有发生脱落危险者，应考虑行外科治疗。

8. 溶血

此并发症罕见，多为置入大型封堵器后，血细胞在封堵器内流动致其破坏所致。如发现尿液呈茶色或出现进行性贫血，应停用阿司匹林等抗血小板药物，促进封堵器表面血栓形成，给予大剂量激素稳定细胞膜，减少细胞碎裂。

三、非体外循环微创介入治疗室间隔缺损

（一）术后处理及随访

1. 术后置病房监护，心电监测，24 h 内复查超声心动图，术后观察 5 ～ 7 天情况良好后，出院随访。

2. 手术后 24 h 肝素化，抗生素静脉应用 3 ～ 5 天。

3. 术后口服阿司匹林，小儿 3 ～ 5 mg/（kg・d），成人 3 mg/（kg・d），共 6 个月。

4. 术后 24 h 及 1、3、6、12 个月随访，复查心电图和超声心动图，必要时行胸部 X 线检查。

（二）术后并发症及处理

1. 心律失常

术中可有室性早博、室性心动过速、束支传导阻滞及房室传导阻滞，多在改变导丝、导管和输送鞘位置和方向后消失，不需要特殊处理。加速性室性自主心律多见于嵴内型 VSD，或膜周部 VSD 向肌部延伸的患者，与封堵器刺激心室肌有关。如心室率在 100 次 / 分以内，不需要药物治疗。心室颤动较少见，可见于导管或导引导丝刺激心室肌时。术前应避免发生低钾血症，一旦发生应立即行电复律。出现三度房室传导阻滞和交界性逸搏心律，与封堵器的大小、VSD 部位和术中操作损伤有关。交界性逸搏心律可见于合并三度房室传导阻滞时，若心率在 55 次 / 分以上，心电图 QRS 波在 0.12 s 以内，可静注地塞米松 10 mg/d 共 3 ～ 7 天，严密观察，心室率过慢，出现阿-斯综合征时，需安置临时心脏起搏器。3 周后如仍未见恢复，需植入永久起搏器。

2. 封堵器移位或脱落

与封堵器选择偏小，操作不当有关。脱落的封堵器可用圈套器捕获后取出，否则应外科手术取出。

3. 腱索断裂

在建立轨道时由于导引钢丝于腱索内通过，此时在左前加头位投照上可见导管走行扭曲，通常应重新建立轨道，强行通过鞘管可引起腱索断裂。应用猪尾导管经三尖瓣至肺动脉，可减少进入腱索的机会。如发生腱索断裂，应行外科处理。另外，输送鞘管放置在左心室内，鞘管从腱索间通过，此时送出封堵器或牵拉，可引起二尖瓣的腱索断裂。

4. 三尖瓣关闭不全

与缺损部位、操作方式和封堵器大小有关。隔瓣后型 VSD 与三尖瓣关系密切，植入封堵器后可引起明显的三尖瓣反流。术中在建立轨道时应确认导引导丝未经三尖瓣腱索中通过。

5. 主动脉瓣反流

与封堵器和操作有关。如边缘不良型的 VSD，选择封堵器的边缘大于 VSD 至主动脉瓣的距离，封堵器的边缘直接接触主动脉瓣膜均影响主动脉瓣的关闭。

6. 残余分流

明显的残余分流见于多孔型 VSD 封堵治疗的患者，封堵器未能完全覆盖入口和出口。如为多孔型 VSD 应保证封堵器的左侧面完全覆盖入口，否则放弃封堵治疗。术者的经验非常重要，一般均能成功封堵，但缺损处残余漏比较常见，因心源性休克不断加重导致患者最终死亡的发生率仍然很高[6-7]。这种情况下究竟选择外科手术还是经皮封堵需要综合考虑相关风险，包括评价成功封堵的把握、了解患者是否需要再血管化治疗或瓣膜修复[8]。

7. 溶血

与存在残余分流有关，高速血流通过封堵器可引起溶血。表现为酱油色尿、寒战、贫血和肾功能不全等，应严密观察，对轻度溶血者，停用阿司匹林，静滴止血药，口服或静滴碳酸氢钠。如系弹簧圈引起的分流并发溶血，也可再放置一枚封堵器或弹簧圈。如血红蛋白＜ 70 g/L，应外科手术取出封堵器。

8. 急性心肌梗死

可能与术中抗凝不够导致导管内或封堵器表面形成的血栓脱落至冠状动脉内引起。此种并发症极少见，一旦发生处理困难。术中应常规抗凝，一般按 100 U/kg 给予肝素抗凝，术后密切观察，如出现腹痛或胸痛症状，应及时检查心电图。如早期发现，可行溶栓治疗。

9. 心脏及血管穿孔

同 ASD 封堵术。

10. 神经系统并发症

头痛、卒中等。

11. 局部血栓形成及周围血管栓塞。

四、单纯超声引导经皮介入治疗室间隔缺损

（一）术后处理

1. 术后伤口加压包扎，砂袋压迫 8 h，术肢

制动卧床 24 h，心电监护 3 ～ 5 天，抗生素预防感染。

2. 术后抗凝 48 h：20 kg 以内给予普通肝素每次 25 U/kg，静脉推注每 6 h 一次；20 ～ 40 kg 者，给予低分子肝素 0.2 ml，皮下注射每 12 h 一次；40 kg 以上者给予低分子肝素 0.4 ml 皮下注射每 12 h 一次。术后第一天开始应用阿司匹林抗凝，按 3 ～ 5 mg/（kg · d）服用，共 6 个月。术后给予地塞米松 3 ～ 5 mg/d，磷酸肌酸钠、果糖等营养心肌药物，3 ～ 5 天。

3. 检查心电图每日 1 次，3 ～ 5 日。第 5 日做长程心电图检查。

4. 术后 24 h 后，术后第 1 个月、3 个月、6 个月、1 年复查 X 线胸片（正位＋左前斜位）、心电图、超声心动图等。

（二）术后并发症及处理

1. 一般介入并发症

如麻醉意外、伤口感染、股动静脉瘘等。

2. 封堵器移位和脱落

罕有发生，封堵器可能脱落到左心室、主动脉、右心室、肺动脉，可使用圈套器经皮取出或行外科手术取出。

3. 外周血管损伤

行股动脉穿刺时，应严格按照改良 Seldinger 穿刺法进行。从股动脉穿刺处送入导管及导丝到升主动脉这一过程是超声心动图监测盲区，务必轻柔操作，严格比照工作距离，送入过程中若感到阻力增大，切勿盲目用力，应稍退回再次尝试。

4. 三尖瓣反流

在释放封堵器右心室侧伞盘后，回撤伞盘的过程中若遇到阻力，可能是伞盘被三尖瓣腱索阻挡，此时应收回伞盘，回撤输送鞘管，使其头端刚通过 VSD 且在右心室内，再次释放封堵器右心室侧伞盘。对于术前存在三尖瓣反流的患者，释放封堵器后三尖瓣反流应无明显增加，否则应重新释放。

5. 主动脉瓣反流

预防主动脉瓣反流最重要的措施是术前患者的选择，缺损边缘距主动脉瓣的距离应大于 2 mm。另外，在释放封堵器前，仔细评估封堵器左心室侧伞盘和主动脉瓣的位置关系尤为重要。

6. 传导阻滞

封堵器对膜部缺损周围组织的压迫引起周围组织的水肿、炎症反应，继而发生纤维化被认为是导致传导束功能障碍的主要原因。发生封堵相关的传导阻滞的危险因素有低体重和使用过大的封堵器，但并不确切。一般推荐使用比缺损直径大 1 ～ 2 mm 的封堵器，这有利于减少术后传导阻滞的发生。

7. 残余分流

残余分流是 VSD 封堵术后最常见的并发症，术后微量残余分流有可能自行愈合。一般术中大于 2 mm 的残余分流应改行常规外科手术。

8. 空气栓塞

仔细操作导管和交换导丝，在封堵器到达输送鞘后，用注射器回抽使输送鞘中充满血液可最大限度地减少空气栓塞的发生。

9. 溶血

VSD 封堵术后溶血发生率约为 0.7% ～ 15%，多发生在术后早期，尤其是存在残余分流的患者。大部分患者可通过使用糖皮质激素得到控制，否则应行外科手术取出封堵器，修补 VSD。

10. 心包积液

经皮封堵术后心包积液极少发生，可能由术中导管和导丝刺激、穿破心脏引起。因此，术中仔细、轻柔操作尤为重要。

五、非体外循环微创介入治疗动脉导管未闭

（一）术后处理

1. 术后伤口加压包扎，砂袋压迫 8 h，术肢制动卧床 24 h，心电监护 24 h，抗生素预防感染 3 天。

2. 术后监测四肢血压，观察尿色。

3. 术后 24 h 后，术后第 1 个月、3 个月、6 个月、1 年复查胸片（正位＋左侧位）、心电图、超声心动图等。

（二）术后并发症及处理

应用弹簧圈和蘑菇伞型封堵器介入治疗 PDA 的并发症发生率很低，主要包括以下并发症：

1. 封堵器脱落

发生率约 0.3%，主要为封堵器选择不当，个别操作不规范造成，术中推送封堵器切忌旋转动作以免发生脱载。一旦发生弹簧圈或封堵器脱落可酌情通过网篮或异物钳将其取出，难于取出时要急诊外科手术。

2. 溶血

发生率＜ 0.8%。主要与术后残余分流过大或封堵器过多突入主动脉腔内有关。尿颜色呈洗肉水样，严重者为酱油色，可伴发热、黄疸、血红蛋白下降等。防治措施是尽量避免高速血流的残余分流；一旦发生术后溶血可使用激素、止血药、碳酸氢钠等药物治疗，保护肾功能，多数患者可自愈。残余量较大，内科药物控制无效者，可再植入一个或多个封堵器（常用弹簧圈）封堵残余缺口。若经治疗后患者病情不能缓解，出现持续发热、溶血性贫血及黄疸加重等，应及时请外科处理。

3. 残余分流和封堵器移位

采用弹簧圈的发生率为 0.9%，蘑菇伞封堵器的发生率≤ 0.1%。一般可以采用一个或多个弹簧圈将残余分流封堵，必要时接受外科手术。封堵器移位的发生率为 0.4%，如移位后发现残余分流明显或影响到正常心脏内结构，须行外科手术取出封堵器。

4. 降主动脉狭窄

应用蘑菇伞封堵器的发生率为 0.2%，主要发生在婴幼儿，系封堵器过多突入降主动脉造成。轻度狭窄（跨狭窄处压差小于 10 mmHg）可严密观察，如狭窄较重需考虑接受外科手术。

5. 左肺动脉狭窄

主要由于封堵器突入肺动脉过多造成。应用弹簧圈的发生率为 3.9%，蘑菇伞封堵器的发生率为 0.2%。与 PDA 解剖形态有关，术中应对其形态有充分的了解，根据解剖形态选择合适的封堵器有助于避免此种并发症。轻度狭窄可严密观察，若狭窄较重则需要外科手术。

6. 心前区闷痛

蘑菇伞封堵器发生率为 0.3%。主要由于植入的封堵器较大，扩张牵拉动脉导管及周围组织造成，一般随着植入时间的延长逐渐缓解。

7. 一过性高血压

如短暂血压升高和心电图 ST 段下移，多见于大型 PDA，系动脉导管封堵后，动脉系统血容量突然增加等因素所致，可用硝酸甘油或硝普钠静脉滴注，也有的病例自然缓解。部分患者出现术后高血压可用降压药物治疗。

8. 血管损伤

穿刺、插管损伤血管，术后下肢制动，伤口加压致血流缓慢，穿刺处形成血凝块，可致动脉栓塞或部分栓塞。因此，在拔出动脉套管时，应轻轻压迫穿刺部位 10 ～ 15 min，压迫的力量以穿刺部位不出血且能触及足背动脉搏动为标准。血栓形成后应行抗凝、溶栓和扩血管治疗。若药物治疗后上述症状不能缓解，应考虑外科手术探查。股动脉的出血、血肿形成，多是由于穿刺后未能适当加压或外鞘管较粗、血管损伤大造成。一般小血肿可自行吸收，大血肿则将血肿内血液抽出后再加压包扎。

9. 声带麻痹

Liang 等报道 1 例小型 PDA，应用弹簧圈封堵后出现声带麻痹。可能是动脉导管较长，直径较小，植入弹簧圈后引起动脉导管张力性牵拉和成角，从而损伤了附近的左侧喉返神经。

10. 感染性心内膜炎

PDA 患者多数机体抵抗力差，反复发生呼吸道感染，若消毒不严格，操作时间过长，术后抗生素应用不当，都有引起感染性心内膜炎的可能。导管室的无菌消毒，规范操作，术后应用抗生素，是防止感染性心内膜炎发生的有力措施。

六、单纯超声引导经皮介入治疗动脉导管未闭

（一）术后处理

1. 术后置病房监护，心电监测，24 h 内复查

超声心动图、X线胸片及心电图，术后观察1～2天。术后不使用肝素抗凝和阿司匹林抗血小板。

2. 术后第1、3、6、12个月及每年随访，复查心电图和超声心动图，必要时行X线胸片检查。

（二）术后并发症及处理

1. 一般介入并发症

如麻醉意外、伤口感染、股动静脉瘘等。

2. 封堵器脱落

发生率约0.3%，主要为封堵器选择不当、个别操作不规范造成，术中推送封堵器切忌旋转动作以免发生脱载。一旦发生封堵器脱落可酌情通过网篮或异物钳将其取出，难于取出时要急诊外科手术。

3. 残余分流和封堵器移位

蘑菇伞封堵器的发生率≤0.1%。一般可以采用一个或多个弹簧圈将残余分流封堵，必要时接受外科手术。封堵器移位的发生率为0.4%，如移位后发现残余分流明显或影响到正常心脏内结构，须行外科手术取出封堵器。

4. 左肺动脉狭窄

主要由于封堵器突入肺动脉过多造成。应用蘑菇伞封堵器的发生率为0.2%。与PDA解剖形态有关，术中应对其形态有充分的了解，根据解剖形态选择合适的封堵器有助于避免此种并发症。轻度狭窄可严密观察，若狭窄较重则需要外科手术。

5. 降主动脉狭窄

应用蘑菇伞封堵器的发生率约为0.2%，主要发生在婴幼儿，系封堵器过多突入降主动脉造成。轻度狭窄（跨狭窄处压差小于10 mmHg，1 mmHg＝0.133 kPa）可严密观察，如狭窄较重需考虑接受外科手术。

6. 溶血

机械性溶血主要因为残余分流大、流速快，造成红细胞破坏，多发生在术后24 h内，是PDA介入治疗的严重并发症。如果经保守治疗无效或者溶血进行性加重，需外科手术取出封堵器同时缝闭PDA。

7. 三尖瓣损伤

经股静脉途径可能对三尖瓣及其腱索造成一定的潜在损伤。导管通过过程中若遇到阻力，可能是导管被三尖瓣腱索阻挡，此时应送入导丝，拉直猪尾导管后再尝试调整导管方向。

8. 心前区闷痛

蘑菇伞封堵器发生率为0.3%。主要由于置入的封堵器较大，扩张牵拉动脉导管及周围组织造成，一般随着置入时间的延长逐渐缓解。

9. 感染性心内膜炎

PDA患者多数机体抵抗力差，容易反复出现呼吸道感染，若消毒不严格，操作时间过长，围术期抗生素应用不当，都有引起感染性心内膜炎的可能。导管室的无菌消毒，规范操作，术后应用抗生素，是预防感染性心内膜炎的有力措施。

七、非体外循环微创介入治疗肺动脉瓣狭窄

（一）术后处理

1. 术后局部穿刺处压迫止血，重症及小婴儿需重症监护，24 h内复查超声心动图。

2. 经皮球囊肺动脉瓣成形术后伴右心室流出道反应性狭窄者，给予普萘洛尔（心得安）0.5～1.0 mg/（kg·d），分2～3次口服，通常3～6个月。

3. 术后1、3、6及12个月随访，复查心电图及超声心动图。

（二）术后并发症及处理

即刻及随访研究表明，经皮球囊肺动脉瓣成形术安全、有效，并发症发生率约5%，总死亡率＜0.5%，多见于新生儿、小婴儿及重症患者。

1. 下腔静脉与髂静脉连接处撕裂

多见于新生儿，可致腹腔积血、低血压及心搏骤停。多系操作不当，技术不熟练所致。

2. 肺动脉瓣环撕裂及出血

多由于球囊选择过大，或由于高估瓣环直径测量值所致。

3. 心脏压塞

系右心房、右心室或肺动脉穿孔引起。

4. 三尖瓣重度反流

可能由于球囊导管穿过三尖瓣腱索，或球囊导管过长而损伤三尖瓣，需外科手术治疗。

八、单纯超声引导经皮介入治疗肺动脉瓣狭窄

（一）术后处理

1. 术后伤口加压包扎，砂袋压迫 6 h，术肢制动卧床 12 h，心电监护 12 h，抗生素预防感染。重症及小婴儿需重症监护，24 h 内复查超声心动图。

2. 经皮球囊肺动脉瓣成形术后伴右心室流出道反应性狭窄者，给予普萘洛尔（心得安）0.5～1.0 mg/（kg·d），分 2～3 次口服，通常 3～6 个月。

3. 术后 24 h 后，术后第 1 个月、3 个月、6 个月、1 年复查胸片（正位）、心电图、超声心动图等。

（二）术后并发症及处理

即刻及随访研究表明，经皮球囊肺动脉瓣成形术安全、有效，并发症发生率约 5%，总死亡率＜ 0.5%，多见于新生儿、小婴儿及重症患者。

1. 一般介入并发症

常见并发症及其防治：如麻醉意外、感染、血管损伤等。据早期统计，PBPV 手术相关的病死率为 0.24%，严重并发症发生率为 0.35%，多见于新生儿、小婴儿及重症患者。

2. 肺动脉瓣环撕裂及心脏破裂

多由于球囊选择过大，或由于测量时高估瓣环直径所致。一旦扩张后超声心动图发现心脏压塞，应立即开胸探查，如确定为肺动脉瓣环破裂，应在体外循环下修补瓣环。

3. 心脏穿孔或心脏压塞

术中如发生血压下降、心动过缓或导管头端途径异常时，应怀疑心脏穿孔，须立即行超声心动图检查，以便早期诊断和及时处理。

4. 三尖瓣重度反流

可能由于球囊导管穿过三尖瓣腱索或球囊扩张时损伤三尖瓣所致，需外科手术治疗。

5. 右心室撕裂、出血

多发生在心肌组织脆弱的新生儿或小婴儿，必要时开胸在体外循环下修补右心室。

6. 右心室流出道反应性痉挛

部分患者在球囊扩张术后瓣口梗阻虽已解除，但由于发生反应性漏斗部痉挛，致使右心室压力下降不满意，多为右心室流出道处反复暴力操作引起的反应性狭窄，严重时可导致患儿死亡。故操作时应轻柔，发现有痉挛表现时应暂停操作，待其恢复后再进行。必要时可以应用 β 受体阻滞剂如普萘洛尔。

7. 一过性反应

一过性的心动过缓、血压下降：多由于肺动脉前向血流阻断所致，应尽量缩短球囊扩张的时间。在球囊扩张过程中，由于球囊堵塞右心室流出道引起血压下降、心动过缓、缺氧等，一旦球囊吸瘪，上述反应即消失。

8. 呼吸暂停

常由于球囊扩张时间过长或过频引起。

9. 心律失常

扩张术中可出现一过性高度房室传导阻滞或快速性心律失常，多于撤出球囊后恢复。

10. 术后肺动脉瓣再狭窄

再次球囊扩张术可缓解复发或残存的狭窄，但术前需要判断再狭窄的病因，如果是基础病变（瓣膜发育不良、连接部位粘连、肺动脉瓣上狭窄、漏斗部狭窄）所致，需要外科手术解决。

11. 肺动脉瓣反流

较为常见，但多为轻至中度，一般不需要处理。

12. 下腔静脉与髂静脉连接处撕裂

多见于新生儿，可致腹腔积血、低血压及心搏骤停。多系操作不当，技术不熟练所致。

13. 心脏压塞

系心房、右心室或肺动脉穿孔引起。

九、单纯超声引导经皮介入治疗二尖瓣狭窄

（一）术后处理

1. 术后局部穿刺处压迫止血，重症及小婴儿需重症监护，24 h 内复查超声心动图。

2. 单纯超声引导经皮介入治疗二尖瓣狭窄成形术后伴心功能不全患者需口服地高辛 0.125 mg 每日 1 次，开搏通 12.5 mg 每日 1 次，间断利尿（呋塞米 10 ~ 20 mg 每日 1 次＋螺内酯 10 mg 每日 2 次）通常应用 3 ~ 6 个月。

3. 术后 1、3、6 及 12 个月随访，复查心电图及超声心动图。

（二）术后并发症及处理

1. 心脏压塞

房间隔穿刺后心脏压塞是二尖瓣球囊扩张的主要并发症。发生原因：主要由房间隔穿刺失误引起（包括房间隔穿刺定位不准确、房间隔穿刺针及套管推进过深）；部分由于导丝或导管穿破心房或肺静脉。少量心包积液可以观察生命体征，稳定者可以继续行 PBMV；中到大量心包积液会导致心脏压塞，需要立即行心包穿刺引流处理，积极处理心包积液无明显减少者须急诊行外科手术治疗。

2. 重度二尖瓣关闭不全

发生率为 1.16% ~ 12.40%。产生的主要原因包括：瓣膜条件不理想；球囊直径选择过大；扩张次数过多；操作不当，如扩张时球囊伸入乳头肌或腱索导致乳头肌或腱索断裂。预防方法包括：①严格掌握适应证，研究表明 Wilkins 超声评分法，对选择病例有一定意义；②选择合适的球囊导管型号及扩张直径；③明确治疗目标：以改善临床症状为第一目标，不过分追求瓣口面积的大小，特别对于瓣膜条件不理想者；④避免球囊导管伸入乳头肌或腱索。一旦发生重度二尖瓣关闭不全，应积极强心利尿治疗，在保守治疗无效情况下，需行外科二尖瓣替换术。

3. 急性肺水肿

常见原因：重度二尖瓣狭窄、左心房压过高、术中精神紧张、导管刺激诱发心律失常、球囊扩张导致重度二尖瓣关闭不全等。预防措施：淤血重者应给予强心利尿治疗；快心室率心房颤动者可给予地高辛和 β 受体阻滞剂，再行 PBMN。

4. 栓塞

体循环栓塞发生率约 1% ~ 3%，以心房颤动患者发生率较高，但也有窦性心律患者发生栓塞的报道。若无禁忌，心房颤动患者均应长期口服华法林抗凝，以预防血栓形成及栓塞事件发生。

5. 再狭窄

PBMV 术后再狭窄的发生率为 0% ~ 51%，多数为 15% ~ 20%。发生率差异与术前患者基本条件包括年龄、病程、二尖瓣超声评分、有无心房颤动及围术期有无其他并发症、随访时间等众多因素有关。

6. 其他并发症

（1）心律失常：术后心律失常发生率为 0.5% ~ 3.7%。

（2）残留房间隔分流：房间隔穿刺处残余分流发生率较低，分流量多不明显，60% 的患者术后可以自行愈合。

十、经外科途径介入治疗二尖瓣关闭不全

（一）术后处理

1. 术后局部穿刺处压迫止血，重症及小婴儿需重症监护，24 h 内复查超声心动图。

2. 外科途径介入治疗二尖瓣关闭不全成形术后伴心功能不全患者需口服地高辛 0.125 mg 每日 1 次，开搏通 12.5 mg 每日 1 次，间断利尿（呋塞米 10 ~ 20 mg 每日 1 次＋螺内酯 10 mg 每日 2 次），通常 3 ~ 6 个月。

3. 术后 1、3、6 及 12 个月随访，复查心电图及超声心动图。

（二）术后并发症及处理

EVEREST系列临床研究已证实该手术有确切的疗效，急性手术成功率（定义为出院前二尖瓣反流≤2级）在70%～80%，大部分患者纽约心脏协会（NYHA）心功能分级获得改善，左心室出现重构。特别需要指出的是，该手术具有很高的安全性、并发症发生率较低：

（1）房间隔穿刺相关并发症（心脏压塞），发生率约3%。

（2）局部出血需要输血2单位以上的发生率为3.7%～13%。

（3）术后需要长时间的机械通气（由于手术使用全麻，某些患者心肺功能较差，术后需要较长时间的机械通气）发生率为2%。

（4）最令人担心的是瓣膜夹合器脱落造成栓塞，但迄今为止，未有夹合器完全脱落的报道。上海复旦大学附属中山医院2012年5月在国内率先完成3例MitraClip术初步经验也显示该技术有较好的有效性及较高的安全性。基于目前证据，2012年ESC瓣膜管理指南提出："心脏团队"根据判断为外科手术高危的或禁忌、解剖合适、预期寿命超过1年的症状性重度原发性二尖瓣反流可行MitraClip治疗（推荐类别Ⅰb，证据等级C）。美国心脏协会和美国心脏病学会（AHA/ACC）颁布了《2014年心脏瓣膜疾病患者处理指南》也做出同样建议，将外科手术禁忌、解剖合适、预期寿命较长、最佳药物治疗后仍有明显症状（纽约心脏协会心功能Ⅲ～Ⅳ级）、原发性重度二尖瓣反流作为MitraClip手术的Ⅰb类适应证。

十一、单纯超声引导经皮介入治疗主动脉瓣狭窄

（一）术后处理

1. 术后伤口加压包扎，砂袋压迫8 h，术肢制动卧床24 h，心电监护12 h，抗生素预防感染24 h。重症及小婴儿需重症监护，24 h内复查超声心动图。

2. 经皮球囊主动脉瓣成形术后伴左心室流出道反应性狭窄者，给予普萘洛尔（心得安）0.5～1.0 mg/（kg·d），分2～3次口服，通常3～6个月。

3. 术后24 h后，术后第1个月、3个月、6个月、1年复查X线胸片（正位）、心电图、超声心动图等。

（二）术后并发症及处理

多个单中心和多中心的注册研究发现经导管主动脉瓣植入患者的存活率高于传统手术，且并发症少[9-11]，在不能接受外科换瓣手术的高危患者中比较Edwards SAPIEN瓣膜和药物治疗（包括主动脉瓣球囊扩张）效果的大型随机北美PARTNER研究发现，经导管瓣膜植入明显降低患者的死亡率和住院率，并明显改善临床症状。该研究对奠定经导管瓣膜植入的地位将有很大影响。经导管瓣膜置换术对患者血流动力学的影响与外科手术类似，瓣膜反流罕见，而瓣周反流多见，尽管反流程度往往很轻且患者可以耐受。没有临床溶血的报道。临床表现明显的瓣周漏发生的原因有时与瓣膜太小、缝合不佳所致的密封不良有关。如果瓣周漏很严重，往往需要重新扩张并植入第二个重叠瓣膜，或者极少的需要行外科瓣膜置换。

PBAV的并发症远多于PBPV，发生率约40%，因此有一定的危险性，需要有熟练的技术，精确的判断，及时处理可能发生的危急状态，并需要有外科的密切配合。2011年欧洲20个中心1004例先天性AS患者球囊扩张术的结果显示，并发症的发生率约为10%；31例患者术后早期死亡，其中29例为新生儿患者[12]。

1. 主动脉瓣反流

PBAV后主动脉瓣反流的发生率早期报道不一，大部分为轻度，中至重度反流发生率大约4%，低于外科手术。严重主动脉瓣反流可引起急性左心衰竭，常需作换瓣准备。术后主动脉瓣反流发生的机制还不十分清楚，可能与以下因素有关：①球/瓣比值：主动脉瓣反流的严重程度和球/瓣比值大小相关，采用球/瓣比值≤1.0可明

显减少主动脉瓣反流的发生率。②球囊的稳定性：球囊在左心室流出道扩张时，左心室的有力收缩及左心室向主动脉射血，可导致球囊从左心室流出道向主动脉瓣口快速运动，从而损伤主动脉瓣，引起关闭不全。因此，保持球囊的稳定性，有可能减少主动脉瓣反流的发生率，同时也有利于提高球囊扩张的成功率。其方法为应用较硬但头端软的导丝和较长的球囊以增加稳定性；右心室临时起搏加速心率，由略高于患者静息心率的刺激频率开始，每隔 5s 逐渐增加起搏频率。当球囊送达主动脉瓣水平时开始加速起搏频率，直到主动脉收缩压下降达 50% 时开始扩张球囊，通常平均起搏心率 200 次 / 分左右，完成球囊扩张术后快速吸瘪球囊，停止心脏起搏。

术后常见主动脉瓣轻度反流，中至重度反流文献报道发生率约 4%。严重主动脉瓣反流可以引起急性左心衰竭，需做外科干预准备。目前认为与球囊 / 瓣环比值过大有关，因此实际操作过程中球囊直径不超过主动脉瓣环直径，从而避免大量反流的发生[13-14]。

2. 局部血管并发症——股动脉血栓形成或血管损伤

发生率为 2.6% 左右，多见于新生儿和小婴儿。股动脉局部插管处血栓形成和（或）血管损伤，表现为局部动脉搏动减弱，最后消失，下肢呈缺血状。血栓形成的处理包括肝素、链激酶及尿激酶等治疗，也可局部取栓并行血管损伤修补。对于新生儿及小婴儿，采用颈动脉或脐动脉插管可减少股动脉插管引起的并发症；应用小号球囊导管及减小球 / 瓣比值可明显减少血管损伤的发生率。股动脉血栓形成术后早期表现为局部动脉搏动减弱，最后消失，下肢皮肤温度下降或呈缺血状态等下肢缺血表现。可给予全身肝素化治疗或尿激酶溶栓；如经药物治疗无效，可应用经导管法或外科手术法取栓。鞘管直径较大时应使用血管闭合器止血，避免过度压迫造成局部血栓和缺血。

成人动脉损伤是经动脉主动脉瓣植入的主要并发症和死亡的原因，因此详细的髂动脉造影和 CT 成像是常规步骤，减小输送系统的大小是手术进一步发展的重要关注点。

3. 心律失常

PBAV 时心律失常相当常见，常出现一过性心电图异常，快速性心律失常包括早搏、室上性心动过速、短阵室性心动过速，甚至心室颤动。缓慢性心律失常包括窦性心动过缓、左束支传导阻滞、房室传导阻滞等。大部分为一过性，严重心律失常需紧急处理，包括球囊导管撤出心脏、药物及器械辅助治疗（电击、起搏）等。

成人患者中当支架穿过主动脉旁间隔时压迫传导系统会发生房室传导障碍，患者有房室传导障碍基础疾病、瓣膜过大以及人工瓣膜压迫流入道等原因都可以造成房室传导障碍；5% ～ 30% 的患者需要安装永久起搏器，与植入的瓣膜类型和操作手法有关。

4. 栓塞

导管操作过程中细小血块、空气或脱落瓣膜碎屑等都会引起动脉系统栓塞。因此导管操作时需要注入肝素 80 ～ 100U/kg。球囊导管要注意反复排气，这样即使扩张时球囊破裂也不至于由于空气外溢引起栓塞，操作应熟练，防止血栓形成。

成人冠状动脉阻塞少见，多是由于冠状动脉窦被挤压移位堵塞左主干所致（＜ 1%）；自身瓣膜和主动脉弓的血栓是卒中的原因（1% ～ 4%）。

5. 左心室及升主动脉穿孔

导引导丝头端过硬及导管过于坚硬，在推送过程中可引起心室壁及升主动脉穿孔。球 / 瓣比值超过 1.2 时，球囊扩张可引起主动脉壁、主动脉瓣及室间隔撕裂。主动脉破裂可引起内出血、血压下降和休克；左心室穿孔则引起心包积血、心脏压塞。一旦诊断明确，需快速心包穿刺减压，早期开胸手术修补心脏穿孔。因此，操作应轻柔，避免大幅度推送导管头端及顶压心脏壁，球囊选择不宜偏大。

6. 心搏骤停

扩张时球囊完全阻塞左心室流出道导致心脏冠状动脉血供完全停止，极易诱发恶性心律失常甚至心搏骤停，所以在保证扩张效果的前提下应尽量缩短扩张时间，同时一旦扩张动作结束应立即吸瘪球囊并迅速使其离开主动脉瓣口。

7. 二尖瓣损伤

采用房间隔穿刺经左心房、二尖瓣达左心室途径进行球囊扩张术时，有时可引起二尖瓣撕裂、腱索断裂，导致二尖瓣反流，目前已较少应用该途径。

8. 出血

由于 PBAN 在左心室及动脉高压系统进行操作，尤其在操作导引导丝插入左心室时，或交换导引钢丝球囊扩张管及普通导管等时，容易引起局部穿刺点及导管接口处出血。因此，操作应规范化，尽量减少导引导丝及导管交换。

十二、经外科途径介入治疗婴幼儿重度主动脉瓣狭窄

（一）术后处理

（1）术后局部穿刺处压迫止血，密切观察血压、心率、心律、心电图的改变，术后即刻及 2 h 内复查超声心动图，以早期发现可能出现的严重并发症，另外需观察股动脉穿刺侧的足背动脉搏动情况。

（2）术后 1 个月、3 个月、6 个月及 12 个月随访，包括临床检查、心电图及超声心动图检查。

（二）术后并发症及处理

经外科介入主动脉瓣成形术的并发症较为多见，尤其是在该项技术开展的早期阶段。Vitiello 等曾对多伦多儿童医院 1987—1993 年期间连续 4952 例次儿童心导管检查和介入治疗的并发症进行了回顾分析，经外科介入主动脉瓣成形术的并发症发生率为 42%，位居所有儿童心导管术的首位。随着介入材料和方法学的进展，经外科介入主动脉瓣成形术的并发症发生率较前明显减少，2010 年 Ewert 等报道了 20 个中心 1004 例主动脉瓣狭窄患者球囊扩张术的结果，其中对 804 例次球囊扩张术进行了并发症的分析，76 例次出现并发症、并发症的发生率约为 10%。经外科介入主动脉瓣成形术的并发症远多于经皮球囊肺动脉瓣成形术，有一定的危险性，需要有熟练的技术，精确的判断，及时处理可能发生的危急状态，并需要有外科团队的密切配合。总死亡率 4% 左右，大多数发生在新生儿，发生率可达 15% ～ 50%，死亡原因除与手术本身有关外，主要与疾病严重程度及伴随疾病有关。

1. 主动脉瓣反流

经外科介入主动脉瓣成形术后的主动脉瓣反流大部分为轻度反流，中至重度反流发生率早期报告不一，反流大约占 4% 左右，低于外科手术。严重主动脉瓣反流可引起急性左心衰竭，常需作换瓣准备。术后主动脉瓣反流的发生机制还不十分清楚，可能与以下因素有关：

（1）球囊 / 瓣环比值：主动脉瓣反流的严重程度和球囊 / 瓣环比值大小相关，采用球囊 / 瓣环比值≤ 1.0 可明显减少主动脉瓣反流的发生率。

（2）球囊的稳定性：球囊在左心室流出道扩张时，左心室的有力收缩及左心室向主动脉射血，可导致球囊从左心室流出道向主动脉瓣口快速运动，从而损伤主动脉瓣，引起关闭不全。因此，保持球囊的稳定性，有可能减少主动脉瓣反流的发生率，同时也有利于提高球囊扩张的成功率，其方法为应用较硬但头端软的导丝和较长的球囊以增加稳定性；以右心室临时起搏加速心率，由略高于患者静息心率的刺激频率开始，每隔 5s 逐渐增加起搏频率，当球囊送达主动脉瓣水平时开始加速起搏频率，直到主动脉收缩压下降达 50% 时开始扩张球囊，通常平均起搏心率 200 次 / 分左右，完成球囊扩张术后快速吸瘪球囊，停止心脏起搏。

2. 局部血管并发症

股动脉局部插管处血栓形成和（或）血管损伤是经皮球囊主动脉瓣成形术的常见并发症之一，尤其是在该项技术开展早期，由于所使用的球囊导管和鞘管的尺寸较大，该并发症更为常见，发生率可高达 12%，Balmer 等报道在 3 个月以下的小婴儿中股动脉损伤的发生率高达 57%。此后由于小尺寸的球囊导管的应用，所需的鞘管也随之变小，周围动脉的损伤也较前明显减少，但在新生儿和小婴儿中仍有一定的发生率。在 Ewert 等的报道中，经皮球囊主动脉瓣成形术后动脉损伤

的发生率为2.6%，占所有并发症的28%。股动脉血栓形成可表现为足背动脉搏动减弱或消失，下肢皮肤温度下降或呈缺血状。血栓形成的处理包括肝素、链激酶及尿激酶等治疗，也可局部取栓并行血管损伤修补。对于新生儿及小婴儿，采用颈动脉或脐动脉插管可减少股动脉插管引起的并发症；应用小号球囊导管及减小球囊/瓣环直径的比值可明显减少血管损伤的发生率。

3. 左心室及升主动脉穿孔

导引导丝头端过硬及导管过于坚硬，在推送过程中可引起心室壁及升主动脉穿孔。球囊/瓣环比值超过1.2时，球囊扩张可引起主动脉壁、主动脉瓣及室间隔撕裂。主动脉破裂可引起内出血，血压下降和休克；左心室穿孔则引起心包积血、心脏压塞。一旦诊断明确，需快速心包穿刺减压，早期开胸手术修补心脏穿孔。因此，操作应轻柔，避免大幅度推送导管头端及顶压心脏壁，球囊选择不宜偏大。

4. 二尖瓣损伤

二尖瓣损伤和反流多见于经股静脉的前向性途径进行经皮球囊主动脉瓣成形术时，目前由于已较少应用该途径进行经皮球囊主动脉瓣成形术，所以二尖瓣损伤较以前少见；但采用经动脉的逆行性途径进行经皮球囊主动脉瓣成形术时，偶尔也可引起二尖瓣的损伤，其原因可能与导丝和球囊导管穿过二尖瓣腱索有关，如果透视中发现导丝/导管的位置非常靠后并且移动度很小，应警惕导丝/导管穿过腱索的可能。

5. 栓塞

导管操作过程中细小血块、空气或脱落瓣膜小片等都可引起动脉系统栓塞。因此导管操作时需肝素化、注意球囊排气，操作应熟练，防止血栓形成。

6. 心律失常

心律失常是较为常见的并发症，快速性心律失常包括期前收缩（早搏）、室上性心动过速、短阵室性心动过速甚至心室颤动。缓慢性心律失常包括窦性心动过缓、左束支传导阻滞、房室传导阻滞等。大部分为一过性，严重心律失常需紧急处理，包括球囊导管撤离出心脏，药物及器械辅助治疗（电击、起搏器）等。

7. 出血

由于经皮球囊主动脉瓣成形术在左心室及动脉高压系统进行操作，尤其在操作导引钢丝插入左心室时，或交换导引钢丝、球囊扩张管及普通导管等时，容易引起局部穿刺点及导管接口处出血。因此，操作应规范化、尽量减少导引导丝及导管交换。

8. 新生儿和小婴儿经皮球囊主动脉瓣成形术的并发症

新生儿和小婴儿经皮球囊主动脉瓣成形术的并发症发生率较年长儿更高。早期的回顾性研究中由于左心室穿孔、严重主动脉瓣反流以及操作时间过长引起的败血症等原因，术后早期死亡率较高。由于技术的进步，采用目前的诊断工具和导管技术，以往的很多并发症是可以预防和避免的。在Mcelhinney等报道的113例年龄≤60天的先天性主动脉瓣狭窄患者的球囊扩张术结果中，1985—1993年期间经皮球囊主动脉瓣成形术后早期死亡率高达22%，而在1994—2002年期间经皮球囊主动脉瓣成形术后早期死亡率下降至4%，中重度主动脉瓣反流的发生率为15%，大的球囊和瓣环直径的比值是发生主动脉瓣反流的危险因素，左心室和主动脉环发育小是影响长期存活率的危险因素。

十三、经外科途径介入治疗主动脉瓣关闭不全

（一）术后处理

1. 术后伤口加压包扎，砂袋压迫8 h，术肢制动卧床24 h，心电监护12 h，抗生素预防感染24 h。重症及小婴儿需重症监护，24 h内复查超声心动图。

2. 术后即刻及2 h内复查超声心动图，以早期发现可能出现的严重并发症，另外需观察心尖穿刺处或股动脉穿刺侧的足背动脉搏动情况。特别是成人要测四肢血压，明确是否穿刺患肢远端血流减少。

3. 术后 24 h 后，及术后第 1 个月、3 个月、6 个月、1 年复查胸片（正位）、心电图、超声心动图等。

（二）术后并发症及处理

由于单纯主动脉瓣关闭不全（aortic regurgltation，AR）无钙化、固定困难，瓣膜植入过程中易移位，指南中并未推荐经外科途径介入治疗主动脉瓣关闭不全治疗单纯重度 AR，但是目前也有研究发现对于外科手术高危、手术禁忌的重度单纯主动脉瓣反流患者，经外科途径介入治疗主动脉瓣关闭不全是可行的。2012 年，Giuseppe 等首次为一名植入左心辅助装置后发生单纯重度主动脉瓣关闭不全的患者实施经外科途径介入治疗主动脉瓣关闭不全手术，植入 Edwards Sapien 瓣膜，因为环和瓣叶无钙化导致生物瓣膜锚定困难，为了最大限度锚定膜，术中选择了 29 mm 膜（常规为 23 mm 瓣膜），同时扩张瓣膜的球囊压力由标准的 33.5 ml 增加至 35 ml，术后超声心动图和胸片提示瓣膜位置适宜，无明显反流及瓣周漏。与 Edwards Sapien 瓣膜相比，Corevalve 膜具有更大的尺寸和不同的固定机制，可能更适宜治疗无钙化的单纯主动脉瓣关闭不全。2013 年 Roy 等进行了一项临床研究，纳入 14 个中心 43 例外科手术高危的单纯主动脉瓣重度关闭不全患者，验证了 Corevalve 瓣膜治疗单纯主动脉瓣关闭不全的安全性和有效性，结果表明在合适的患者中是可行的、合理的。浙江大学医学院附属第二医院心脏瓣膜团队采用 Corevalve 瓣膜为 3 例单纯主动脉瓣重度关闭不全患者进行经外科途径介入治疗主动脉瓣关闭不全手术，术后 3 例患者的症状均明显缓解，随访 1 年时超声心动图显示主动脉瓣关闭不全明显减少，心功能明显改善。不同设计理念的瓣膜如 Engager、Direct Flow、J-Valve（苏州杰成公司）等，均具有独特的结构，可克服单纯主动脉瓣关闭不全缺乏钙化、固定困难的难点，能够有效减少瓣周漏，使经外科途径介入治疗单纯主动脉瓣关闭不全的可行性大大增加。

经外科途径介入治疗主动脉瓣关闭不全并发症是影响患者术后生存率极为重要的因素。根据目前国际指南、瓣膜学术研究联盟共识 VARC-2 的定义，目前经外科途径介入治疗主动脉瓣关闭不全并发症有：死亡、心肌梗死、脑卒中、出血、急性肾衰竭、血管并发症、瓣周漏、心脏传导阻滞和心律失常及其他并发症（转外科开胸手术、非预期的体外循环冠状动脉堵塞、室间隔穿孔、二尖瓣功能异常、心脏压塞、感染性心内膜炎、瓣膜血栓事件、瓣膜位置异常、需要植入第二个瓣膜等）。其中，最常见的为瓣周漏、心脏传导阻滞和心律失常、脑卒中和血管并发症。

1. 瓣周漏

经外科途径介入治疗主动脉瓣关闭不全术后瓣周漏较为常见，是目前经外科途径介入治疗主动脉瓣关闭不全最主要的问题之一。相比于外科手术，经外科途径介入治疗主动脉瓣关闭不全术后中度、重度瓣周漏的发生率较高（分别为 30 天 12.2% *vs.* 0.9%；1 年 6.8% *vs.* 9%）。作为影响患者生存率的重要因素，严重（即中、重度）瓣周漏可显著降低患者的生存率。引起瓣周漏的主要原因有：瓣膜植入位置不当（过深、过浅），瓣膜膨胀不全 / 贴壁不良，瓣膜选择过小等。需要指出，部分患者在术后存在不同程度的瓣周漏，但是大多数瓣周漏较为轻微且不随时间延长进一步加重而影响预后，甚至部分患者的瓣周漏会随着主动脉根部结构与瓣膜的逐步适应贴合而逐渐减轻。降低瓣周漏发生率临床上采用策略需根据具体情况而定：①术前仔细评估主动脉根部的情况，选择合适大小的瓣膜尺寸有助于降低瓣周漏的发生率；②采用球囊后扩张技术再次扩张瓣膜支架，使瓣膜能够充分扩张，贴壁更加良好，从而降低患者的瓣周漏程度；③对植入过深引起的瓣周漏，通过将第二个瓣膜植入在合适的位置可以解决；④对由于局部严重钙化导致支架变形、无法通过后扩张解决的瓣周漏，部分患者可通过封堵器封堵；最重要的是，新器械的应用如可回收重新定位、带有裙边的瓣膜，可明显降低瓣周漏的发生率；⑤极少数钙化较轻、植入过深的患者可通过圈套器牵拉的方法矫正，但容易发生主动脉夹层，不常规推荐。

2. 脑卒中

经外科途径介入治疗主动脉瓣关闭不全相关脑卒中的发生率约为 1.5% ～ 6%，是较为严重的一类并发症，应引起术者的重视，发生的机制与球囊扩张、输送系统对主动脉瓣的损伤并导致粥样斑块不稳定、脱落密切相关。近期的 meta 分析发现，30 天脑卒中的发生率与血管入路及瓣膜类型无关，且随着技术进步及时间推移，脑卒中的发生率逐渐降低。目前已有相应的血栓保护装置用于减少 TAVR 相关脑卒中的发生，当然，提高术者的熟练程度、减少不必要重复性的预扩张或后扩张对降低脑卒中的发生率亦至关重要。此外，植入的人工瓣膜和支架有发生血栓的可能，因此，为了减少瓣膜血栓和脑卒中的发生，术后一般经验性地予以常规双联抗血小板治疗 1 ～ 3 个月，后减为一种抗血小板药物长期服用。

3. 血管并发症

血管并发症常见于经外周血管入路经外科途径介入治疗主动脉瓣关闭不全尤其是经股动脉入路时。PARTNER 研究中，早期使用较大的输送系统（22F、24F），严重血管并发症发生率高达 15.3%，并且与远期死亡率相关。鞘管直径与股动脉直径的比例＞ 1.05 时，严重血管并发症发生率明显升高，死亡率也随之上升。目前，新一代瓣膜采用直径更小的鞘管（如 Sapien3 采用 14F 输送系统），显著降低了这类并发症的发生率。CT 成为经外科途径介入治疗主动脉瓣关闭不全患者术前常规筛查工具，除了在评价主动脉根部结构时有重要作用，还能详细评估外周血管情况，有助于降低血管并发症发生率。有研究指出，糖尿病史、贫血史、严重外周动脉钙化也是血管并发症的预测因素，如能对危险因素加以预防和控制，血管并发症的发生率可能会进一步降低。同时，术者的操作经验也直接关系到血管并发症的发生，选择合适的穿刺区域，耐心、轻柔、细致的操作均有助于降低并发症发生率。

4. 永久起搏器植入

永久起搏器植入是经外科途径介入治疗主动脉瓣关闭不全最为常见的并发症之一，多发生于术后 1 周内（极少数在 1 个月内）。主要原因包括：①人工瓣膜植入直接压迫主动脉根部附近房室传导系统；②导丝操作、球囊扩张等因素所致传导系统周围出血、血肿；③房室传导系统缺血性损伤、炎症反应等。不同瓣膜由于支架形态差异，起搏器植入率差异较大：Sapien 瓣膜整体结构短，支架植入左心室流出道部分较少，因此对传导系统的压迫及损伤也较小，起搏器植入率一般小于 10%；而 Corevalve 系列瓣膜由于支架整体较长，常有 2 ～ 6 mm 甚至更长的支架植入左心室流出道，压迫传导系统，从面使该类瓣膜的术后起搏器植入率较高，为 20% 左右。同样的瓣膜，过低的植入深度往往致经外科途径介入治疗主动脉瓣关闭不全术后传导阻滞的发生，而适当高位植入瓣膜有助于降低传导阻滞的发生率。此外，适当减小预扩张球囊有助于降低起搏器植入率。虽然 TAVR 术后起搏器植入率较高，但并不影响患者的预后（死亡、卒中、心肌梗死等）。

5. 其他

冠状动脉阻塞及心肌梗死相对较为少见，然而一旦发生，患者预后不佳。超过半数的患者在术后会有一过性心肌损伤，其中绝大多数缓慢恢复。瓣膜放置过高，尤其是 Sapien 瓣膜，易导致支架或受挤压的瓣叶挡住冠状动脉口而引起冠状动脉阻塞及心肌梗死。人工瓣膜感染性心内膜炎发生率为 0.1% ～ 3%，与外科手术瓣膜相似，TAVR 术后发生感染性心内膜炎的患者多为男性且死亡率较高。心脏压塞、主动脉夹层等为 TAVR 的致命并发症，正确、熟练地操作导丝及瓣膜输送装置，使用合适的扩张球囊、合适尺寸的瓣膜等有助于减少此类并发症的发生。

参考文献

[1] Chessa M，Carminati M，Butera G，et al. Early and late of complications associated with transcatheter occlusion secundum atrial septal defect. J Am Coll Cardiol，2002，39 1061-1065.

[2] Bartel T，Bonatti JO，Miller S Device dislocation，probably due to paroxysmal coughing early after percutaneous closure of secundum type atrial septal defect. J. Am J Cardiol，2008，101：548-549.

[3] Oliver JM，Gallego P，Gonzalez A，et al. Predisposing

conditions for atrial fibrillation in atrial septal defect with and without operative closure J. Am J Cardiol，2002，89：39-43.

[4] Hessling G，Hyea S，Brockmeier K，et al. Cardiac dysrhythmias in pediatric patients before and I year after transcatheter closureof atrial septal defects using the amplatzer septal occluder. Pediatr Cardio，2003，24：259-262.

[5] Chun DS，Turrentine MW，Moustapha A，et al. Development of aorta-to-right atrial fistula following closure of secundum atrial te Amplatzer septal occluder. Catheter septal defect using the Cardiovasc Interv，2003，58：246-251.

[6] Martinez Mw，Mookadam F Sun Y et al. Transcatheter closure of ischemic and post-traumaticventricular septal ruptures Cathet Cardiovasc Interv，2007，69：403.

[7] Butera G，Chessa M Carminati M. Percutaneous closure of ventricular septal defects. State of theart J Cardiovasc Med，2007，8：39.

[8] Kim MS，Klein A，Carroll JD. Transcatheter closure of intracardiac defects in adults. J Interv Cardiol，2007，20：524.

[9] Grube E，Buellesfeld L，Mueller R，et al. Progress and current status of percutaneous aortic valve replacement results of three device generations of the Corevalve revalving system. Circ Cardiovasc Intervent，2008，1：167.

[10] Piazza N，Grube E，Gerckens U，et al. Procedural and 30-day outcomes following transcatheter aortic valve implantation using the third generation (18F) Corevalve Revalving System Resultsfrom the multicentre，expanded evaluation registry-year following CE mark approval.Eurolnterv，2008，4：242.

[11] Webb JG，Altwegg L，Boone RH，et al. Transcatheter aortic valve implantation：Impact on clinical and valve-related outcomes. Circulation，2009，119：3009.

[12] 李玲，苏俊武，金梅，等 . 外科手术治疗先天性心脏病介入封堵术后并发症 10 例分析 . 心肺血管病杂志，2011，30（3）：187-190.

[13] van der Lee C，Scholzel B，ten Berg JM，et al. Usefulness of clinical，echocardiographic andprocedural characteristics to predict outcome after percutaneous transluminal septalmyocardial ablation. Am J Cardiol，2008，101：1315.

[14] Alam M，Dokainsh H，Lakkis N. Alcohol septal ablation for hypertrophic obstructivecardiomyopathy：A Systematic review of published studies. J Interv Cardiol，2006，19：319.

索　引